U0215202

金雪明
胡之璟 著

医学实践体会录

金利人书

浙江科学技术出版社

图书在版编目（CIP）数据

医学实践体会录 / 金雪明，胡之璟著. — 杭州：浙江
科学技术出版社，2017.7（2019.3重印）

ISBN 978-7-5341-7736-1

Ⅰ.①医… Ⅱ.①金… ②胡… Ⅲ.①中医临
床–经验–中国–现代 Ⅳ.①R249.7

中国版本图书馆CIP数据核字（2017）第166712号

书　　名　医学实践体会录
著　　者　金雪明　胡之璟

出版发行　**浙江科学技术出版社**
　　　　　杭州市体育场路347号　邮政编码：310006
　　　　　办公室电话：0571-85176593
　　　　　销售部电话：0571-85176040
　　　　　网　　址：www.zkpress.com
　　　　　E-mail：zkpress@zkpress.com

排　　版　杭州兴邦电子印务有限公司
印　　刷　浙江新华数码印务有限公司

开　　本　710×1000　1/16　　印　张　21.25
字　　数　310 000　　　　　　　插　页　8
版　　次　2017年7月第1版　　　印　次　2019年3月第2次印刷
书　　号　ISBN 978-7-5341-7736-1　　定　价　98.00元

责任编辑　王　群　　　　　**责任美编**　金　晖
责任校对　马　融　　　　　**责任印务**　田　文

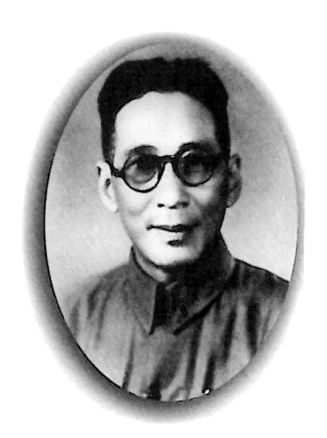

胡公仲翊先生

（1896～1966）

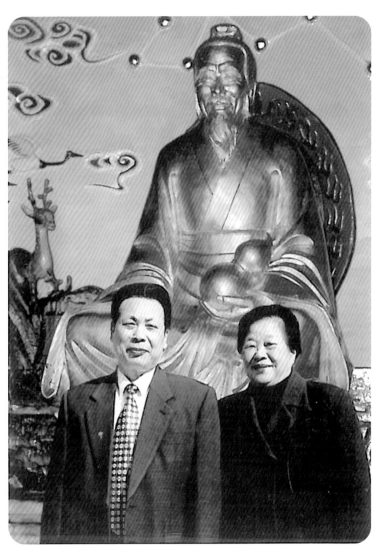

1999年,九九重阳节,金雪明和胡之璟重上桐君山,拜谒中药鼻祖桐君老人,以纪念中医药界全国招贤考试20周年

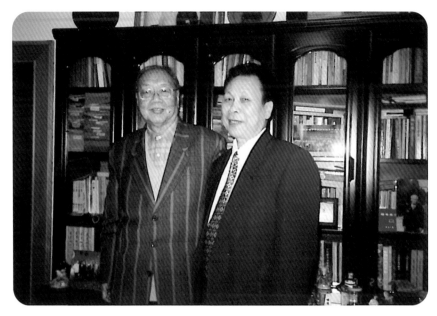

金雪明拜著名中医学家朱良春教授
为师，师徒在"师耆斋"合影留念（1998年）

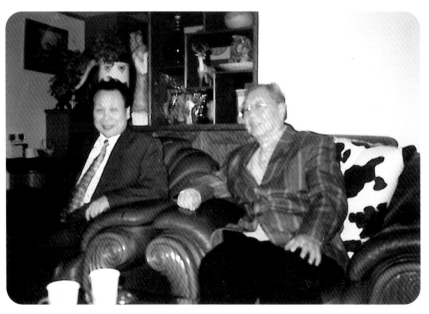

朱良春教授在为金雪明释疑解惑

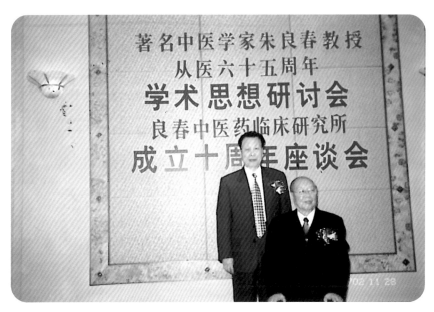

金雪明出席"著名中医学家朱良春教授从医六十五周年学术思想研讨会",师徒合影留念(2002年)

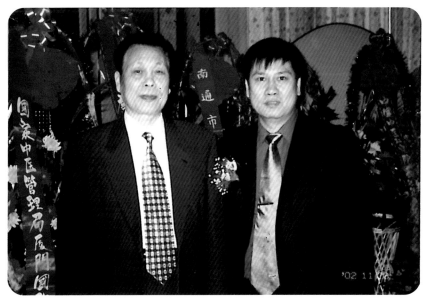

在"著名中医学家朱良春教授从医六十五周年学术思想研讨会"期间,金雪明与广东省中医院院长陈达灿主任合影留念(2002年)

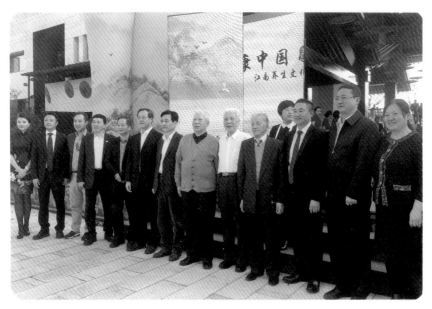

金雪明伴国医大师路志正教授（右4）参加"中国最美县城"
江南养生文化村开园典礼

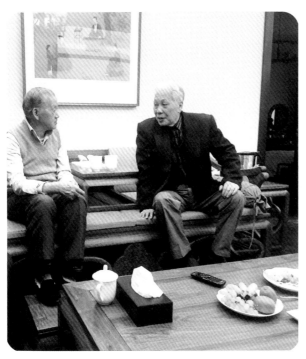

金雪明在认真
聆听国医大师路志
正教授畅谈中医中
药的发展前景

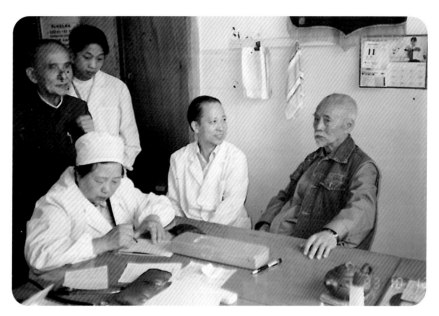

胡之璟在为画界"一代宗师"叶浅予先生（右）诊治（1992年）

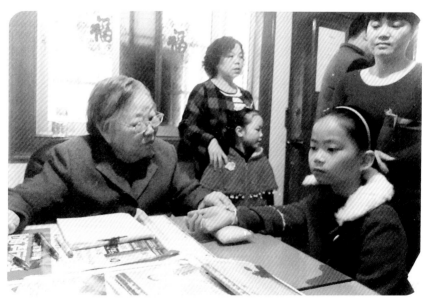

胡之璟在送医送药下乡活动中为患者认真治疗

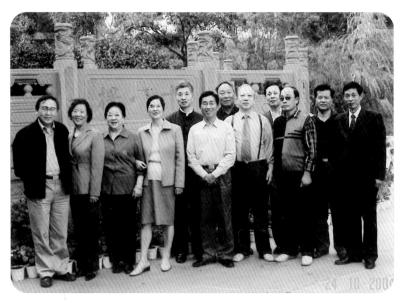

　　全国中医药人才选拔考试25周年纪念活动期间，浙江省桐庐籍
人员在杭州龙井茶园合影（自左而右前排：王坤根、黄爱娟、胡之璟、
宋淑英、杨维荣、许子春、陈金龙、郑天根、工作人员；后排：俞凡
先、方承宁、金雪明）

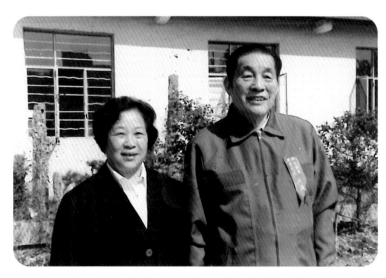

　　胡之璟拜访出席"桐庐县第一届中药节"的著名中医学家
董建华教授时的合影（1989年）

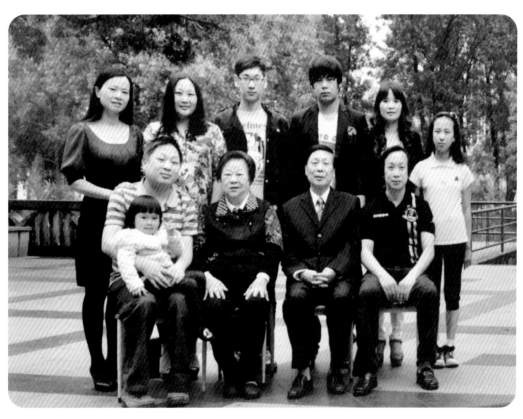

家人合影

祝贺

金寿山
胡之璞 贤伉俪合著医学实践体会集样纸

家学渊源　胡公谙海
永父点师　朝夕敬传
同窗枝爱　切磋砥砺
敢于破立　推陈出新
视尝生药　当代神农
继承弘扬　颇多心得
实践真言　字字珠玑
嘉惠后学　昌隆中医

九七叟朱良春题
甲申秋

漓江春雨图

江山春色饶人眼
如此江山不老春

戊寅春月
王仲山

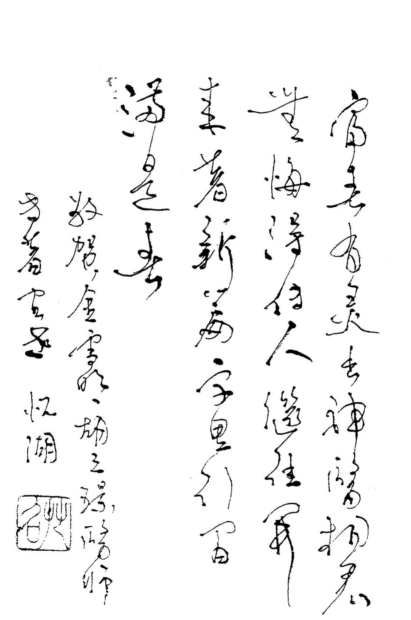

医家小传

金雪明 男,1937年生于浙江省桐庐县,主任中医师。

1958年高中毕业后,拜本县名老中医胡仲翙先生为师,学习中医6年,后招婿入赘,尽得其传。1964年7月,在农村担任"赤脚医生"。1979年,经全国选拔考试被录取后,转入桐庐县窄溪中心医院工作。1983年调入桐庐县桐君医院工作后担任院长。1990年在本人的强烈要求下,调入桐庐县第一人民医院中医科,专心从事业务研究。曾多次被评为先进工作者、学会积极分子及优秀会员。1984年,被选为桐庐县第八届人民代表大会代表。1997年退休,返聘于桐庐县桐君国医馆参加专家门诊。

退休后,为了进一步提高业务水平,特赴江苏南通市,拜著名中医学家朱良春教授为师,经朱教授释疑解惑的指导,不但对中医的经典著作有了进一步理解,也丰富了临床实践,使自己的诊疗水平有了一个质的飞跃,大大提高了临证疗效。

在学术上能勤求古训,博采众长,学无偏见,择善而从。对基础理论和《伤寒论》《温病学》研究有素,主张寒温统一,提出外感病的五期辨证法,融六经辨证、卫气营血辨证和三焦辨证于一体,对外感病的继承和发展做出了积极的贡献。

临床50余年,擅长中医内科、妇科、儿科,在当地享有较高的声誉。在省、市级以上杂志发表论文近30篇,其中多篇获优秀论文奖。主要著作有《简明中医外感病证治》《五"似"方类编》《胡仲翙临床经验选》《常用中草药药性赋》等。

胡之璟 女,1937年生于浙江省桐庐县。中国农工民主党党员,主任中医师。

幼禀庭训,耳濡目染,自幼爱好中医。1957年高中毕业后正式随父习岐黄之业。1965年,通过杭州市卫生局考试,以优异的成绩毕业。1979年,经全国选拔考试后调入桐庐县中医院工作。1998年3月退休,返聘于桐庐县桐君国医馆参加专家门诊。

学术上继承家学,广览中医经典著作及历代医著,学无偏见,博采众长。主张兼通中西,西为中用,弘扬中医。从事临床50余年,经验丰富,对基础理论颇有研究,长于中医内科、儿科,尤擅妇科,治疗时令病、月经病、不孕症、癥瘕等疗效显著。同时,将民间单方、偏方及草药应用于临床,常于疑难危重者见奇效,享有很高的声誉。

自1979年起,每年被评为先进工作者,多次被评为县三八红旗手。1981年,被评为县优秀医务工作者。1983年,被评为全省卫生先进工作者。1984年,被评为杭州市先进工作者。1987年,被评为科协县级学会先进工作者。1993年,被评为局级好医师。1994年,被评为杭州市名中医。1984~1998年,任桐庐县第一、二、三、四届政协副主席,先后6次被评为政协工作积极分子。1986~1998年,担任农工民主党桐庐支部首任主任,并多次被农工民主党杭州市委评为优秀党员、党务活动积极分子。

在省、市级以上杂志发表论文近30篇,并有多篇获优秀论文奖。主要著作有《简明中医外感病证治》《胡仲翊临床经验选》等。

序　一

　　自古杭州、富春江畔,山明水秀,物阜民丰,人杰地灵。遥想当年,桐君老人结庐树下,济世活人,广布恩泽,开中华医药之先河。看今朝,桐庐金雪明、胡之璟贤伉俪家学渊源,中医功底深厚。悬壶50年来,尊古训、研经典、勤临床,集大量学验。更可赞者,二人学无偏见,择善而从,努力发掘、汲取民间单方和验方之精华,并用之于临床,常致不少疑难杂症峰回路转,屡获奇效。

　　《医学实践体会录》是作者从医50余年来,学术思想和临证经验的总结。其所载病种广泛,内容翔实;理论与实践紧密结合,说理透彻,言简意赅。尤其对外感热病的辨治,造诣精深,继承创新,理法井然,融寒温于一体,创六淫新概念,主五期辨证法,对外感病的继承和发展做出了积极的贡献。对于某些中药,特别是《伤寒论》中的药物,一般初学者有所畏惧,不敢轻用,甚至终身不敢一用;但作者不拘于人云亦云,必亲尝体验,而后用于临床,这种严谨的治学态度,颇有"桐翁"遗风,值得学习。

　　"实践出真知",《医学实践体会录》的出版,势必对振兴中医事业,"承续岐黄薪火,传承中医衣钵"有很好的促进作用,故乐而为之序。

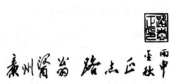

序　二

　　一部治验录，心系三代人。医者事关生命之学，不可轻易而举论之。所以古代重视家传师承，真传苦学。真传者，精髓之学说也；苦学者，刻苦之攻读也。医学传承与发展，诚如医圣仲景所说，既"勤求古训，博采众方"，又"不独承家技，终始顺旧"。继承是根本，创新是发展，两者不可缺一。

　　金雪明先生和胡之璟女士均是桐庐名老中医胡仲翊老先生之入室弟子，又是一对互敬互爱、大医精诚之伉俪，前者为胡老之东床娇客，后者是胡老之掌上明珠。

　　相传桐庐是上古时代药学家桐君采药和著述《药录》的地方，虽《药录》之书早已亡佚，但其佚文可见于《本草经集注》。所以桐庐是医药文化底蕴极深之处，目前有桐君山、桐君塑像等遗址。

　　金、胡二氏之大作，内容十分丰富，临证颇为实用。全书共为四篇，各有侧重。医理感悟篇，以医论、医话等形式阐述学术见解或观点；效方实践篇，以自制经验方形式，分类介绍各方的实际应用价值；用药体会篇，主要阐发药物的独特作用；薪火传承篇，重点阐述胡仲翊老先生的学术思想和临床经验，以及第三代后起之秀的学习体会。兹举一二以扬之。

　　医理感悟篇，以外感病为例，所述或寒温统一，或六经传变异义，或六淫病邪新解等，历来诸家看法不一。书中外感病的五期辨证法，即恶寒表证期、表里同病期、入里化热期、入营动血动风期及阴阳损伤期，独重辨证，亦兼辨病，颇有实用价值，不烦琐，易操作，可补辨证、辨病之不足。

效方实践篇,内分十八类,有外感热病方、内伤杂病方,以及男科、妇科、儿科、五官科、皮肤科等方,多数为自制经验方,并附有方解、加减及验案佐证等,甚为可贵。同时,善用古今名医的组方遣药观点和方法,例如僵蝉三拗宣肺汤,适用于一切外感病的初期阶段。其组方原则以表透为要,不使外邪内犯,即采用叶天士的"在卫汗之可也"的大法,加减之法,条理清晰,真临床家之风范也。

用药体会篇,应用心得十分深刻,功用、主治阐发甚详。如麻黄、桂枝、僵蚕、蝉蜕、葛根、青蒿、升麻、柴胡、白花蛇舌草、土茯苓、大黄、附子、黄芪、仙鹤草、乌梅等,将它们的功用和主治发挥得淋漓尽致,应有尽有,一目了然。最后以药对形式使用于临床,颇有新见。

薪火传承篇,主要介绍胡仲翊老先生的学术思想和临床经验,以及金、胡两先生的子女、门人的学习心得体会,亦颇有特色。薪火相传,根深叶茂,名医辈出,为民健体。故乐以为序。

陆 拯

2016年7月于杭州

序 三

全国卫生与健康大会于2016年8月19~20日在北京召开。中共中央总书记、国家主席、中央军委主席习近平出席会议并发表重要讲话。习近平强调,要着力推动中医药振兴发展,坚持中西医并重,推动中医药和西医药相互补充、协调发展,努力实现中医药健康养生文化的创造性转化、创新性发展,为我国未来的中医药发展指明了方向。

中医学是中华民族几千年来长期与疾病作斗争过程中发展起来的、逐渐完善的、非常宝贵的科学文化宝库。人类疾病和健康是古今中外皆极其重要的大事。要让生活美好,健康是基础;要使人类达到健康的目标,必须继承和发扬中医药中所蕴含的精华。随着医学目的和医学模式的转变,以及人们对健康提出的更高要求,中医"治未病"理念与实践被提到前所未有的高度,显示出广阔的发展前景。我国提出了从"治疗疾病"向"预防疾病"重点转变的"前移战略",这种健康维护理念的变化与中医"治未病"的主导思想息息相关。

中医学是中国古人的智慧结晶,其传承于世,主要靠师徒间的耳提面命、口传心授;其次,靠形诸文字的经典著作。后辈及晚辈若无福缘得到名师的点拨而悟道,那就只能靠读书来学习、理解、掌握古人的思想。"老骥伏枥,志在千里。烈士暮年,壮心不已。"作为在基层耕耘了数十个春秋的金雪明、胡之璟两位中医工作者,总结自己多年的临床经验和学术理念,为人民群众的健康与中医事业的发展做出了贡献,薪火相传,值得尊敬!

本书系作者临证50余年临床经验及理论认识的汇集。全书分医理感悟篇、效方实践篇、用药体会篇和薪火传承篇，包括对中医理论独到的见解，50余年实践于临床的、行之有效的经验方，多年来的用药体会，其先父的临床经验简介及门人、子女的学习体会。全书内容丰富，文笔简练，具有较高的参考价值，可供中医临床、教学、科研人员参考。

吴志忠

2016年8月于桐庐

前　言

光阴似箭,50年弹指一挥间。为对医学生涯作一回顾,笔者自2012年春节开始,将学习经典理论的体会、临床实践的心得及有关文稿,辑为《医学实践体会录》,敬向前辈、同道作一汇报,意在抛砖引玉,以供后学借鉴和参考。

拙著分医理感悟篇、效方实践篇、用药体会篇和薪火传承篇。

医理感悟篇,对中医理论,在继承、发掘、弘扬的前提下,通过思考、心悟、实践,提出新的见解。如在伤寒、温病两大学派的指导下,总结出一个寒温统一的辨证纲领——外感病五期辨证法;对六经传变顺序,提出新的看法,认为少阳应在阳明前,厥阴当在少阴前,即太阳—少阳—阳明—太阴—厥阴—少阴,这样既合乎临床实际,又符合六经本身的表里关系,更可与卫气营血辨证取得一致;提出了六淫新解——风、热、湿、燥、寒、疠,否认了"火"是外因;大胆提出了胰为手少阳之腑的理论,澄清并理顺了三焦的基本概念……

效方实践篇,记录了50余年来实践于临床、行之有效的经验方,且附有案例,以供后学临床参考。

用药体会篇,对某种药物,特别是《伤寒论》中的药物,不拘于人云亦云,必亲身运用体会,才大胆应用于临床。如麻黄最大剂量用30g,或麻黄、桂枝各15g合用,根本无"洒洒汗出不止"之象;附子用60g(先煎1小时)亦无口干舌燥的毒副反应;细辛15g煎服,无甚感觉,但用一根含服,则辛麻甚;生半夏用60g,煎服无妨,但一粒嚼服,则口麻咽干;甘遂曾嚼服4g,甚恶心欲呕,

6小时后腹泻甚（此与方书所述相符），自用针灸缓解，但第二天发口疮数枚，这与甘遂性寒不符，存疑……

薪火传承篇，则选录了先父胡仲翙先生的临床经验简介，以及门人、子女的学习体会，以示承前启后、薪火相传之意。

方中所定剂量，宜多宜少，不过大概而已，临证者当自行斟酌，有经验的医者更不必受此限制。盖药必中病而后可，病重药轻，如隔靴搔痒；病轻药重，则伤及正气。况法有定，而病无定。但有一点是可以肯定的，现代用量较之前人应适当加重，这是因为诸如产地、质量、治病对象等都有所改变之故。

值得庆幸的是，蜚声海内外的著名医学家、首届国医大师、南通市良春中医药临床研究所董事长朱良春教授，著名中医学家、首届国医大师路志正教授，原浙江省中医药管理局局长、浙江省中医院院长、全国老中医药专家学术经验继承工作指导老师王坤根教授，原《浙江中医杂志》主编、全国老中医药专家学术经验继承工作指导老师、浙江省中医药研究院陆拯主任医师，著名书法家潘怀湖先生，桐庐县卫生和计划生育局吴志忠局长等，在百忙之中，亲笔题词、赠词、赐序，使拙作增光生辉，谨致衷心感谢！

在文稿整理过程中，子女金利人、胡金泳、谢小平、胡毓群、陆平芳及外孙胡恒恺、孙子金蓦然参与协助、打印、校对、书写书名，附此志念。

为中医事业之振兴与繁荣，为人类健康尽微薄之力，此吾侪之愿也。不妥之处，承蒙赐教指正。

金雪明　胡之璟
2016年秋于桐庐富春江畔

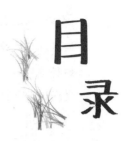

目 录

第一篇 | 医理感悟篇

第二篇 │ 效方实践篇

第三篇 | 用药体会篇

第四篇 | 薪火传承篇

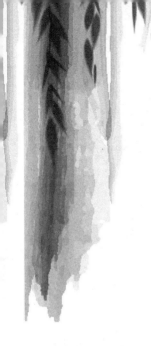

第一篇

医理感悟篇

中医既要继承发掘，又要创新提高。对前人在长期实践中积累的宝贵经验要努力继承发掘，发扬光大；在变革创新过程中，则要有新的思维并加以提高。

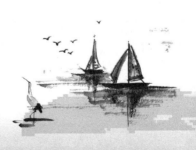

一、伤寒与温病应统一

自《黄帝内经》(简称《内经》)提出"今夫热病者,皆伤寒之类也""人之伤于寒也,则为病热",开创了热病辨证理论的先河。《难经》根据这一精神,具体提出了"伤寒有五:有中风,有伤寒,有湿温,有热病,有温病"。可见当时伤寒(包括中风)与温病(包括湿温、热病)是等属的,同属于外感病(广义伤寒)的范畴。

东汉医学大家张仲景感伤于疫病流行而造成民众大量死亡的惨景,乃"勤求古训,博采众方"著成《伤寒杂病论》一书。就《伤寒论》而言,虽说是一部阐述多种外感病辨证论治的专书,但从其内容上看,毕竟是详于寒而略于温。这或许有两种可能:一是另有论温专书,但由于种种原因未能流传下来;二是由于历史条件的限制,对温尚未充分认识。因此,后世医家逐步进行了补充和发展。到了清代,叶天士创立了"卫气营血"的辨证体系,吴鞠通又补充出"三焦"辨证的方法,从而真正形成了温病学说,以"羽翼伤寒"。各种论述,势必各有侧重,从不同的角度进行了发挥与补充,合之则全,分之则偏。如果温病学说的产生是时代的发展、医疗实践的不断深入、临床经验长期积累的结果;那么,伤寒学派与温病学派统一成为完整的中医外感病学,则是在新的历史条件下所产生的必然趋势,使中医学在防治传染病及对急、危、重症的救治过程中发挥了积极的作用。

伤寒与温病同属外感病范畴,两者虽然因证脉治并不相同,但这并不能阻碍它们的统一。这同风温和湿温一样,两者的因证脉治亦并不相同,但它们一直隶属于《温病学》的范围,统一于"卫气营血"或"三焦"辨证论治之中。何况中医的基本理论,原以脏腑为核心,《伤寒论》的"六经"与《温病学》的"卫气营血",均由表及里,原为一致,与"三焦"主要是一横一纵的不同而已。它们所属的脏腑关系亦是完全一致的(图1)。

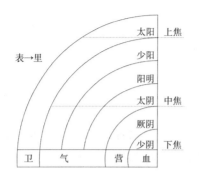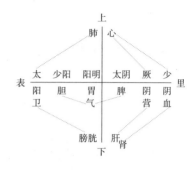

图1 六经、卫气营血与三焦所属脏腑关系

因此,伤寒与温病两者关系甚为密切,不可分割。"从理论到实践均雄辩地证明了《温病学》是《伤寒论》辨证论治具体运用的发展和补充;《伤寒论》得温病学说的结合,才更丰富和扩大了外感病辨证论治的内容。"(张镜人《近代中医流派经验选集:上海张氏医学经验介绍》)使中医外感病学更加全面而完整。

二、外感病的五期辨证法

长期以来,外感病存在着"寒"和"温"两大学派。不同学派在不同的历史条件下先后总结出"六经辨证"、"卫气营血辨证"和"三焦辨证"。但任何一种辨证法,均不能概括外感病发生、发展的全过程。为此,在两大学派的指导下,通过反复实践,深刻体验,笔者总结出一个统一的辨证纲领——五期辨证法,即恶寒表证期、表里同病期、入里化热期、入营动血动风期和阴阳损伤期。这是外感病诊治的五个阶段,也是五个关键。尽管外感病千变万化,但一般不外乎这五个时期。它不但可以包括三大辨证法的全部内容,并且可以概括外感病的全过程,乃至与八纲辨证、脏腑辨证相结合。因此它更切合于临床,也有利于寒、温的统一(表1)。

表1　五期辨证法与其他辨证法的关系

五期辨证		八纲辨证	脏腑辨证	六经辨证	卫气营血辨证	三焦辨证
恶寒表证期	表寒	表、寒、实	肺	太阳	卫	上焦
	表热	表、热、实	肺	太阳	卫	上焦
表里同病期		半表半里、实	肺、胆、募原	少阳	气	上焦、中焦
入里化热期		里、热、实	胸、肺、胃肠	阳明	气	上焦、中焦
入营动血动风期		里、热、实	心包、肝	厥阴	营、血	上焦、下焦
阴阳损伤期	阴虚	里、热、虚	肝、肾	厥阴、少阴	营、血	下焦
	阳虚	里、寒、虚	心、脾、肾	太阴、少阴	营、血	上焦、中焦、下焦

　　不论寒、温，均为外邪所侵而发病，初期都有表证，所不同者，无非是感受的外邪不同而已。表寒者，用辛温解表法；表热者，用辛凉解表法。临床可根据六淫的兼夹，以及发病季节、地处环境、患者体质、平素宿疾等方面的因素，予以相应的加减即可。继而发展为表里同病期，此期亦有不少共性。若外邪入里化热，则更无须分辨是伤寒还是温病。试设一位临床表现为白虎汤证的患者来就诊，有谁能辨清是伤寒还是温病？又有什么必要去辨清是伤寒还是温病？有是证，用其法，用其方。至于温病的入营动血动风，恰恰可以弥补《伤寒论》的不足。它们的后期，伤寒虽易伤人阳气，但亦可热化伤阴；温病虽易耗损阴津，但也可出现伤阳。况且阴阳互根，阴虚可以损阳，阳虚可以损阴。所以不论寒、温，见阴虚者，则滋阴，阳中求阴；见阳虚者，得扶阳，阴中求阳。可见寒、温在辨证论治的原则下，应该是统一的，亦是完全能够统一的。

恶寒表证期

　　此期为外感病初期，外邪从皮毛而入，或从口鼻而入，临床出现恶寒、发热、头痛、项强、无汗或少汗、咽痒、咳嗽、鼻塞、流涕、舌苔薄白、脉浮等一系列外邪侵犯太阳卫表的症候。其特点是发热和恶风寒同时存

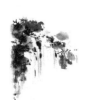

在,所谓"有一分恶寒,即有一分表证"。"但恶风寒消失后,身热稽留,而无其他新的变化,这时仍属表证。所以恶风寒的存在与消失后有无新的变化,是诊断外感病初期传变的关键。"(秦伯未《谦斋医学讲稿·温病一得》)它包括了太阳病、卫分证和部分上焦肺的病症,一般可分为表寒与表热两大类型。由于病邪有风、热、湿、燥、寒、疠之分,季节有春、夏、长夏、秋、冬之异,个人体质和反应性等方面的因素也有所不同,故临床常见的证型有多种,详见表2。限于篇幅,突出重点,此处仅列主要证型,其类方及加减均略,以期纲举目张。

表2 恶寒表证期证治简表

证型		主要脉证	治则	主方
表寒	寒束卫表	头痛发热,恶寒无汗,身疼咳喘,苔薄白,脉浮紧	发汗解表	麻黄汤
	营卫不调	头痛发热,汗出恶风,鼻鸣声重,苔薄白,脉浮缓	调和营卫	桂枝汤
	寒湿遏表	恶寒身重,骨节疼痛,微热少汗,苔白腻,脉浮缓	除湿解表	麻黄加术汤
	凉燥犯表	头痛身热,恶寒无汗,唇燥干咳,苔白欠润,脉浮紧	润燥解表	杏苏饮
	气虚感冒	发热恶寒,头痛鼻塞,倦怠气短,舌淡苔白,脉浮弱	益气解表	参苏饮
	阳虚受寒	恶寒微热,头疼身痛,肢冷声低,舌淡苔白,脉沉弱	助阳解表	麻附细辛汤

续表

	证型	主要脉证	治则	主方
表热	风热袭表	发热恶风,咳嗽口渴,舌边尖红,苔薄白,脉浮数	疏风解表	银翘散
	暑热寒闭	头痛发热,身形拘急,脘闷心烦,苔白腻,脉濡数	清暑透表	新加香薷饮
	湿热着表	身热不扬,头目涨痛,身重脘痞,苔白腻,脉濡缓	化湿解表	藿香正气散
	温燥侵表	头痛发热,恶风干咳,咽干鼻燥,苔薄少津,右脉数大	润燥疏表	桑杏汤
	血虚感冒	头痛身热,微恶风,心悸,少华,舌淡苔白,脉浮细	养血解表	葱白七味饮
	阴虚感冒	头痛发热,微恶风,咽干烦渴,舌红少苔,脉浮细数	滋阴解表	加减葳蕤汤
	感受疫疠	高热,有局部红肿热痛,具传染性,舌红,苔黄,脉数	清热解毒	普济消毒饮

为了执简驭繁,临证时可用僵蝉三拗宣肺汤加减治之。

僵蝉三拗宣肺汤方:僵蚕10g,蝉蜕10g,牛蒡子10g,麻黄10g,杏仁10g,豆豉10g,甘草5g。

其方解与加减,详见效方实践篇之治外感热病方。下同。

表里同病期

此期为外邪在表未解,逐渐入里,但又未完全入里,徘徊于半表半里之间,形成表里同病。其特点是既有寒热头痛的表证,且易呈现往来寒热,发热起伏,又有胸胁苦满、烦渴呕恶、下利或便秘的里证。它包括了少阳病、部分太阳病、太阴病、气分胆以及邪伏募原等诸证,范围较广,触及面亦大。临床常见的证型见表3。

表3　表里同病期证治简表

证型			主要脉证	治则	主方
表里同病		表寒下利	恶寒发热,头项强痛,无汗咳喘,下利,脉浮紧	解表和里	葛根汤
		表寒里热	恶寒发热,身疼痛,不汗出而烦躁,苔薄白,脉浮紧	解表清里	大青龙汤
		表寒内饮	恶寒发热,无汗咳喘,心下有水气,苔薄白,脉浮滑	散寒化饮	小青龙汤
		邪与水结	发热心悸,小便不利,欲饮或水入则吐,苔白润,脉浮大	化气行水	五苓散
		表里俱实	憎寒壮热,头昏目赤,便秘尿赤,胸膈痞满,脉浮数	解表通里	防风通圣汤
		里寒兼表	表未解,有寒热,心下痞,时下利,舌淡苔白,脉浮迟	温中解表	桂枝人参汤
邪在少阳募原	偏热	邪在少阳	往来寒热,胸胁苦满,心烦喜呕,口苦咽干,脉弦	和解少阳	小柴胡汤
		少阳兼表	发热恶寒,肢节烦痛,微呕不欲食,苔薄白,脉浮弦	和解散表	柴胡桂枝汤
		少阳兼里	发热,汗出不解,心下急,烦呕,便秘,苔黄腻,脉弦实	和解攻下	大柴胡汤
	偏湿	邪留三焦	寒热起伏,入夜尤甚,烦渴,泛恶,尿赤,苔腻,脉弦数	分消走泄	蒿芩清胆汤
		邪伏募原	寒甚热微,身痛肢重,呕逆胀满,苔厚腻,脉缓	宣透募原	达原饮

本节重点就邪在少阳气分胆的病变简述之,临床可用柴胡青蒿和解汤加减治之。

柴胡青蒿和解汤方:柴胡10g,黄芩10g,青蒿10g,半夏10g,陈皮5g,栀子10g,豆豉10g,生姜10g,大枣10g,碧玉散15g。

入里化热期

此期为外邪基本离表,入里化热。其特点是恶风消失,体温升高,发热恶热,胸膈烦闷,汗出口渴,小便短赤,大便秘结或下利,且易耗伤津液。它包括了阳明病、气分证、上焦胸肺、中焦脾胃以及湿邪内蕴而化热的诸证。临床常见的证型见表4。

表4　入里化热期证治简表

证型		主要脉证	治则	主方
胸膈肺热	热郁胸膈	身热心烦,懊恼不安,舌边尖红,苔微黄,脉数	清宣郁热	栀子豉汤
	热灼胸膈	胸膈灼热如焚,口渴便秘,舌红苔黄欠润,脉滑数	清泄膈热	凉膈散
	痰热结胸	身热烦渴,得水则呕,胸脘痞满,苔黄滑,脉滑数	化痰散结	小陷胸汤
	胸膈痰实	发热恶风,胸中痞塞,欲呕,苔黄,寸脉浮,按之紧	涌吐痰实	瓜蒂散
	邪热壅肺	身热汗出,咳喘烦渴,痰黏不爽,苔薄黄,脉数	清热宣肺	麻杏石甘汤
	肺热腑结	潮热便秘,喘促不宁,痰涎壅盛,苔黄滑,脉右寸实大	清热泄下	宣白承气汤
	燥热伤肺	身热干咳,烦渴而喘,咽干鼻燥,舌红少津,脉细数	清热生津	清燥救肺汤
胃肠热结	无形热盛	高热汗出,烦渴喜凉饮,舌红苔黄,脉洪大	辛寒清热	白虎汤
	胃热津伤	身热心烦,眠不安,津气虚少,舌红少苔,脉虚数	清热生津	竹叶石膏汤
	有形热结	日晡潮热,大便秘结,腹胀满痛,苔黄燥,脉沉实	攻下泄热	三承气汤
	腑实阴亏	身热,口干唇裂,腹满便秘,舌红苔燥,脉数	滋阴攻下	增液承气汤
	肠热下利	身热下利,肛门灼热,舌红苔黄,脉数	清热止利	葛根芩连汤
	吐利痞证	呕吐下利,腹中雷鸣,嗳出食臭,心下痞,苔腻,脉数	辛开苦降	半夏泻心汤
	热痢下重	下痢腹痛,里急后重,肛门灼热,脉数	清热解毒	白头翁汤

	证型	主要脉证	治则	主方
湿热内蕴	湿遏热蕴	身热午后为甚,汗出不解,胸闷痞满,苔白腻,脉濡缓	宣化泄热	三仁汤
	湿热蕴毒	发热,咽肿,尿赤,胸痞腹胀,舌红,苔黄腻,脉濡数	清化解毒	甘露消毒丹
	湿困尿闭	小便短小,甚或不通,热蒸头涨,苔黄腻,脉濡数	淡渗分利	茯苓皮汤
	湿热发黄	面目周身俱黄,色鲜明,尿深黄,恶心,苔腻,脉数	清利退黄	茵陈蒿汤
	湿热发痦	发热有汗不解,肌表发出细小的水疱疹子,名曰白痦	宣畅湿热	薏苡竹叶汤
	湿热结滞	便溏不爽,色黄黑如酱,腹满呕逆,苔黄浊,脉滑数	导滞通下	枳实导滞丸

临床可用银翘白虎清热汤加减治之。

银翘白虎清热汤方:生石膏50g,知母10g,银花15g,连翘15g,蒲公英30g,三叶青15g,竹叶10g,栀子10g,甘草5g。

入营动血动风期

邪热进入营血,标志着病情严重,这是外感病中的一个重要环节,有很多严重症候在这一时期出现,甚至死亡。所以外感病必须设法截断、扭转其入营动血。如何截断?医者务必见微防渐,护于未然,即在见有入营的前趋证,如身热夜甚、舌红转绛、苔黄少液、烦躁不安等症时,即可在银翘白虎清热汤内加鲜生地、豆豉、丹皮、紫草等清营泄热之味,务必设法转归气分而解。若邪热已深入营血,便会出现斑疹显露、吐衄便血、神昏谵语、动风抽搐等严重症候,促使病情走向恶化,发生剧变。临床常见的证型见表5。

表5　入营动血动风期证治简表

	证型	主要脉证	治则	主方
邪入营血	邪入营分	身热夜甚,口反不渴,心烦舌绛,苔黄少液,脉数	清营泄热	清营汤
	肺热发疹	身热咳嗽,肌肤散见红疹,舌红苔黄,脉数	泄热透疹	银翘散加减
	胃热发斑	发热心烦,肌肤发斑,舌红绛,脉数	凉血化斑	化斑汤
	热盛出血	壮热谵语,斑疹,吐衄便血,舌绛,苔黄燥,脉数	凉血解毒	犀角地黄汤
	气营两燔	壮热烦渴,骨节酸痛,出血,舌绛,苔黄燥,脉数	泄热凉营	清瘟败毒饮
	瘀热蓄血	少腹急痛,便秘,尿利,其人如狂,舌紫,脉沉实	泄热逐瘀	桃仁承气汤
	热入血室	经期感冒,经水忽停,发热谵妄,胸胁胀满,脉弦	和解化瘀	小柴胡汤加减
神昏	热传心包	高热肢厥,神昏谵语或昏愦不语,舌謇质红,脉数	清心开窍	清宫汤、凉开三宝
	痰蒙心窍	神志昏蒙,时明时昧,间有谵语,苔黄腻,脉滑数	豁痰开窍	菖蒲郁金汤、苏合香丸
动风	热盛动风	灼热肢厥,口噤抽搐,角弓反张,舌红,脉弦数	凉肝息风	羚角钩藤汤
	虚风内动	手足蠕动瘛疭,肢厥神倦,舌干绛少苔,脉沉细	滋阴息风	大定风珠

治疗急宜清营凉血息风,可用牛角地黄清营汤加减治之。

牛角地黄清营汤方:水牛角30g,生地30g,丹皮15g,丹参30g,玄参30g,大青叶30g,石膏100g,知母15g,银花30g,甘草5g。

阴阳损伤期

此期为外感病后期,它包括了太阴病、少阴病、部分厥阴病和下焦肝肾病。其特点是外邪已去,但正气亦伤,阴虚阳衰。所以在整个外感病的治疗过程中,要时刻制止其发展,并且要使之由深转浅,化重为轻,以减少其恶化的机会,要时时注意"护阳气,存阴液,顾及脾胃",不使正气耗损。"留得一分正气,便有一分生机","有胃气则生,无胃气则死"。临床可分为阴津虚损和阳气虚衰两大证型,详见表6。

表6　阴阳损伤期证治简表

证型		主要脉证	治则	主方
阴津虚损	肺胃阴伤	身热未净,鼻咽干燥,干咳口渴,舌红少津,脉细数	滋养肺胃	沙参麦冬汤
	暑伤津气	身热息高,烦渴,尿黄,自汗,肢倦,舌红少苔,脉虚	清暑生津	清暑益气汤
	阴虚火炽	身热烦渴,不得卧,舌红,苔黄燥,脉细数	育阴清热	黄连阿胶汤
	水热互结	发热干呕,渴欲饮水,小便不利,心烦不得眠	养阴清利	猪苓汤
	邪留阴分	夜热早凉,热退无汗,舌红少苔,脉细数	滋阴透邪	青蒿鳖甲汤
	肝肾阴虚	手足心热,神倦欲眠,舌干绛少苔,脉虚	滋阴养液	加减复脉汤
	真阴欲竭	多汗气短,神疲,舌红干燥无苔,脉虚细欲绝	护阴救脱	生脉汤
阳气虚衰	脾虚中寒	腹满而吐利,时腹自痛,舌淡苔白,脉缓弱	健脾温中	理中汤
	脾虚水停	头眩心悸,气上冲胸,小便不利,苔薄白,脉缓滑	健脾利气	苓桂术甘汤
	心阳不振	心悸动,虚烦少气不得眠,舌淡少苔,脉虚细伴结代	强心复脉	炙甘草汤
	肝寒胃逆	干呕吐涎沫,烦躁头痛,下利肢冷,苔白滑,脉迟	温肝和胃	吴茱萸汤
	阳虚水泛	头昏目眩,心下悸,下利尿少,舌淡,苔水滑,脉沉弦	温阳利水	真武汤
	阳虚阴盛	肢厥汗出,神倦欲卧,吐利拘急,舌淡苔白,脉微细	回阳救逆	四逆汤
	真阳欲脱	大汗淋漓,肢厥,神衰欲脱,舌淡,脉微细欲绝	固元救脱	参附汤

临证时阴虚者,可用滋阴清热保津汤加减治之;阳虚者,可用益气壮阳散寒汤加减治之。

滋阴清热保津汤方:西洋参10g,生地15g,玄参15g,麦门冬15g,五味子6g,鲜石斛12g,山药15g,白芍15g,淫羊藿15g,甘草5g。

益气壮阳散寒汤方:人参15g,黄芪30g,焦白术15g,山药15g,菟丝子15g,仙茅15g,附子10g,巴戟天15g,白芍15g,甘草5g。

上述五个时期,是笔者在两大学派的理论指导下,通过反复实践,深刻体验,根据临床实际出发提出的。它足以概括外感病的整个发展过程,从而说明了寒、温是可以统一的,并且处方用药亦是可以相互借鉴的。诚然,外感病从发生到痊愈,不一定都要经过这五个时期。从恶寒表证期至表里同病期至入里化热期至入营动血动风期至阴阳损伤期,这是一个顺传的次序,但临床不一定都按这个次序传变。如恶寒表证期,可以顺传至入里化热期,亦可以逆传至入营动血动风期;阴阳损伤期,不一定是由入营动血动风期后传变,它可以发生在各个时期。

三、六经传变顺序之我见

六经传变的顺序,历来均为太阳—阳明—少阳—太阴—少阴—厥阴。但不论从六经本身的表里关系、临床症候的轻重,还是从它们与卫气营血的辨证关系来看,阳明都应在少阳之后,少阴应在厥阴之后,即以太阳—少阳—阳明—太阴—厥阴—少阴为妥。因为少阳为三阳之枢,太阳为表,阳明为里,少阳为半表半里。外邪侵犯少阳,徘徊于半表半里之间,外与太阳争而为寒,内与阳明争而为热,故呈往来寒热。少阴病不是阳气虚衰,就是阴分亏损,应当在疾病的后期,即厥阴应当在少阴之前。这样既合乎临床实际,又符合六经本身的表里关系,更可与卫气营血辨证取得一致(参见第4页图1)。从心包与心的关系亦可得到佐证。因为心包(厥阴)为心(少阴)的外卫,故少阴应比厥阴更深一层,不言而明。至于一旦发生疾病,究竟如何传变,这要看感邪的轻重、体质的强弱以及

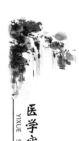

平素宿疾而定。如原有胆系疾病者,则易传少阳;体强内热盛者,则易传阳明;中焦虚寒,脾胃较弱者,则易传太阴;阳气虚衰者,则可直中而传少阴等。

四、外感病的病因——六淫新解

六淫之谓,历来均为风、寒、暑、湿、燥、火。但火不是外因,不能作为六淫之一。尽管临床确实可以见到火的症候,且其性甚烈,故前人有"煮海为盐,焚石为灰,燃木为炭,煅铁为粉"的精辟描述。但它均由其他诸邪转化而来,即所谓"六气皆能化火"。临床没有直接感受火邪而致病者(除火烧伤,但它不属于外感病范畴)。设火如真为六淫之一,岂有火化火之理?且"五志动皆为火""气有余便是火",可见不只是外感热病可以化火,内伤杂病也能化火。综观历代医家及近代医籍,乃至高等院校的教科书,对外因的论述,虽都能笼统地以"风、寒、暑、湿、燥、火"六淫命名,但从未见到"外感火邪"的论述,所以火实非外因,显然而知。火既非外因,岂可作为六淫之一哉!

自吴又可根据"皆相染易""触者即病"而提出"疠气"学说以来,已为人们日益重视。就外感病大多具有传染性这一客观事实而言,已雄辩地证明了"疠疫之气"确是一种能直接引起疾病的外邪,并且在夹杂疠气时,其化火的可能性也就大大地增加。这或许是古人在未认识疠气之前而提出火为六淫之一的原因欤?但这显然本末颠倒,因果混淆了,所以疠气当为六淫之一。

火,与水、饮、痰、瘀一样,既是病理产物,又是第二致病因素,但决不能作为外因之一。

或曰:"暑热即为火。"其实不然,如可代替,那么六淫之中有暑就不必再用火。况且暑与火的根本区别就在于:暑自外来,而无内暑,故为六淫之一;火自内生,而无外火,故不能作为六淫之一。

而暑,只是特定的季节——夏季之热的称谓而已,没有"热"的范围广泛,故暑又以热替代为妥,而且可包括"温"。温与热只是程度不同而已,温为热之渐,热为温之甚。故六淫之谓,当为风、热、湿、燥、寒、疠为确切。

由于四时病邪致病,不仅具有明显的季节性,而且各有特定的症候表现和相应的治疗方法,故临床只要掌握每一病邪的性质和致病的特点,通过不同症候的分析,就可明确各种外感病的病因、类型,从而采取有效的方法进行治疗。这就是"辨证求因,审因论治"的主要精神所在。兹将六淫的性质和致病特点简述如下。

1. 风邪

(1)四季皆有,为春季的主气。风邪是外感病的主因,为之先导。故曰:"风为百病之长,风为百病之始。"外邪多依附于风而侵犯人体,如风热、风湿、风燥、风寒等。

(2)风性主动,"善行而数变",流窜不定,病情多变化。

(3)风为阳邪,其性开泄,具有升发、向上、向外的特征,容易侵犯人体的上部、肌表,易于引起发热、恶风、汗出、泄泻、腹痛等症。

2. 热邪

(1)四季皆有,为夏季的主气。出现于特定的夏季的热邪,可称之为暑邪。热的程度较轻者,则可称之为温邪。

(2)热为阳邪,易于化火,而出现高热、烦渴、汗出等症。高热容易灼伤津液,耗伤元气,动血动风。

3. 湿邪

(1)四季皆有,为长夏的主气。其除气候因素外,与居住环境关系密切。

(2)湿为阴邪,其性重浊、黏滞趋下,易阻遏气机,损伤阳气,可引起头身困重、四肢酸懒、发沉等症,疾病一旦夹湿,则缠绵难愈,病程较长。

4. 燥邪

(1)四季皆有,为秋季的主气。初秋气候尚温,故谓之温燥;深秋气候偏凉,故谓之凉燥。

(2)燥邪干涩,易伤津液,容易侵犯肺脏、皮肤、口鼻等处。

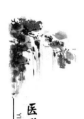

5. 寒邪

（1）四季皆有，为冬季的主气。寒为阴邪，易阻遏卫气，伤人阳气。

（2）寒性凝滞、收引，故寒邪侵犯肌表，毛窍收缩，卫阳闭塞，使气血流行不畅，而出现疼痛、恶寒、无汗、脉紧等症。

6. 疠气

（1）四季皆有，亦称疫气、戾气、杂气、瘴气、疫毒，具有强烈的传染性。每与气候反常、环境卫生不良、饮食不洁等因素有关。

（2）发病急骤，易于化火，病情重笃，具有传染性，可引起流行。

（3）局部可出现红、肿、热、痛及溃烂等症。

五、阴阳的消长和转化之我见

阴阳的转化，与阴阳消长失调的程度无关，而是由阴阳互根的内在因素（即民间中医胡菊明先生所说的"阴阳学说的统一性"）和外界条件的影响所决定的。多数有关《内经》的学习参考书和《中医学基础》都将《内经》所说的"重阴必阳，重阳必阴"和"寒极生热，热极生寒"等论点，解释为相互转化的依据，其实这些论述有失偏颇，阴阳是用以解释自然更迭变化的规律，而不能认为是阴阳转化的理论依据。这些现象，即所谓阴极似阳和阳极似阴，或真寒假热和真热假寒，是与疾病本质相反的异常现象，与阴阳转化病情有着根本上的区别，绝不能混为一谈。徐荣斋教授在《阴阳五行学说教学余议》中虽亦曾提及，但概念还是模糊的。

至于阴阳转化的条件，虽在《商榷》与《商榷的商榷》两篇文章中均有补充，但仍不够全面。实践证明，这些不单是病家的，有时也来自医家。所以笔者认为决定阴阳转化的主要条件，应改作"患者体质的强弱、病邪的轻重、治疗的适当与否和治疗的及时与否"，这样既全面，又明了。

自《浙江中医学院学报》1978年第1期刊载了徐荣斋教授撰写的《阴阳五行学说教学余议》一文后，引起了广泛的讨论，业界人士各抒己见，共析疑义，从不同角度进行了切磋，对"阴阳五行学说"有了进一步的认识。为此，笔者特地赴杭州拜访了徐荣斋先生，就"阴阳学说"进行了讨教。本文着重论述了阴阳转化与阴阳消长的程度无关，而与它们的内在关系，即由阴阳互根所决定的。

六、简论三焦与三消

三焦之说，始于《内经》，列为脏腑之一。自《难经》倡三焦"有名而无形"之后，历代医家对其看法不一，争论至今，尚未统一。笔者通过专题学习，领会到以下几点：①三焦之论，有狭义、广义之分；②三焦之辨，有上下、浅深之别；③三焦为手少阳之经，胰为手少阳之腑；④三消之证，在于胰腺功能失常。现简述之。

1. 三焦之论，有狭义、广义之分

三焦理论源于《内经》《难经》，其后见仁见智，发微说新者，不乏其人，争论不断。但总的来说存在如下难点：①主要是名词概念不清，容易混淆。其实，三焦之名有四：狭义三焦、广义三焦、部位三焦和辨证三焦。名字概念弄清了，则其言亦顺了，不必繁引博征，把问题弄得很复杂。②抓住经典或名医的某一句话不放，哪怕它明明是错的，亦要想方设法解释成"对"的。如《难经》提出三焦"有名而无形"之后，历代医家引起了三焦无形、有形、何形的无谓之争。既然三焦为六腑之一，岂有无形之理。现将笔者学习体会到的几点看法介绍如下。

狭义之三焦：为六腑之一，有形质（"有散膏半斤""脂膜如手大"），有功能，其相应的经络为手少阳三焦经，胰腺为其腑。

广义之三焦：主要有以下两种含义：①是人体胸、腹腔内区域的划分，即上焦、中焦、下焦及其功能：心、肺居于上焦，主司气血之敷布；脾、胃、肝、胆居于中焦，主水谷精微的转运输布；肾、膀胱居于下焦，主水液的输布和排泄。②"是指三焦的两个系统：一个是以肺、脾、肾为中心的三焦气化系统；一个是以心、肝、肾为中心的三焦相火系统。前者三焦气化，是指水谷精气津液的生化、布敷、调节以及废料的排泄等整个代谢功

能。所谓,'上焦如雾,中焦如沤,下焦如渎',简单明了而形象地描述了三焦气化的全过程。后者三焦属少阳相火,是指人身之阳气,它体现了生命的能源,根于命门,及于全身。主一身升降出入,总司人体的气化作用,推动脏腑功能,将水谷精微化生为营、卫、气、血、精、津、液,以敷布全身。"①总之,广义三焦的功能是主持诸气,总司人体气化,通行元气,运化水谷精微,通调全身水道。

2. 三焦之辨,有上下、浅深之别

三焦部位的划分和所属脏腑,膈上胸中为上焦,包括心、肺;膈下脐上腹部为中焦,包括肝、胆、脾、胰、胃;脐下腹部为下焦,包括肾(命门)、小肠、大肠、膀胱、女子胞(精室)。

三焦辨证:这是吴鞠通汲取三焦部位的概念,并追乎仲景,师于叶桂,以三焦为纲,病名为目,系统地阐述温病三焦辨证论治的一种方法,以描述温病的发生、发展及传变规律。其部位与所属脏腑,基本与三焦部位相同,唯将肝归于下焦,这是因为"肝肾两脏,精血同源"。将温病后期病位较深、精血耗伤较重而出现的一系列病症归于"下焦肝肾"。有时亦将肠腑热结等病症归于中焦,这是因为以胃统肠之故。并提出脍炙人口的"治上焦如羽,非轻不举;治中焦如衡,非平不安;治下焦如权,非重不沉"的治疗原则。

3. 三焦为手少阳之经,胰为手少阳之腑

《素问·六节藏象论》说:"脾、胃、大肠、小肠、三焦、膀胱者,仓廪之本,营之居也,名曰器。"提出腹腔之腑有三焦,可惜未指明其部位与实体。但根据有这个脏腑,才有这个相应的经络而言,十二经脉与五脏六腑中,唯手少阳三焦经没有相应的腑,而胰腺又没有相对的经,故胰当为手少阳三焦经之腑,实是无疑的了。

三焦既为六腑之一,那么三焦与其他脏腑应该属于同一层次的概念,它们之间既独立存在,又相互关联。如果三焦之中又分上焦心、肺,中焦脾、胃、肝、胆,下焦肾、大小肠、膀胱,那么三焦就成为五脏六腑的总称了,其他脏腑均变成了它的从属概念,真的成了"身体无处不三焦,腐化水谷到处消"②,这就混淆了逻辑层次。

为什么说三焦为"孤之府"呢?这是因为手少阳三焦经与手厥阴心包

经互为表里,即三焦(狭义)与心包络所合,但因心包络为心的包膜,包括在手少阴心之中,所以无以对应,故称三焦为"孤之府"。

4. 三消之证,在于胰腺功能失常

胰腺,附于脾,内藏脂质,含多种消化酶(如胰淀粉酶、胰脂酶和胰蛋白酶),其所分泌的胰液,具有强大的消化力,注于十二指肠,以助消化吸收,化生血液,敷布周身,激发推动各脏腑组织器官的功能。"而其内分泌产物胰岛素的作用,就是将水谷精微物质的重要成分葡萄糖运送至靶器官肝脏或外周肌肉、脂肪等组织,进而分解糖类释放能量,并把多余的糖合成糖原、脂肪、蛋白质等加以储存。"[3]若胰腺功能失常,引起胰岛素分泌失调,则可发生三消之证。

"消渴病,包括现代医学所称的糖尿病,其病理是胰岛素低下所致……在治疗中用胰岛素便可使三消之症消除。胰岛素决定消渴病的发生与否,足以说明(三焦之腑)胰腺的生理功能、病理变化有着决定性的影响。"

"传统的三消病治则方药,束缚着医者的思想。自从将胰腺归为六腑,牢记六腑以通为用的原则论治糖尿病,选用通络之品,收到了明显疗效。胰腺也有阴阳表里、虚实寒热之证;亦有气虚、血虚、气滞、血瘀之证型,采用相应的治则方药,收到了远期降低血糖的疗效……欲提高胰岛素水平,必须运用活血化瘀法改善胰腺血循环,恢复胰岛细胞功能,才能提高消渴病的治愈率。"[4]

近年来,国际糖尿病权威专家正式宣布:通过长期研究发现,糖尿病实质上是一种胰腺功能障碍性疾病,在胰腺细胞间质内存在着一种十分重要的称之为"焕胰素"的物质,其先天不足或后天受损,才导致胰腺功能障碍,引起胰岛素分泌失调,出现高血糖等一系列症状……这一理论为明确糖尿病的发生根源,从根本上治疗糖尿病指明了方向。

5. 结语

三焦有广义与狭义之分,不可混淆。狭义的三焦为六腑之一,有形质,有功能,其相应的经络为手少阳三焦经,其腑为胰腺,即胰为手少阳三焦经之腑;广义的三焦是人体胸、腹腔内区域的划分,即上、中、下三焦,及其功能和它们之间的协调作用。

六腑当为:胆、胰、胃、小肠、大肠和膀胱,其中胆(足少阳)附于肝,为

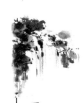

中精之府,内藏胆汁,有乳化脂肪、助消化的功能,为奇恒之腑;胰(手少阳)附于脾,为中精之府,内藏脂汁,含多种消化酶以腐化水谷,既藏又泄,实亦为奇恒之腑。偌大一个胰腺,古人却置若罔闻,视而不见,未将其列为六腑之一,这不能不说是中医基础理论上的一大遗憾!笔者认为应当予以补充之、订正之!假若古人能将狭义三焦之名,直接用胰腺来命名,这可能要减少许多理论上的争论、矛盾和混淆。

三消证,包括糖尿病,是由于胰腺功能失常,胰岛素低下所致。其治疗除传统的清热润肺、养胃生津、滋阴补肾外,必须加用活血化瘀药以改善胰腺血液循环,恢复胰岛细胞功能,提高胰岛素水平,从而为三消证的治疗拓宽思路。

注:①摘自凌耀星《论三焦的两个系统》。

②摘自赵棣华《考古问今探三焦》。

③摘自朱凌凌、童瑶、陈慧娟等《脾的中西医学比较研究》。

④摘自安小进、田雨河《浅论三焦之实为胰腑》。

七、对疾病、健康与用药的一点体会

有病方知健是仙,人生长寿健为先。

颐养天年贵在勤,要防痴呆多用脑;

生命在于适当运动,动静结合勿偏颇;[1]

晨练要避雾露霾,旭日东升时最佳;[2]

三餐调匀七分饱,主杂掺食平衡营养;

烟酒厚味少沾边,荤素搭配宜清淡;

有钱难买老来秀,年轻更忌腰腹粗;

裤带长,寿命减,睡眠充足精神爽;

要长寿,多梳头,血脉畅通促健康!

注:①过去强调生命在于运动,结果并不理想,长寿的运动员很少,但书法家、画家、老中医等勤用脑者,长寿者众,可见静中寓动,才是健康

长寿之要诀。当然年轻人适当加大运动量亦是可取的,但要适量,贵在坚持。

②晨练必须避免雾、露、霾,太阳升起后,植物进行光合作用,吸收二氧化碳,放出大量氧气,此时是晨练的最佳时机,但这对于上班族而言,时间不允许,可改在傍晚进行锻炼。

取嚏治疗与喷嚏的功效

取嚏法,就是通过引发喷嚏以治疗疾病的一种方法,临床简便易行。如运用得当,常使急症沉疴于瞬间,具开窍催醒的作用。笔者备有"通关散"吹鼻,也可用纸卷成细条捻入鼻孔取嚏,常应用于感冒、发痧、头痛、尿闭、气厥、呃逆等症。喷嚏一出,一身气通,可以起到协调气机升降等作用,具通关开窍醒神、宣肺祛邪行气之功。归纳喷嚏有十大功效:①通阳气;②宣肺气;③和胃气;④疏肝气;⑤利胆气;⑥强心气;⑦健脾气;⑧祛邪气;⑨升清气;⑩降浊气。

此法为开展中医急诊提供了一条有效途径,有挖掘其潜能的必要,请医家重视之。但此法常用于实证、闭证,虚证不宜。

肝脏的主要生理、病理及其相互关系

目前对于肝脏学说的研究日趋重视,因为它的病变相当广泛,所谓"外感多肺病,内伤多肝病",足见其在临床中的地位了。

肝与气、血的关系甚为密切,虽云"肺主气,肾纳气","心生血,脾统血",其实离不开肝主疏泄以调整全身气机的作用,以及肝主藏血以调节全身血量的功能。故一旦气分发生病变,必须注意到"肝以气为用"的这一生理特点,需考虑调整肝气的功能。正如张洁古所说:"肝气乃病理一大门。善调其肝以治百病,胥有事半功倍之效。"又气为血之帅,气行则血行,气滞则血瘀,况"病初在气,久必入络",所以病延血分者,亦要注意到肝以血为本的这一生理特点,考虑调节肝藏血的功能。至于具体的证治,前人与近贤论述颇详,各具特色,毋庸多言。惟肝病名词繁多,含义错综复杂,为便于教学和临床应用,现就肝病的常用名词及肝脏的主要生理、病理及其相互关系,用图示意以供参考(图2)。

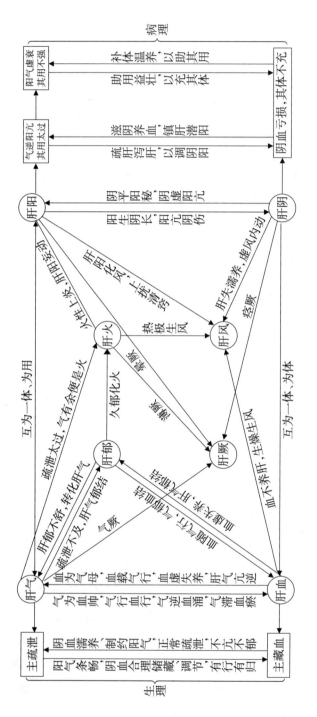

图 2 肝脏的主要生理、病理及其相互关系

头痛与川芎

头为诸阳之会,脑为清灵之腑,六腑清阳之气,五脏精华之血,皆上注聚积于首。凡外邪侵袭,上犯巅顶,蒙遏清阳,气血凝滞,络道不畅,清空受扰;或内伤诸疾,气血逆乱,浊气上干,瘀阻清窍,脑络失养,清空失清,皆可导致头痛。

中医药治疗头痛的方药不胜枚举,其中以川芎为要药。所以历代名著中,以川芎命名,或以川芎配伍组方辨证治疗头痛的效方甚多。川芎的主要功能为祛风止痛,行气开郁,活血化瘀。《日华子诸家本草》说川芎"治一切风,一切气,一切劳损,一切血",可"补五劳,壮筋骨,调血脉"。张元素说:"川芎上行头目,下行血海,能散肝经之风,是治少阳、厥阴经头痛,及血虚头痛之圣药也。"李东垣和朱丹溪也一致认为:"头痛需用川芎,如不愈,各加引经药。"根据现代实验和临床研究,发现川芎有新的几种作用:①改善脑膜和外周微循环;②增加脑血流量;③抗血小板凝集;④保护实验性脑缺血;⑤减轻脑水肿;⑥减低脑血管的特性抗阻;⑦修复变性的神经细胞,保护动脉内皮细胞,对实验性内脏器官的实质性损害有明显的保护作用。这为川芎能治各种头痛、缺血性脑病、眩晕等提供了有力的佐证,也为川芎的进一步开发应用展现了广阔的前景。现就川芎治头痛的主要功效,结合临床治验,列数以阐明之。

1. 祛邪散风,治外感头痛

案例1 李某某,男,32岁,农民。1993年6月25日诊。

患者前一日午后因冒雨劳动而外感风邪,是夜头痛,发热,微恶风寒,鼻塞,身疼。今因发热不退,头痛加剧而来就诊。刻下头痛甚,鼻塞流涕,周身酸楚,口微渴,二便近常,舌苔薄,脉浮数。证属风热相搏,侵扰清空。治宜疏风透邪:川芎、白芷、僵蚕、蝉蜕、牛蒡子、桑叶、菊花、辛夷、苍耳子各10g。3剂。药后热退、头痛停,诸症缓解。

按 头为诸阳之会,脑为清灵之府,内伤、外感均可引起头痛。治外感头痛,以祛风为主,因"巅顶之上,惟风可到"。若外邪自表侵袭,循经上犯巅顶,阻遏清阳之气,气上不下,则致头痛。川芎能直上巅顶,祛散风邪。但"风为百病之长",每多兼夹,治当以川芎为主,随证配伍。如风

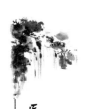

寒配以荆芥、防风、细辛、白芷、羌活;风热配以僵蚕、蝉蜕、桑叶、菊花;风湿配以藿香、佩兰、苍术、陈皮等。

2. 通阳导痰,治痰浊头痛

案例2 邹某某,男,45岁,厂长。1992年6月3日诊。

患者体型肥胖,素嗜烟、酒、茶,喜膏粱厚味,近年来经常头痛昏蒙,甚时头重如裹,脘胀泛恶,口苦心烦,大便溏泻,舌苔灰腻白厚,脉濡滑。证属痰浊中阻,上逆清窍,清阳郁遏,脑络痹塞。治宜健脾祛痰,升清通阳,芎辛导痰汤加减:川芎、白芷、厚朴、半夏、陈皮、槟榔、草果各10g,茯苓、苍术各15g,细辛3g。7剂。嘱忌厚味,饮食宜清淡。药后腻苔渐退,头痛亦减,已无裹感。继上方加白术15g,佛手6g。7剂。腻苔已退,头痛未作,诸症明显好转。继以健脾运湿法调理,以资巩固。

按 肥胖之人多痰湿,过食膏粱厚味,喜烟酒糖茶,均为生痰之因。脾失健运,痰浊中阻,上逆清窍,脑络痹塞,则头痛昏蒙,胀重如裹。治宜健脾化痰为主,但头为天象,为诸阳之会,痰浊上扰清窍,病在巅高之位,治宜仗川芎味薄气雄,上引以搜达脑络之痰浊,通利清窍之阳气,则能标本兼治,收效益宏。嘱清淡之饮食以杜绝生痰之源,亦很重要。

3. 活血化瘀,治瘀血头痛

案例3 章某某,女,40岁,工人。1990年10月15日诊。

患者于1个月前因拆房时不慎被一落下的木砖砸中,正好打在头顶略偏左侧,当时神志一度昏迷,急送医院治疗,诊断为头顶偏左侧外伤性血肿,伴脑震荡。经治好转,但以后常头昏头痛,痛如针刺,入夜尤甚,行经加剧,影响睡眠。患者面色晦暗,神色呆滞,舌暗,瘀点满布,舌下脉络青紫,苔薄腻,脉弦细涩。证属脑震荡后遗症,乃脑络受伤,瘀血郁滞,痹阻清阳所致。治宜化瘀血、通脑络,通窍活血汤加减:川芎30g,当归、赤芍、牛膝各15g,桃仁、红花、白芷、地龙、地鳖虫、柴胡、枳壳各10g,自加黄酒125ml同煎。14剂。服药后头昏、疼痛明显好转,睡眠亦安,神色、面色均有改观,继前方川芎减半,去黄酒,加太子参、紫丹参各15g,又10剂,隔日1剂,以善后巩固。

按 瘀血头痛,多因头部撞击后震伤脑络,气血痹阻,脑络阻滞,或因久病入络,血行不畅,积瘀内停,阻塞脑络,逆则头痛,其痛如针刺,固定不移,经久难愈。方用通窍活血汤加减治之。唯川芎当重用之,以借其上行头目巅顶,破瘀行气,散结通痹之力,以通脑络,原方有"麝香5厘",因缺货未用,故加白芷以通窍,再借地龙、地鳖虫、牛膝化瘀血下行之力,以防气上不返之虞。

4. 疏风散火,治风火头痛

案例4　孙某某,女,47岁,教师。1997年6月15日诊。

患者患头痛多年,反复发作,平常性情急躁,上课时每有学生稍不听教导,动辄发怒,每发怒时,头痛必作,且以头额巅顶为甚,头面烘热,气火上冒,心胸烦闷,两胁胀痛,月经提前,量多色鲜,大便常秘,口苦而干,舌红苔黄,脉弦数。证属肝郁化热,热极生风,风火上扰所致。治宜清肝解郁,降逆散火,佐以心理疏导。疏风散火汤加减:川芎、白芷、桑叶、菊花、僵蚕、栀子、熟军各10g,白芍、钩藤、夏枯草、蔓荆子各12g,生石膏30g。3剂。服药后腑气得通,头痛、口干苦明显减轻,心烦胁痛已止,宗原方去熟军、生石膏,加炒决明子10g,薄荷5g。再服5剂善后,注意调节心情,少辛辣之味。

按　肝火偏亢,循经上扰清空,常致头痛,且多伴有性情急躁,心烦易怒,每因烦劳,或忧思恼怒而加剧。故方中用川芎、桑叶、菊花、僵蚕、蔓荆子、钩藤等多味清肝疏风散火之味,用生石膏、栀子、熟军以加强泻火降逆之力,则上冒之火得以散之、降之,而头痛之疾暂可缓解。但治此等证候,必须配合心理疏导,加强素质修养为根本,尤其在患者处于更年期时。

5. 通气行滞,治气虚头痛

案例5　潘某某,女,52岁,工人。1993年10月9日诊。

患者头痛时作,遇劳加剧,恙已有年,伴头昏脑涨,善太息,神疲乏力,纳谷不馨,面色萎黄,形体消瘦,断经已5年,平时带下绵绵,色白质稀,稍劳即觉肛门下坠,时欲临圊,但不畅。舌质淡红体胖,边有齿形,脉细缓,两寸尤弱。血压90/60mmHg。此为脾胃气虚,大气下陷之象。治宜益气健脾,升举大气,四君子汤合升陷汤加减:黄芪30g,党参、炒白术、茯苓、山药、炒麦芽各15g,川芎、升麻、柴胡、桔梗各10g,炙甘草5g。7剂。药后头痛未作,纳谷渐增,精神转佳,乃于原方加减,调理月

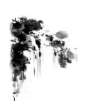

余而安,又处补中益气丸巩固善后。

按 脾胃气虚,清阳下陷,脑失所养,故头痛时作,并伴头昏乏力、纳呆消瘦等症,水谷精微无由,而致摄纳无力,升举无能,以致胸中大气下陷,出现胸闷、善太息、肛门下坠等症。故治宜健脾益气,以治气虚之本,且佐以升提下陷之阳气。清升浊降,脾胃调和,水谷生化有源,中气不虚,升举有力,则诸症自愈。

6. 补血养荣,治血虚头痛

案例6 王某某,女,34岁,农民。1992年3月18日诊。

患者2年前人工流产后,月经每每提前,量多期长,经后头痛必作,且其势日趋严重,平时自觉头部空虚,神疲乏力,胸闷心悸,纳谷欠馨,面色萎黄,贫血貌,查血常规提示红细胞、白细胞、血小板均减少,舌淡苔薄,脉濡细。证属肝脾两虚,肝血亏损,脾气虚陷,血不荣脑,清窍失濡所致。治宜调肝补血,健脾益气,养营荣脑,八珍汤加减:川芎、当归、白芍、白术、党参各10g,黄芪、熟地、仙鹤草各30g,枸杞子、大枣、炒谷芽各15g,炙甘草5g。7剂。药后精神稍振,诸症好转,因月经将临,原方去当归、党参、熟地,川芎减半,加鹿衔草、乌贼骨各15g。7剂。如此按期交替服用,3个周期后,经量大减,经期正常,头痛未作,血常规均在正常范围内,以八珍丸调理善后。

按 营血亏虚,不能上荣于脑,而致血虚头痛。治当以益气补血养荣为主,川芎加入补养药中,既能养血和营,又补而不滞,并能鼓舞营血直上巅顶以荣脑络,一举三得,相得益彰。但川芎毕竟为辛温气雄之品,配伍用量当适度为宜,用其利而防其弊也。

7. 假以引经,治阴虚头痛

案例7 吴某某,女,56岁,退休教师。1991年9月12日诊。

患者原有高血压、脑动脉硬化等症,近年来头痛常作,用脑过度或精神紧张后,易发且剧。西医诊断为血管性神经性头痛,虽治亦只能暂时缓解,而病作如故。刻下头痛无定处,伴头昏目眩,两颧泛红,心烦善怒,腰酸耳鸣,夜寐不安,乱梦纷纷,舌红无苔,少津口干,脉弦细数,两尺虚弱。证属肾水下亏,肝阳上亢,虚风扰逆清空,脑络郁遏而头痛发作。治宜滋阴补肾,佐以平肝息风:北沙参、石决明各30g,蔓荆子、生地、山药、枸杞子、白芍、钩藤、夏枯草各15g,川芎、菊花、萸肉各10g。7剂。服药期间头痛发作过2次,其势大减,原方继服7剂。头痛未作,即使疲劳后亦仅轻度头涨而已。原方去石决明,加生麦芽15g。又7剂,隔日1剂,间服杞菊地黄丸以巩固善后,忌辛辣易化燥伤阴之味。

按 将川芎用于大队滋水养阴之药中,主要是借川芎上行之力,引养阴药于巅顶脑络,滋润脑髓,平降虚火,以息虚风,则头痛自愈。又肾阴亏损者,水不涵木,风阳易动,风平则浪自静,故在滋水养阴的同时,亦必佐以平肝息风之味,如石决明、夏枯草、钩藤、菊花等,方中用北沙参配蔓荆子以治虚性头痛,是湖北熊魁梧老先生的宝贵经验,用之每每收效。

8. 温经通络,治阳虚头痛

案例8 王某某,女,34岁,营业员。1990年3月28日诊。

患者数年来头痛时作,平时畏风恶寒,四肢不温,一般冬天为甚,夜晚较剧,经后易作。头痛时巅顶为甚,连及眉棱前额,剧时则干呕,吐清涎白沫,大便溏泄,喝生姜红糖汤可得缓解。刻下头痛隐隐,面色苍白,舌质淡胖,手足凉冷,苔薄白滑,脉细缓。诊为阳气不足,中焦虚寒,浊阴上逆。治宜温中补虚,降逆止痛,附子理中汤合吴茱萸汤加减:川芎、党参、焦白术、炒白芍各15g,白芷、生姜各10g,吴茱萸、附子各6g,细辛、干姜、炙甘草各5g。7剂。药后头痛已止,只是前额觉冷,胃脘嘈杂,喜按喜温,继前方又7剂。后因月经来潮,经色淡,伴腹痛,改用当归四逆汤加吴茱萸生姜汤,去通草,加川芎治之。当归、川芎、炒白芍各15g,桂枝、白芷、生姜、大枣各10g,吴茱萸、细辛、炙甘草各5g。5剂。嘱平时少吃瓜果生冷,少洗头,尤其是行经期间,绝对禁止。这次经后头痛未作,四肢转温,诸症好转,精神亦振。后以此两方加减调治而安。

按 阳虚头痛,或因先天不足,肾阳偏虚;或因后天失调,恣食生冷,中焦阳虚寒凝;或因洗头过度,特别是行经期间风寒留居巅顶,一旦遇寒受风,则清空受扰而疼痛发作,故阳虚者少吃瓜果生冷,保暖少受风寒为要。

头为诸阳所会,脑为精血所聚,脏腑精气皆朝会于此。故头痛一证,病因多端,但不外乎外感和内伤两大类,症候复杂不一,但简言之,不外乎"虚、实"二字。实有风、痰、瘀、火之分,虚有气、血、阴、阳之别,以上常

见的八种证型,实为论述之方便,突出川芎的功效而已。临床常混合兼见,相互影响,相互转化,虚实兼夹,故临证可根据症状的轻重、病程的长短、诸邪的兼夹、虚实的偏颇而辨证治之,灵活运用。又因头部各有分野,故除辨证外,当加引经之药以佐之,则效果更好。

补络补管汤的临床应用体会

《医学衷中参西录》为张锡纯先生所著。该书曾风行全国,远及海外,享有盛誉,咸称其为我国中医界"第一可法之书"。历来临床医家奉其理,执其方,以治疑难重症,莫不药到病除,效若桴鼓。张锡纯先生对辨证论治,选药立方,注重实践,讲求实效,并有不少独到的见解。诸如在中医理论上创造性地发展和形成了"大气"、"冲气"、"脑神"等学说体系,组方用药更有其独特的经验,如补络补管汤止吐血、十全育真汤治劳瘵、来复汤以救虚脱、升陷汤升补大气、参赭镇气汤以治喘息、镇肝息风汤治高血压、卫生防疫丹治痧症、解毒生化丹治痢疾、仙露汤清阳明之热、青盂汤解瘟疫之毒、固冲汤止崩、寿胎丸安胎……乃至赭石镇冲,茯苓定惊,石膏清热,硫黄补火,山药止泻,萸肉救脱,龙骨、牡蛎安魂定魄,等等,无不体现了极为丰富的经验和独特的学术见解,均值得我们进一步学习与研究。这里就补络补管汤的临床应用,谈点个人体会,以对先生的学术思想发扬光大,抛砖引玉。

补络补管汤由"生龙骨、生牡蛎、萸肉各一两,三七二钱"组成,原为治咯血、吐血而设。但我们在临床应用上远远超出吐衄的范围,稍行加减,即可广泛应用于多种疾病,现举例如下,以资佐证。

1. 止血塞流

先生说:"龙骨、牡蛎、萸肉性皆收涩,又兼具开通之力,故能补肺络,与胃中血管,以成止血之功,而又不致有剧止之患,致留瘀血为恙也。又佐以三七者,取其化腐生新,使损伤之处易愈,且其性善理血,原为治衄之妙品也。"又说:"龙骨、牡蛎最能摄血之本源……况龙骨善化瘀血,牡蛎善消坚结,二药并用,能使血之未离经者,永安其宅,血之已离经者,尽化其滞。""三七善化瘀血,又善止血妄行,为吐衄要药。"

治血证时均遵"急则治其标,缓则固其本"的原则,"先止其血,以塞其流"，然后按"止血、消瘀、宁血、补血"四大法则以调理之。补络补管汤是止血塞流的特效方，不论何种出血，均可根据其出血部位、发病原因和寒热虚实辨证加减，一般均能达到止血的目的，且有不致剧止而留瘀血之妙。

案例 童某某，男，51岁。1990年3月10日诊。

患者素有咯血之患，每逢劳累或暴怒而复作。近因儿子结婚，既劳心又劳力，加上办事不尽如人意，抑郁而不得泄，以致昨夜突然咳嗽阵作，随即痰中带血，继则咯血量增，其色鲜红，伴头昏心悸，烦躁不宁，食欲不振，舌淡红，苔薄白，脉弦缓。证属气血本虚，不耐劳力，肝郁化火，损伤血络。治宜平肝止血，益气化瘀：龙骨、牡蛎、仙鹤草、茅根各30g，萸肉、生地、太子参、黛蛤散、生麦芽各15g，三七4g，先煎龙骨、牡蛎，三七研吞。3剂血止。减龙骨、牡蛎为15g，又5剂以资巩固，继以归脾丸善后。

2. 固精救脱

先生说："萸肉救脱之功，较参、术、芪更胜。盖萸肉之性，不独补肝也，凡人身之阴阳气血将散者，皆能敛之。故救脱之药，当以萸肉为第一……凡人元气之脱，皆脱在肝，故人虚极者，其肝风必先动，肝风动，即元气欲脱之兆也……萸肉既能敛肝，又善补肝，是以肝虚极而元气将脱者服之最效。"又说："萸肉大能收敛元气，振作精神，固涩滑脱。因得木气最厚，收涩之中兼具条畅之性，敛正气而不敛邪气。龙骨质最黏涩，具有翕收之力，故能收敛元气，镇安精神，固涩滑脱……以翕收欲涣之元阳，则功效立见。牡蛎固精气……善收敛，有保合之力。"

盖肾藏精，主生殖，为先天之本。精宜固秘，不宜泄露。设大病久病后，或失精滑脱过度，或大汗淋漓不止，进一步耗伤阳气阴液，均可导致病情加剧，甚至造成"阴阳离决"的虚脱危候。通常我们治虚脱之证，均遵先生之法，重用萸肉，佐以龙骨、牡蛎、人参、山药、白芍、甘草（笔者名之曰"救脱汤"），再辨阴阳气血而加味急救之，每获良效。

案例 钱某某，男，34岁。1990年5月14日诊。

患者自16岁发育之初，即患有手淫之习，梦遗频繁。结婚5年，至今未育。开始临房举而不坚，早泄，继则阳痿、滑精。近月来因商务繁忙，

常感头昏耳鸣,腰膝酸软,自汗出,动则尤甚,自服黑豆及中药未效,汗出不止而来就诊。见其面色少华,精神不振,尚有畏寒、纳谷不馨等症,舌质偏淡。此乃阴损及阳,阳气外泄之象,急宜壮阳敛汗,固精救脱。萸肉、生龙骨、生牡蛎、山药、熟地各30g,附子、白芍各15g,干姜、炙甘草各10g,另用红参1支(约20g),另煎兑服,频频温服,日夜相继,次日汗敛,脉亦渐起。3剂尽,诸症好转,后小其剂,略为加减调治而安,嘱远房事,静养为要。

3. 安神宁心

先生说:"龙骨入肝以安魂,牡蛎入肺以定魄。魂魄者,心神之左辅右弼也,且二药与萸肉并用,能收敛心气之耗散,并三焦之气化亦可因之团聚,特是心以行血为用,心体常有舒缩之力,心房常有启闭之机,若用药一味补敛,实恐于舒缩启闭之运动有所妨碍。"故又加三七之流通气血者以调和之。

盖心藏神,主血脉,为五脏六腑之大主。阴血亏损,心失所养,心不宁,则神不安;阳气不足,血脉运行不畅,则易产生瘀血,常可导致心悸、胸痹、心痛等症。龙骨、牡蛎和萸肉补肝安魂、敛肺定魄,三七化瘀、通利血脉,以安心神之不宁,收心气之耗散,行心脉之不畅,故可广泛应用于心悸、失眠以及多种心血管疾病。

案例 孙某,女,49岁。1989年6月28日初诊。

患者年已七七,肾气渐衰,心悸不宁,烦躁不安,无名之火,无可名状,夜寐多梦,耳鸣健忘,时有胸闷而痛,多疑、胆怯、惊恐,唇绀舌淡,有瘀点,脉细数,时有结代,血压150/90mmHg,心电图示:室性早搏。此所谓更年期综合征也。乃阴血虚损,兼有瘀血,心失所养,神不得宁所致。治宜滋阴养血,安神宁心,佐以化瘀通络:龙骨、牡蛎、生地、丹参、淮小麦、大枣各30g,茯苓、北沙参、炒酸枣仁、夏枯草各15g,萸肉、半夏、炙甘草各10g,三七6g。连服7剂,诸症好转,小其剂,出入加减,调治1个月而安。继以复方丹参片、补心丸善后。

4. 软坚消瘕

先生说:"龙骨收敛之中仍有开通之力,故《本经》谓其主癥瘕坚结也。""牡蛎能软坚化痰,并消瘰疬坚结。""三七化瘀生新,凡人腹中有坚硬之血积,或妇人产后恶露未尽,结为癥瘕者,皆可用三七消除之。""萸肉能通利九窍,兼能通利气血。"

"癥瘕"常合称,其实二者病变性质不同。癥者,真也,其块坚硬,固定不移,推之不散,有形可征,痛有定处,多属血病;瘕者,假也,其聚散无常,痞满无形,推之能动,痛无定处,多属气病。前者宜活血化瘀,软坚消癥;后者宜行气导滞,消痞散结。可用补络补管汤辨证加减,其效满意。

案例 徐某,女,38岁。1991年10月22日初诊。

患者喜洗头、洗澡,行经亦然。近5年来月经赶前,经期延长,量先多若崩,后少如漏,常旬日不净,色先黯后红,夹瘀块,平时腰酸,带下绵绵。这次月经已逾周日,淋漓未净,伴腰酸乏力,夜尿频,心悸多梦,寐不安,小腹微痛,舌质偏红带黯、瘀点满布,舌苔薄,脉沉细。妇科检查示:宫颈轻度糜烂、宫体后倾增大,活动,质较硬。B超检查示:子宫后位,外形欠规则,于子宫下段探及一约3.0cm×2.5cm的较强回声光团,双侧附件无异常,提示为子宫肌瘤。治拟化瘀调冲,软坚消癥:龙骨、牡蛎、仙鹤草各30g,萸肉、生地、海螵蛸、茜草各12g,失笑散20g(包),三七6g。5剂。药后经净,嘱以后每行经第4天即服此方3剂。经净后第4天服下方:龙骨、牡蛎、黄芪、海藻、昆布各15g,萸肉、三棱、莪术各10g,水蛭、三七各6g(研装胶囊分服),连用14天。如此调理3个月,月经周期基本正常,色量亦可,一般5天净。后单用水蛭、三七各等份,研细装胶囊服,每次3g,每日2次。服药3个月后B超复查示:子宫正常,肌瘤消失。嘱今后行经期切勿洗头,勿坐浴,少辛辣。(本案原载《老年脾胃病与张锡纯学术研究》)

八、女性保健及妇科病之我见

月经期的卫生保健

保障女性健康,实行计划生育,提倡优生优育,是提高民族素质的重要一环。女性在解剖上有子宫、胞脉、产道、阴户等组织器官,生理上有月经、妊娠、分娩、哺乳等特点,故有经、带、胎、产、乳等有异于一般内科的独特疾病。月经期的卫生保健,对于女性的健康至关重要。因为月经期间,血室正开,盆腔充血,机体抵抗力较弱,情绪容易波动,邪气最易侵犯,如不注意调护,常可导致疾病的发生。现就"行经七忌"介绍如下,请广大女性同胞作一参考。

1. 忌生冷、酸、辣

经期过食生冷、酸、辣等有刺激性的食物,容易影响脾胃运化功能,损伤冲任而导致妇科疾病。因过食酸冷、寒凉之物,血为寒凝,血为酸敛,血行受阻,可导致痛经、闭经、不孕等症;若过食辛辣香燥之物,易灼津蕴热,迫血妄行,可导致月经超前,量多期长,血崩漏下,盆腔炎症。

2. 忌受寒冒暑

因寒为阴邪,易伤人阳气,凝气血,可导致月经推迟、量少、腹痛,甚或闭经、宫寒不孕等。暑热之邪,易伤人阴液,灼津动血,致使经期提前、量多如崩、漏下不止等。

3. 忌淋雨涉水、洗头坐浴

经期淋雨、涉水、下水劳动、游泳、洗头、坐浴等,均可使湿邪循经乘虚而入,侵犯胞宫。因湿为重浊阴邪,易凝滞气机,阻碍血运,常可导致行经腹痛,或量多血崩,或漏下淋漓,或虚浮水肿、子宫肌瘤、卵巢囊肿、盆腔积液、带下、阴痒、不孕等。

4. 忌生气动怒

行经时,阴血偏虚,肝气偏旺,情绪容易波动,稍不称心,即易生气动怒,引起肝气郁结,心火上亢,而导致月经不调,先后无定,经前胁痛乳胀,行经不畅,闭经,癥瘕;火亢者可导致吐血、鼻衄、血崩等。

5. 忌滥进腻补

随着生活水平的提高,营养问题愈来愈受到人们的重视,过分强调进补的现象日趋严重,片面滥进腻补之品(如甲鱼、膏粱厚味),可使体内留湿生脂,阻塞气机,瘀凝胞宫,导致形体肥胖、月经延期、量少色淡、带下绵绵、经闭溢乳、子宫内膜增厚而不孕等。

6. 忌负重劳作

经期负重、劳倦、剧烈运动,最易动血,损伤冲任、胞宫,造成功能失调,而使经期延长,经量增多,甚或崩漏。

7. 忌同房撞红

因行经时血室正开,同房可致邪毒直侵胞宫,损伤冲任,导致月经失调、带下、阴痒,或血崩漏下,或干血闭经。

此外,经期不要参与施农药,不要拔牙,等等。总之,经期受寒饮冷,则气滞血凝;热邪内盛,则迫血妄行;滥进腻补,生痰生湿,痰湿下注,则经脉壅滞;情志抑郁,则气滞血瘀;恼怒火动,则血行逆乱;劳倦伤气,则血失统摄;房事不节,则损伤冲任,以致产生诸多疾病。因此,女性在经期必须保持心情舒畅,饮食清淡,寒温适宜,每天用温开水冲洗会阴,勤换卫生巾,保持外阴清洁。为提高女性的身体素质,更好地投入各行各业的建设中,为家庭的幸福,望广大女性同胞重视经期卫生保健。

产后宜忌

"母婴同室,母乳化好"是母婴健康的优良传统。但随着改革开放的发展,女性走出国门的机会越来越频,很多人受到了西方生活习惯的影响。但任何事情不能忘记基本国情,包括地理环境、生活习惯、肤色体质,所以女性在产后还是应该做到以下几点。

首先是婴儿,必须做到"先苦后甜",即婴儿出生后,不要立即让其吮母乳(其实此时亦无乳可吮),应该先喂点苦水,取大黄10g,开水泡,分多次喂服,直至有母乳为止。这时的婴儿不能分辨苦、甜,因此不会拒食。大黄有"去菀陈莝"之功,可将胎毒全部从大便排出,此小儿可养也。如果是女婴,出生时要将其乳头向外轻轻提拉,否则乳头内陷,长大做母亲时不能哺乳,甚是痛苦。

其次,产妇不要贪凉,忌吃生冷之物,尤其是夏季,不要直接对着电风扇、空调吹,否则到一定年纪(约40岁左右),一旦受风,即感寒冷入骨,非常难受。产后洗头不要过频,不然容易引起头痛、脱发,当多梳头,令血脉通畅,促进健康。

母乳的量以婴儿够吃为度。产妇不要吃太多膏粱厚味,不然容易发

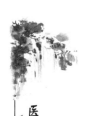

胖。忌食用激素饲料养殖的甲鱼、黄鳝等高蛋白的食物,否则容易引起孩子性早熟,特别是女婴。若产妇奶水不足,可吃点清蒸鲫鱼、猪蹄、虾等,必要时可服催乳中药,忌食各种动物肝脏、粽子、白糖、醋等收乳之物。

婴儿喂饱后要及时放下,不要任其吸吮乳头,因为婴儿的鼻风吹着乳房,容易导致乳管闭塞而发生急性乳腺炎。

妇科补肾六法

肾为先天之本,主藏精气,是人体生长、发育、生殖的根本。《素问·上古天真论》云:"女子七岁,肾气盛,齿更发长,二七而天癸至,任脉通,太冲脉盛,月事以时下,故有子……七七任脉虚,太冲脉衰少,天癸竭,地道不通,故形坏而无子也。"可见肾对"天癸"的成熟和冲、任二脉的通盛有着极其重要的作用,所以"补肾"乃治疗疾病的重要法则。现就妇科常见疾病归纳为"补肾六法"以叙述之。

1. 补肾益肝养血法

案例 王某某,21岁,未婚。

患者15岁初潮,月经向来延期,量少,色淡红质稀,这次已有2个月未至,伴头晕目眩,腰膝酸软,咽干汗出,面色萎黄,肌肤不荣,食欲不振,舌质淡红,苔薄白,脉虚细。证属室女闭经,系肝肾不足,血海不盈所致。治宜补肾益肝,养血调冲。归肾丸合四物汤加减:熟地、山药、鸡血藤各15g,枸杞子、天门冬、杜仲、菟丝子、当归、白芍各12g,川芎、鸡内金各6g。7剂。药后头晕缓解,腰酸减轻,汗出已止,食欲转佳,诸症好转,唯月经未行,小腹微胀。继前方去枸杞子、白芍,加淫羊藿、香附、路路通各12g。7剂。服至第4剂,月经来潮,但量甚少。后按法出入调治,使天癸充盛,血海满盈,冲任溢泄有常,月经基本按期讯泛。

按 本例初潮偏迟,且常赶后,量少色淡,乃至经闭,伴头晕腰酸,均提示先天不足,阴血亏虚。《医学正传》云:"月水全赖肾水施化,肾水不足,则经血日以干枯。"又肾藏精,肝藏血,精血相生,肝肾同源,同为冲任之本。治此等证切忌滥用强行通利,否则阴血倍劫,当遵景岳"欲其不枯,无如养营;欲以通之,无如充之"之旨。故方中用四物汤、山药、枸杞子、天门冬双补肝肾之阴,填补精血;鸡内金配山药健脾助运,亦寓协当归、川芎、鸡血藤化瘀通经之意;菟丝子、杜仲、淫羊藿、香附等,佐温通于充养之中,亦即阳生阴长之意,待血海满盈,则蓄溢自有常矣。

2. 强肾健脾益气法

案例 张某,29岁。

患者曾顺产一胎,流产两次。由于失于调养,体质逐渐下降,常感头昏耳鸣,精神倦怠,腰膝酸软,乏力腹坠,短气懒言,纳谷不馨,胸闷太息,面色萎黄,月经先后无定期,量时多时少,或淋漓不净,带下绵绵,色白清稀,子宫轻度脱坠,大便常溏,小便频数,舌质淡胖,苔薄白,脉沉弱,两寸尤甚。证属肾气不充,脾失健运,胸中大气下陷。治宜补肾健脾,益气举陷。补肾固冲丸合升陷汤加减:熟地、巴戟天、菟丝子、山药、黄芪、党参各15g,萸肉、白术、乌贼骨各10g,升麻、柴胡、桔梗、炙甘草各5g。7剂。药后食欲渐增,精神略振,带下减少,下坠亦轻,诸症好转。遵效不更方之旨,继服7剂。后以右归丸和补中益气丸交替服用,以资巩固。调治3个月,月经基本正常,余同常人。

按 本例多次流产,又失于调养,冲任受损,脾气虚陷,穷必及肾,肾气不充,下元亏虚,则诸症相继出现。方中熟地、山药、萸肉滋补肾阴;巴戟天、菟丝子温补肾阳;肾之先天需靠脾之后天的不断充养,故用党参、白术、黄芪、甘草健脾益气;加升麻、柴胡、桔梗,助益气药升举已下陷之大气;加乌贼骨固涩奇经以止带调冲。阴阳双调,脾肾同补,生化有源,则诸症改善。

3. 益肾养心安神法

案例 郑某,49岁。

两年来月经先后无定,或两月一行,或一月两行,量多时若崩,少时淋漓不净,这次已3个月未潮,伴头昏耳鸣,腰膝酸软,心悸少寐,虚烦不安,心中惆怅,精神抑郁,悲伤欲哭,呵欠频作,似有喜怒无常之态,舌红苔薄少津,脉细数。证属更年期综合征,乃肾阴亏虚,心火偏亢,心失所养,神不守舍所致。治宜滋阴益肾,养心安神,六味地黄汤合甘麦大枣汤加减:生地、山药、萸肉、枸杞子、茯苓各15g,带藤首乌、百合、生牡蛎、淮小麦、大枣各30g,炙甘草10g,琥珀粉3g(分吞)。7剂。药后眩晕止,耳

鸣停,夜寐渐安,诸症好转,守法加减,调治月余,基本复常。后以六味地黄丸、天王补心丸善后巩固。

按 肾在腹中,属阴,属水,其性主静,宜上济于心,使心火不亢;心居胸中,属阳,属火,其性主动,宜下降于肾,使肾水不寒。《傅青主女科》说:"肾无心之火则水寒,心无肾之水则火炽。心得肾水以滋润,肾必得心火以温暖。"今肾阴亏虚,心火偏亢,则诸症作矣。故方中生地、萸肉、枸杞子、山药、首乌补肾滋阴,使肾精充沛,上承于心,以安其神;茯苓、百合、牡蛎、甘麦大枣汤、琥珀、养心安神,使下济于肾,以定其志。水升火降,精血互生,既济相交,则冲任协调。治此类患者,除药物治疗外,保持情绪愉悦甚为重要,必得清心颐养,方无反复之患。

4. 滋肾潜阳息风法

案例 蔡某,45岁。

患者月经素来超前,量多色鲜,末次提前7天来潮,现已净。刻下赤带绵绵,腰膝酸软,头痛晕眩,五心烦热,失眠盗汗,乱梦纷纷,口渴颧红,大便秘结,小便短赤,舌红少苔,脉弦细数,血压170/100mmHg。证属阴虚内热,热扰冲任,风阳上窜,阳失潜藏,治宜滋肾涵木,息风潜阳,杞菊地黄汤合大定风珠加减:生地、枸杞子、白芍、麦门冬、龙骨、牡蛎、炙龟板、泽泻、牛膝各15g,丹皮、菊花、生军各10g。5剂。药后大便通畅,头痛缓解,眩晕停,颧红退,盗汗止,血压降,诸症好转,去龟板、牛膝、生军,加萸肉、山药、甘草。7剂。后根据周期、症状,按法调治,半年而安。

按 肾为水火之脏,阴阳之宅,水亏则火旺,阴虚则阳亢,热扰则冲任伤,故诸症相继出现,方中生地、枸杞子、白芍、麦门冬、萸肉、山药,滋阴益肾;龙骨、牡蛎、龟板、菊花,息风潜阳;丹皮、生军、泽泻、牛膝,凉血通腑,引火下行;甘草调和诸药。阴平阳自秘,水足火自平,即"壮水之主,以制阳光",此之谓也。

5. 温肾助阳补督法

案例 钱某,42岁。

患者月经稀发,量少色淡,腰膝酸软,背部恶寒,少腹觉冷,四肢不温,记忆力减退,精神疲惫,性欲淡漠,面色晦暗,大便常溏,小便清长,夜尿尤频,舌质淡胖,苔薄白,脉沉细无力。证属肾虚阳衰,督脉不充。治宜补肾壮阳,通督健脑。右归丸合二仙汤加减:鹿角胶(另烊兑)、附子各5g,肉桂3g,肉苁蓉、巴戟天、菟丝子、仙茅、淫羊藿、熟地、山药各15g,萸肉、白术各10g。7剂。药后精神大振,恶寒消失,四肢转温,诸症好转。去附子、肉桂,加党参、黄芪、当归、香附各15g。7剂。尽剂后,月经来潮,量较前增,色亦较红,二便近常,诸症继续好转,后以金匮肾气丸、鹿角胶善后。

按　该案例为明显的肾虚阳衰证。《素问·生气通天论》云:"阳气者,若天与日,失其所则折寿而不彰。"张景岳说:"凡通体之温者,阳气也;一生之活者,阳气也。"故阳气在生理的情况下,是生命的动力;在病理的情况下,又是机体抗病的主力。方中用附子、肉桂、肉苁蓉、巴戟天、菟丝子、仙茅、淫羊藿大补肾阳,亦即"益火之源,以消阴翳";鹿角得天地之阳气最全,善通督脉,补肾通脑;山药、白术健脾益气,在大剂温补壮阳益气之中,佐以熟地、萸肉补肾益精,甘酸化阴,此即"善补阳者,阴中求阳"之义也。

6. 双补肾阴肾阳法

案例　邓某,28岁。

患者未足月提前降临,勉强抚养成人,先天原为不足,加之婚前人流,未能很好调养,体质每况愈下。月经延后,量少色黯,形体消瘦,面色无华,食欲不振,精神萎靡,头晕腰酸,小腹时有冷痛,性欲淡漠,阴道分泌物减少,乳房萎缩,婚后6年未孕(男方正常),舌淡苔薄,脉沉细。证属肾阳虚衰,肾精不足,冲任虚损。治宜温肾益精,阴阳双补。龟鹿二仙胶配四二五合方加减:龟鹿二仙胶6g,紫石英、熟地各30g,仙茅、淫羊藿、菟丝子、巴戟天、枸杞子各15g,五味子、当归、白芍、天门冬各10g,小茴香3g,花椒7粒。7剂。龟鹿胶每晨用黄酒调化,淡盐开水送服。药后精神略振,纳谷亦增,头晕腰酸好转。继按法调治,半年后怀孕,继服补肾安胎之寿胎丸加减调治,足月生一男婴。阖家欢乐,性情舒展,经调养,身体较前大有增强。

按　"妇人所以无子,由于冲任不足,肾气虚寒故也。"(《圣济总录》)故方中用仙茅、淫羊藿、巴戟天、菟丝子温补肾阳,充养肾气,以促进开阖之功能;然阴阳互根,阳损可以及阴,故又用熟地、枸杞子、当归、白芍、天

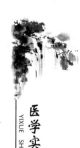
门冬滋补肾精,以益其损;五味子五味俱全,入五脏,大补五脏之气,补肾之力更强;更用血肉有情之品龟鹿二仙胶填精补阴,益气壮阳,双补阴阳,使生育机能旺盛,生殖之精充沛,冲任得养,精摄有权,则毓麟有望。且不孕症常见月经不调,故丹溪有云:"求子之道,莫如调经。"所以加紫石英、小茴香、花椒协"四物"(当归、白芍、熟地等)暖宫调经。调治得法,其效尚属满意。

妇科治肝八法

肝藏血,主疏泄,体阴而用阳。虽云"肺主气,肾纳气","心生血,脾统血",实则离不开肝主疏泄以调整全身气机的作用和肝藏血以调节全身血量的功能。这对于女性来说,尤为突出。故有"女子以肝为先天"之说。妇科常见疾病通过治肝调理,使之恢复。

1. 疏肝解郁调冲法

案例 钱某,32岁,已婚。

患者性格内向,平素少言寡欢,月经常过期,经前一周,甚或旬日以上,乳房开始胀痛,乳头亦然,易烦躁,既行则量少不畅,少腹痛胀。刻下乳胀已3天,舌苔薄白,脉弦缓。证属肝气郁结,疏泄不及。治宜疏肝解郁,理气调冲。柴胡疏肝汤加味:柴胡、枳壳、香附、川芎、娑婆子、八月札、青皮、郁金各10g,当归、白芍、老鹳草各15g,甘草5g。7剂。本方于经前乳胀即开始服用,至月经来潮,连服3个周期,月经按期而行,胀痛基本消失,经量亦较前增加、通畅。嘱行经期避免生气,可免反复。

按 此证多由情志抑郁、肝气疏泄失常所致。方中均为疏肝、解郁、理气、通络之品,与当归、芍药、甘草同用,无伤阴耗血之弊。

2. 温肝散寒止痛法

案例 崔某,20,未婚。

患者16岁初潮,每行经少腹疼痛难忍,第一天尤甚,伴恶心,必卧床得温则稍减。以往经血色先淡后紫,夹瘀块,量少不畅,刻下月经将行,面色萎黄,舌淡,苔薄白,脉紧,皆由经期不忌生冷使然。治宜温肝调冲,散寒止痛。何氏温胞汤加减:延胡索、吴茱萸、川楝子、高良姜、香附、川芎各10g,当归、白芍各15g,附子、干姜、甘草各5g,肉桂3g。3剂。本方于月经来潮前2~3天服,行经期亦可服生姜红糖汤。连服3个周期后,疼痛缓解,嘱平时少吃生冷之物,行经期绝对禁忌。避受寒、淋雨、涉水。

按 此证多由行经不忌生冷,或淋雨下水所致,且多见于室女。方中吴萸温肝止痛,和胃止呕,配以延胡索、川楝子(即金铃子散)、高良姜、香附(即良附丸)、白芍、甘草(即芍药甘草汤),以加强镇痛之力;附子、干姜、肉桂大辛大热,温胞散寒力雄,亦所以止痛。当归、川芎(即佛手散)配白芍、甘草(即芍药甘草汤),养血化瘀镇痛,并可监制姜、附之热。

3. 清肝凉血固崩法

案例 徐某,40岁,已婚。

患者月经素来超前,色鲜红,量偏多,有时夹瘀块,一般5天净。这次经来,时值炎夏,自觉有中暑之象,饮白酒欲以解暑,嗣后经量大增,其势若崩,5天不减,脉弦数。此即《内经》所谓"天暑地热,则经水沸溢"是也。治宜清肝凉血、固冲止崩。仿清海丸加减治之:生地、玄参、白芍、地骨皮、地榆、海螵蛸、萸肉各15g,丹皮、黄芩、生军各10g,旱莲草、仙鹤草、白茅根各30g。5剂。服药1剂,经量即减,3剂而净。大便通畅,诸症好转。后每行经服凉肝安冲之剂调治,3个周期后,经来转归常态。嘱忌辛辣、烈酒,少厚味。

按 此患者平素月经超前,量多色鲜,喜辛辣,且饮酒,其体偏热可知,则肝阳易于冲动。值此炎夏之际,暑热相加,血海更为沸腾,伤及血络,则崩作矣。方用大剂量的清肝凉血、摄血固冲之味,以抑沸腾之势,使"子宫清凉而血海自固"。

4. 泻肝利湿止带法

案例 李某,36岁,已婚。

患者平素带下绵绵,时有阴痒不适之感。自去年人工流产后,带下增多,色黄秽浊。一周前洗澡受凉,身热腹痛,腰酸重坠,带下浓厚而秽臭更炽,阴中热痒,小便短赤,刻下3日未更衣,小腹坠痛拒按,舌质红,苔黄腻而厚,脉沉实而数。B超检查提示:盆腔炎伴盆腔积液。证属湿热久蕴,侵入胞宫,盘踞下焦,外邪侵袭,促使化火。治宜泻肝泄热,利湿解毒。龙胆泻肝汤合三黄解毒汤加减:龙胆草、银花、大黄、丹皮各10g,黄柏5g,蒲公英、红藤、败酱草、白花蛇舌草、土茯苓、六一散各30g。

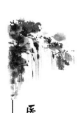

5剂。药后大便通畅,热退痛缓,诸症好转。热毒折熄,原法加减渐进,后根据月经周期调治3个月。经B超复查,提示无异常。

　　按　急性盆腔炎,湿、热、毒炽盛,非重剂清解邪毒,不足以为功。故方用龙胆草配大黄、黄柏清肝泻火,通腑解毒;丹皮、银花除血中客热;蒲公英、红藤等味清利湿毒。腑气一通,通则不痛,邪气顿退,然此证较为顽固,非朝夕可以治愈,当抓住病机,结合临床表现加减治之。辛辣、厚味、烈酒亦当禁忌。

5. 舒肝散结消癥法

案例　蔡某,35岁,已婚。

　　患者性情孤僻,甚爱清洁,喜洗头洗澡,经期亦不顾忌。近年来腰酸重坠,带下绵绵,月经先后无定期,经前胸乳稍胀,经行随即消散。经量开始多若血崩,继则淋漓,期长不净。这次已逾2周,伴小腹微痛,舌有瘀点,苔厚白,脉沉细带涩。B超检查示:子宫后倾,外形增大,宫区回声分布不均匀,于子宫底部前壁探见一约3.6cm×2.7cm大小的中低回声团块,边界欠清,双侧附件无殊。提示:子宫肌瘤。治宜舒肝散结,化瘀消癥。四逆散合血竭化癥汤加减:柴胡、白芍、川楝子、娑婆子、乌贼骨各10g,熟军炭5g,牡蛎、仙鹤草各30g,失笑散20g(包),血竭3g(分吞)。5剂。服药3剂,月经净。嘱今后经期切忌洗头,勿坐浴,多参加集体活动,心情保持舒畅,后每行经服此方5剂。月经净后第4天服此方去牡蛎、乌贼骨、仙鹤草、失笑散、熟军炭、血竭,加三棱、莪术、水蛭、麦芽。隔日1剂,与消癥丸(水蛭、三七、鸡内金各等份)交替服用,行经停服。如此调理3个周期,月经正常,B超复查,肌瘤消失。继用消癥丸1个月以资巩固。

　　按　是证多由情志内伤,脏腑失和,气机阻滞,瘀血内停所致;或因经期、产后,胞脉空虚,洗头洗澡、下水劳作、淋雨感冒,均可使风寒湿邪乘虚而入,凝滞气血,瘀阻胞中,遂积成癥。方中柴胡、川楝子、麦芽、娑婆子舒肝散结;三棱、莪术、水蛭、失笑散破瘀消癥;白芍养血柔肝,缓中止痛。行经后期加牡蛎、乌贼骨、蒲黄、仙鹤草、熟军炭,以化瘀软坚,止血调冲。消癥丸则有疗效可靠、价格低廉、服药方便、易于坚持等优点。至于血竭一味,何子淮先生说:"其功虽补血不及当归、地黄,破血不及桃仁、红花,止血不及蒲黄、三七。然一药而功兼补血、破血、止血之用,能攻补兼施,散瘀生新,活血定痛,与较多的攻积散瘀之品同用,则较稳妥,且无后顾之忧。"

6. 平肝和胃止呕法

案例 周某,27岁,已婚。

患者14岁初潮,月经素正常,婚后停经56天,半月前出现呕恶泛吐,厌食,倦怠嗜睡,喜食酸果,近来加剧,饮食不进,口干苦,头昏目眩,胸胁微痛,乳房稍胀,尿短少,大便3天未行,舌质偏红,苔薄微黄,脉弦滑数,妊娠试验阳性,证属早孕恶阻。治宜平肝和胃,降逆止呕。何氏定呕饮主之:煅石决明20g,桑叶、归身、生地、白芍、白术、瓜蒌仁各12g,绿萼梅、苏梗各6g,竹茹、黄芩各10g,带壳砂仁3g。5剂。服药2剂,腑气得下,呕恶略平,尽剂后胃气和降,纳谷转馨,诸症好转,嘱忌辛辣、少厚味,静心养胎为要。

按 妊娠恶阻多系孕妇冲任之血养胎,储血日减,阴不足而阳亢,横逆犯胃,以致呕恶泛吐。何氏定呕饮以清降之石决明为主药,平肝潜阳,降逆重镇而不损下元;桑叶清养头目而凉肝;归身、白芍养阴血、滋肝体,砂仁、苏梗、绿萼梅和气、降逆、安胃;黄芩得白术则健脾清热安胎,辨证加减以治恶阻甚效。

7. 柔肝潜阳息风法

案例 王某,29岁。

患者平素身体健康,怀孕后做孕期检查发现血压偏高。因无明显症状,思想麻痹未进行认真治疗。现妊娠6个月,出现浮肿,并逐渐加重,尤以下肢为甚,近日眩晕头胀,口渴咽干,耳鸣作响,小便短少,大便不畅,手指发麻,舌红少苔,脉弦滑数,血压165/94mmHg,尿蛋白(+)。证属阴虚阳亢,水不涵木,肝风内动,即先兆子痫是也。治宜柔肝养血,潜阳息风。大定风珠合羚羊钩藤汤加减:生地、白芍、枸杞子、阿胶、牡蛎、龟板、鳖甲各15g,钩藤、桑叶、菊花、甘草各10g,羚角粉1g。5剂。药后血压降至140/80mmHg,眩晕缓解,小便量增,诸症好转。去羚角、龟板、鳖甲,加僵蚕、首乌、夏枯草。又10剂,2天服一剂,间服杞菊地黄丸,以资巩固善后。后足月顺产一男孩,母子健康。

按 因肝为藏血之脏,妊娠赖以养胎,精血不足,肝阳偏亢,水不涵木,致使肝风内扰,则诸症作矣。方中生地、白芍、枸杞子、阿胶、甘草柔肝养血,牡蛎、龟板、鳖甲育阴潜阳,余药清肝明目,降压息风。药证相合,其效亦速。但此证应及早治疗,日久阴血愈亏,肝阳愈亢,肝风暴动,可出现神昏抽搐等重证,临产时危及母子生命,不可等闲视之。

8. 补肝益肾安胎法

案例 姜某,28岁。

1年前患者曾因演出时不慎伤胎而自然流产。1个月前因月经过期12天而来我处诊治,检查妊娠试验为阳性,嘱静心调摄,暂停演出,且以寿胎丸加味补肾安胎,药后情况良好。时值春节,演务繁忙,因是剧团主角,不得不上场表演,至第5天,阴道有少量流血,腰微酸,仍没有引起重视,别人亦不知内情;又过2天,出血量增加,乃告其夫,才来我处治疗。患者面色无华,舌质淡红,腰酸重坠,脉细滑,此为胎漏,急拟补肝止血,益肾安胎。萸肉、熟地、菟丝子、仙鹤草各30g,黄芪、太子参、白术、枸杞子、桑寄生、川断、阿胶珠各15g,黄芩炭、炙甘草各6g。5剂。并再三叮咛绝对卧床,安心养胎为要。药后血止,腰酸缓减,诸症好转。去熟地、黄芩炭,萸肉减半,加山药15g、砂仁3g。10剂。隔日1剂,药后情况尚可,停药观察,嘱卧床静养,防感冒,忌辛辣,禁房事,后足月顺产一女孩,母女康健。

按 胎漏,现代医学称为先兆流产。多由气血衰弱,肝肾不足,血热损胎,七情失宜,房劳不节,或外伤跌仆所致。方中萸肉、熟地、枸杞子、仙鹤草、寿胎丸大补肝肾,止血安胎;太子参、白术、黄芪、甘草健脾益气;在大剂甘酸之中,少佐苦寒之黄芩,一以清宫之胎火,一以配白术安胎,炒炭者以加强止血之效。血止后,则去熟地之腻补,黄芩之寒苦,加山药健脾补气益肾,少佐砂仁,调气不损胎元,使补而不壅滞。本例重用萸肉补肝敛血,乃得益于张锡纯先生经验之启发。

崩漏证治八法

崩漏一证,病因多端,病机复杂,每多气血同病,阴阳失调,本虚标实,寒热错综,累及多脏,然总不离冲任损伤,经血失约,非时而下。简而言之,唯虚实而已。但虚有气、血、阴、阳之分,实有热、瘀、郁、湿之别。为便于临床掌握运用,归纳为证治八法。

1. 气虚——益气健脾摄血法

气虚在崩漏的范围内,主要指脾虚。脾主统血,为后天之本,气血生化之源。若素体脾虚,中气不足或饮食不节或思虑过度,均可伤脾耗气。脾气虚弱,中气下陷,统摄无权,冲任不固,则胞中之血遂走而崩。症见崩下量多或淋漓不断,色淡质稀,伴神疲气短,倦怠懒言,憔悴虚浮,纳谷不馨,大便溏薄,小腹坠胀,舌质淡,边有齿痕,苔薄润或腻,脉细软或芤。治宜益气健脾摄血法(黄芪、党参、焦白术、炒白芍、山药、茯苓、仙鹤草、乌贼骨、棕榈炭、升麻、炙甘草)。

2. 阳虚——温阳补肾塞流法

阳虚,主要指脾肾阳虚,且以肾阳虚为主。肾为先天之本,生精,化气,生血,司开阖。若素体阳气虚弱,或过用寒凉,恣食生冷,或久居阴湿之处,或崩漏日久,阴损及阳,均可损伤肾阳。肾阳不足,命门火衰,不能蒸腾肾阴化生肾气,则冲任虚寒,固摄无权,只开不阖,崩漏失血。症见经来延迟,出血量多,或漏下不止,色淡质稀,伴畏寒肢冷,精神不振,头目虚眩,腰膝酸软,面色晦暗,尿频清长,大便溏薄,舌质淡胖,苔薄白,脉沉细弱,两尺尤甚。治宜温阳补肾塞流法(熟地、山药、山茱萸、黄芪、菟丝子、鹿角霜、海螵蛸、桑螵蛸、艾叶、炮姜、赤石脂)。

3. 血虚——养血柔肝固冲法

血虚,主要指肝脏所藏之血亏虚。女子以肝为先天,肝为藏血之脏,司血海而主疏泄。若素体血虚,肝藏血少;或产多乳多,消耗营血;或郁怒伤肝,血不能藏,均可耗损肝血。肝血不足,则血海空虚,冲任失调,经血失约则非时而下。症见月经淋漓,其色淡红,头痛眩晕,目涩干燥,面色苍白,头发干枯,舌质淡红,脉细濡弦。治宜养血柔肝固冲法(黄芪、当归、熟地、白芍、山茱萸、枸杞子、酸枣仁、阿胶、仙鹤草、藕节炭)。

4. 阴虚——滋阴填精潜藏法

阴虚,主要指肝肾阴虚,且以肾虚为主,肾为封藏之本,系胞宫而藏精。若素体阴精不足,或房劳太过,或流产频频,或用脑过度,皆可伤肾损阴。阴精亏虚,则胞宫失养;肾虚不能养肝,水不涵木,阳亢不能潜藏;

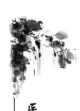

阴虚则生热,虚火妄动,冲任不固,迫血妄行而成崩。《内经》说的"阴虚阳搏谓之崩",此之谓也。症见经血非时而下,量多崩中,继而淋漓不断;血色鲜红,伴头晕耳鸣,五心烦热,潮热,腰膝酸软,失眠盗汗,尿黄夜频,大便燥结,舌红少苔,脉细数或弦细。治宜滋阴填精潜藏法(生地、山茱萸、山药、丹皮、枸杞子、旱莲草、女贞子、生龙骨、生牡蛎、槐米、血余炭)。

5. 血热——凉血泻火清宫法

素体气盛阳亢,或火邪入营,营热沸溢;或喜食辛辣,胃中积热;或情绪过激,肝火内炽,均可使血海不宁而迫血妄行。《内经》所说的"天暑地热,则经血沸溢",此之谓也。症见月经提前,阴道突然大量下血,或淋漓日久不净,血色深红,质黏稠,伴性情急躁,易怒生气,口干喜饮,小便短赤,大便燥结,面唇色红,舌质红绛,苔色深黄,脉弦数而大。治宜凉血泻火清宫法(水牛角、生地、丹皮、栀子、生石膏、知母、玄参、丹参、地榆、白茅根、大黄)。

6. 血瘀——活血散瘀畅流法

瘀血的产生,原因多端,有因负重努伤,气与血并而为瘀;有体虚受邪,寒阻热郁,血流不畅而为瘀;有行经饮冷,或滥用固涩,使血凝阻而为瘀;有经期、产后败血未净,或经期、产后行房,胞络冲任损伤而为瘀,等等。瘀血阻滞经脉,则新血不宁,血不循经,故崩漏作。症见下血时多时少,或淋漓不爽,色紫黑夹瘀块,小腹疼痛,甚则拒按,瘀下痛减,或伴有癥瘕,或闭经数月,转而大出血,舌质黯红或边有紫点,脉沉实或弦涩。治宜活血散瘀畅流法(当归、川芎、白芍、丹参、三七、乌贼骨、茜草、失笑散、血余炭、花蕊石)。

7. 郁热——调气解郁宁血法

肝主疏泄,主藏血。若平素多忧善愁,肝气不舒,气郁不得发,郁久化热,扰动血海,血海失守,则血内溢而崩漏作。症见月经淋漓不畅,量时多时少,色深红而凝块,伴胸胁乳房腹痛,忧愁少欢,心烦喜怒,时欲太息,口苦而渴,舌质暗红,苔薄黄腻,脉弦数。治宜调气解郁宁血法(生地、白芍、白术、茯苓、柴胡、薄荷、郁金、香附、栀子、丹皮、蒲黄、甘草)。

8. 湿热——清热除湿解毒法

湿热的产生,原因不外内、外二因。内因可由体内自生,如饮食不节,劳倦伤脾,脾失健运,湿浊下注,蕴而化热,或房劳暗伤肝肾,相火煎熬而成。外因多由经事、产育、手术之时,邪毒侵入胞宫、胞脉所致。湿热蕴蒸胞宫,伤及气分则为带下,伤及血分则为崩漏。症见血色深红或紫黑,质黏稠或带浊,气秽臭,崩漏前后带下绵绵,或赤白相兼,伴有腹部疼痛,腰骶酸重,小便热黄,大便秘结或溏热不爽,舌质红,苔黄腻,脉滑数,治宜清热除湿解毒法(苍术、黄柏、白头翁、秦皮、红藤、败酱草、白花蛇舌草、猪苓、茯苓、栀子)。

治带二法

产生白带的原因很多,诸如肝肾亏虚、冲任虚损、带脉不举,或脾胃虚弱、中气下陷,或外邪侵犯胞宫、湿热下注等所致。现代医学中妇科的阴道炎、宫颈炎、盆腔炎、子宫肌瘤、子宫颈癌及阴道异物等疾病均可有轻重不同的带下变异。然而带下病因虽多,总与肾气虚损、脾气虚弱及湿邪有关,正如《女科经纶》所说:"下焦肾气虚损,带脉漏下……治法俱以补肾为主。"《醒斋医学广笔记》说:"白带多属气虚,补气健脾,治法之要领也。"《傅青主女科》云:"夫带下,俱是湿证。"临床主抓"虚、实"二字。虚者,脾肾虚也;实者,湿邪重也。虚证可选择五白健脾摄带汤加减,实证可选择五白消炎清带汤加减。

1. 五白健脾摄带汤

组成 生白术30g,白茯苓15g,山药30g,白芷10g,白鸡冠花15g。

功用 健脾补肾摄带。

主治 脾肾虚弱、带脉不举的带下病。

方解 方中白术、白茯苓补气健脾,燥湿利水;山药色白,补肾,兼补脾胃;白芷芳香,升阳、化湿、醒脾;白鸡冠花清热止血,收敛止带。

加减 脾气虚甚者加黄芪、党参、仙鹤草、炒扁豆;肾气亏虚者,酌加乌贼骨、鹿角霜、菟丝子、白果;兼湿热者,酌加白花蛇舌草、白头翁、白槿花等。

2. 五白消炎清带汤

组成 白花蛇舌草30g,白鲜皮30g,白头翁15g,白毛藤15g,白槿花10g。

功用 清热解毒、利湿清带。

主治 急、慢性盆腔炎,阴道炎,宫颈炎,赤白带下。

方解 随着生活水平的提高,恣食肥甘醇酒,酿湿化热,痰湿蕴结,流注下焦,带下绵绵,色黄质稠,或夹红赤。妇科检查往往提示盆腔炎、阴道炎、宫颈炎等妇科常见疾病,方中"五白",均有清热解毒、利湿清带之效,临床治疗带下病,可以此方加减治之。

加减 湿热盛者,加龙胆草、墓头回、黄连、黄柏、苦参;伴腹痛者,加红藤、败酱草、赤白芍;阴痒者,加土茯苓、臭椿皮、地肤子、蛇床子;兼脾虚者,加黄芪、党参、白术、茯苓、芡实、莲须;兼肾虚者,加山药、鹿角霜、金樱子、白果等。

九、儿科心悟两则

对儿童性早熟的思考和探究

儿童是祖国的花朵,是我们的未来,要关心爱护儿童的身心健康,让他们在无忧无虑的环境里幸福茁壮地成长,是每个儿童所向往的,也是我们每个家长所希望的。

随着生活水平的提高,人们饮食结构发生了改变,独生子女的"营养"问题,愈来愈受到人们的重视,偏食、蛮补现象日趋严重,以致小儿纯阳之体,内蕴火热,儿童性发育的年龄普遍提前。现在儿童性早熟,已成为某些家庭的烦恼事。

性早熟是现代病,中医学无这一病名,但早在《素问·上古通天论》中就有"女子七岁,肾气盛,齿更发长;二七而天癸至,任督通,太冲脉盛,月事以时下,故有子……丈夫八岁,肾气实,发长齿更;二八肾气盛,天癸至,精气溢泻,阴阳和,故能有子……"的论述,说明肾气在人的生长发育与生殖过程中起了重要作用。女孩14岁月经至,男孩16岁发育,这是正常年龄。如果女孩10岁,男孩12岁以前①出现第二性征,如女孩乳房发育,阴道分泌物增多,甚至月经来潮;男孩阴茎、睾丸增大,有阴茎勃起,甚则射精,声音变粗等均可诊断为性早熟。临床以女孩为多见。

笔者自1984年临床治疗第一例7岁女孩性早熟以来,患儿逐年增多,尤以暑假最为集中。根据临床分析,主要有以下几个原因:①与家族遗传有关;②与某些疾病(如内分泌腺病变)或某些药物(如误服避孕药、盲目补钙、过食维生素等)有关;③与电视等有关性爱画面的刺激有关;④与偏食含有激素的膏粱厚味,盲目进补有关。营养失衡,后天培补太过,使肾气过早充盈、亢盛,气有余便是火,火旺则肾阴相对不足,阴阳失于平衡,能量过多,是导致性早熟的主要原因。那么,为什么以暑假比较集中呢? 这可能是假期思想较为放松、活动减少、肥甘厚味进食过多(特别在奶奶、外婆家)、衣服穿得较少、容易被发现等原因。

性早熟究竟有什么危害呢? 至少有三个弊端:①性的发育与骨骼的发育是同步的,性早熟的孩子骨龄较年龄提前,骨骼提前闭合,影响孩子的最终身高;②性发育过早,孩子的心理尚未成熟,过早来月经,心理负担很重,影响其学习、生活;③儿童虽然性征提前出现,但智力和性心理尚不成熟,萌发过强的自我意识,对异性产生好感,希望摆脱对家长的依赖,且情绪不稳定,如遇到挫折容易出现激动、烦躁和焦虑等;④容易产生小儿多动症。

由于性早熟危害很大,所以要积极防治,首先要防患于未然:①幼儿、孕妇、哺乳期女性慎用补品,禁止服用含有性激素类的滋补品;②平时注意饮食及精神上的调摄,多进食清淡、高营养的蔬菜、瓜果,不吃含激素饲料的禽蛋;③尽量不吃用激素饲料喂养的鸡、鸭、鱼、肉、蟹、虾、甲鱼等;④少吃碳酸饮料、巧克力、咖啡等;⑤少吃烧烤油炸之物;⑥少看儿童不宜的电视、电影等。一旦发现乳房疼痛(大部分一侧先痛),有硬块隆起时要及时治疗。目前西药多采用孕酮衍生物抑制垂体促性腺激素的分泌,可以减慢或阻止性征的发育,但价格昂贵,且副作用亦大,不能普遍使用。中药治疗本病效果很好,价格也便宜。特别是对病程较短、症情较轻的患儿,不仅可以使性征消退,而且可以明显减慢骨骼的线性生长,延缓骨骼的成熟,防止骨骼过早融合封闭,从而改善最终的身高。所以及时发现、积极治疗、注意饮食这几点很重要,可以避免因性早熟对

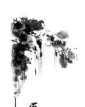
患儿及家长造成的身心创伤。

注：①一般文献女孩为 8 岁，男孩为 10 岁（足龄），但根据临床，此年龄偏小。因为过去乳房疼痛至月经来潮至少要 3～4 年，而现在只要一年左右即可，其速度远远超过正常发育，故推迟 2 年为妥。

定惊止痫汤、散联用治疗小儿惊痫12例的体会

惊痫是一种发作性神志异常的疾病，是由于受惊恐之后，造成气机逆乱，生痰生风，蒙闭心神清窍而成。其特征是发作性神志异常、昏不知人、两目上视、四肢抽搐、口吐涎沫、移时苏醒、醒后疲乏等。小儿脏腑娇嫩，元气未充，神气怯弱，故大惊后易患此疾。笔者近 10 年来运用自拟定惊止痫汤、散联用治疗 12 例惊痫患者，收效满意。

1. 一般资料

本文案例均经其他医院中西药治疗效果不佳而辗转来我处就诊的门诊患儿。除 1 例在诊疗时发作 1 次外，其余均为缓解期来就诊者。12 例患儿中，男性 7 例，女性 5 例；年龄最小者 5 个月，最大者 9 岁；病程最短者 2 个月，最长者 5 年。发作间歇时间、发作持续时间、发作程度均无规律，多伴有面色萎黄带青、纳谷欠馨、胆怯怕惊、精神不振、头昏乏力等症。

2. 治疗方法

定惊止痫汤由茯苓 20g，龙骨、牡蛎各 15g，灯心草 1g，僵蚕、蝉蜕、地龙、钩藤、太子参、山药、生麦芽各 10g 组成。每日 1 剂，水煎 2 次，分 4 次温服。定惊止痫散由茯苓 40g，山药、北沙参各 30g，僵蚕、浙贝、鸡内金各 20g，全蝎、月石各 6g，蜈蚣 3 条组成。研细末过筛，和匀装瓶备用（此为 1 料量，约可服 1 个月）。每次 2g（5 岁量），每日 3 次，开水调服。全部病例先汤、散并进，1 个月为一疗程，一般服 2 个疗程。如无复发，第 3 个月汤剂即可改隔日 1 剂，或 1 剂分 2 天服，散剂继服，量可略减，如此用 3～5 个疗程乃可停汤剂，单服散剂。一般持续半年，病情稳定，没有反复，可停药观察。

3. 疗效观察

除 2 例治疗仅 1 年（治疗后亦未发作过）尚在观察中外，其余 10 例，全部观察追访 3 年以上，均无反复，达临床痊愈。

4. 典型病例

张某,女,9岁。1984年3月15日初诊。患儿6岁时随母去部队探亲,一日在小山坡玩耍时,不慎从高处滚下,幸被一树所隔才免于难。但此后夜不安寐,梦中常惊呼而醒,面青神呆,筋惕肉瞤,继则出现昏不知人,两目上视,口吐白沫,四肢微抽。虽经中西药多方治疗,均无效验。近年来发作渐频,持续时间趋长,症状有增无减,经人介绍而来求诊。见患儿精神不振,面色萎黄带青,询之纳呆怕声,心悸易惊,头昏乏力,不耐学习,舌质偏淡,苔薄白腻,脉濡缓带弦。治宜安神定惊,息风止痉。处汤剂原方30剂,散剂1料,按法服用。药后未见发作,继服一疗程。第3个月汤剂改为隔日1剂,又3个月,遂停汤剂,继服散剂,坚持半年,一切正常,乃停药观察。至今已10年有余,从未反复,且面色红润,思维敏捷,学习成绩优异,后考取某重点大学。

5. 体会

《景岳全书·癫狂痴呆》认为小儿惊痫"有从胎气而得者,有从生后受惊而得者。盖小儿神气尚弱,惊则肝胆夺气而神不守舍,舍空则正气不能主而痰邪足以乱之"。故方中重用茯苓化痰、安神、宁心,为君,配灯心草、龙骨、牡蛎镇惊宁神、安魂定魄;配浙贝、月石豁痰清心;配僵蚕、蝉蜕、地龙、钩藤、全蝎、蜈蚣平肝息风,镇痉以治标;配太子参、北沙参、山药、鸡内金、麦芽,益气、健脾、助运以培本。标本兼施,因果同治,故其效满意。用茯苓治惊,是受我先师用其治小儿夜啼之启发,而敢于大胆重用乃得益于张锡纯先生的《医学衷中参西录·茯苓解》,用于临床,确有效验。有兴趣者不妨于临床进一步观察和研究,以明其机理。

十、医误一则——热入血室误用泻火即毙案

医者对其在临床中所取得成功之案,不仅不易忘怀,甚或据为向他人显示其医术高明之征。殊不知,经验往往来源于失败之后,故前人有

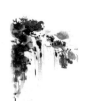
"失败乃成功之母"之说。成功之案理应总结,但失败的教训也当重视,所谓"前事不忘,后事之师"是也。现介绍医误一则,引以为鉴。

室女胡某某,年22岁,因感冒发热已5天,是夜忽牙关紧闭,神昏谵语,如见鬼状。次日其兄邀余往诊,切其脉滑而带弦,腹部稍胀,舌质偏红,细询之,知时值月信适泛。《伤寒论》云:"妇人中风,发热恶寒,经水适来……谵语者,此为热入血室。"《女科医案选粹》引罗谦甫说:"邪气传入经络,与正气相搏,上下流行,遇经水适来适断,邪乘虚入于血室,血为邪所迫,上入肝经,肝受邪则谵语而见鬼。"故此为典型之"热入血室",遵诸贤法,处小柴胡汤去党参,加丹皮、赤芍、当归、牛膝、丹参、菖蒲、郁金以和解少阳,活血调冲。嘱服一剂,明日复诊。奈其母听信旁言,以为中邪,另请一草医,该医至,见神昏、舌红,未加详察,诊断为"火症伤寒",处清火开窍之方,服后是夜即毙。呜呼哀哉!临证可不慎乎!

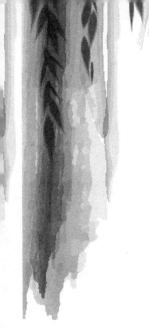

第二篇

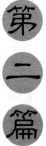

效方实践篇

读经典，做临床；博览群书，善于析理；立足临床，不断实践。实践才能创新，创新才能发展。

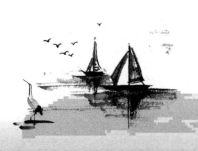

一、治外感热病方

僵蝉三拗宣肺汤

组成 僵蚕10g,蝉蜕10g,牛蒡子10g,麻黄10g,杏仁10g,豆豉10g,甘草5g。

功效 疏风解表,宣肺止咳。

主治 一切外感病初起。症见恶风、畏寒、发热、头痛、项强、无汗或少汗、咽痒、咳嗽、鼻塞、流涕、舌苔薄白、脉浮等一系列外邪侵犯太阳卫表的症候。

方解 外感病乃六淫(风、热、湿、燥、寒、疠)之邪,侵袭太阳卫表,由表入里。故治疗只宜表透为要,勿使邪毒内犯,促其外达。即叶天士所谓"在卫汗之可也"。方中蝉蜕轻清灵透而性凉,有以皮达皮之妙,擅解外感风热,利咽止咳,且有抗过敏、抗应变、抗病毒等多种功效。僵蚕辛平,朱良春先生谓其"功能散风降火,化痰软坚,解毒疗疮……对温邪感染最为适宜"。笔者在长期医疗实践中体会到该二药相互配用,相得益彰,兼擅表透与解毒之功,为治热病不可多得之对药,善用此药对者,当首推杨栗山先生。他在《伤寒温疫条辨》中自创的15首方剂中,全部用了此对药,其中以升降散(僵蚕、蝉蜕、姜黄、大黄)最为著名。谓其"一升一降,内外通和而杂气之流毒顿消矣。"唯外感初起用大黄,为大多数医家所顾忌,故用牛蒡子以替代。《药品化义》谓其"能升能降,力解热毒,味苦能消火,带辛能疏风……凡肺经郁火,肺经风热,悉宜用此。"麻黄辛温,有发汗解表,止咳平喘,宣肺利水之功,与杏仁、甘草相配,名三拗汤,以泄肺而利气。豆豉善擅表透之功。上海名医张镜人先生家中几代人均推崇此味。故本方具有疏风解表、宣肺止咳之功。适用于一切外感病初期。

加减 由于病邪有风、热、湿、燥、寒、疠之分,季节有春、夏、长夏、秋、冬之异,以及患者体质、平素宿疾和反应性等方面的因素,临床可辨证加减,则更能取得满意的疗效。如恶寒无汗,脉浮紧者,加桂枝、葱白;汗出恶风,脉浮缓者,去麻黄,加桂枝、炒白芍;但咳,身热不甚者,加桑叶、菊花;发热,咽痛,口微渴,脉浮数者,加银花、连翘、蒲公英;热甚,咳喘者,加生石膏、三叶青、鱼腥草;咳喘痰鸣肺热者,加地龙、百部、葶苈子;寒饮咳喘,痰稀白者,加细辛、干姜、五味子;热郁胸膈,心烦懊憹者,加栀子、瓜蒌皮;头痛甚者,寒加川芎、白芷、细辛,热加川芎、菊花、蔓荆子;项背强者,加葛根、羌活;鼻塞甚者,加辛夷、苍耳子;咽喉肿痛者,加野荞麦根、土牛膝、板蓝根;咽哑失音者,加老蝉、木蝴蝶、凤凰衣;身热不扬,舌苔白腻兼湿邪者,加藿香、苍术、厚朴;高热,或呈往来寒热,或发热起伏者,加柴胡、黄芩、青蒿;气虚者,加黄芪、党参、苏叶;血虚者,加当归、白芍、丹参;阴虚者,加玉竹、白芍、玄参;阳虚者,加黄芪、附子、细辛等。

案例1 王某,男,18岁,学生。2008年10月21日诊。

患者昨日下午体育活动时,汗出较多,未及时将内衣更换,自然干燥,是夜发热恶寒,咳嗽频作。今晨来我处诊治,刻下发热(38.9℃)畏风,咳嗽少痰伴气急,鼻塞流涕,项强头痛,舌苔薄白,脉浮数。证属风寒外束卫表,肺气失宣。治宜宣肺解表,通窍止咳。僵蝉三拗宣肺汤加减:僵蚕10g,蝉蜕10g,牛蒡子10g,麻黄6g,杏仁10g,生石膏30g,葛根30g,羌活10g,苍耳子10g,辛夷10g,甘草5g。2剂。服药1剂,微汗出,畏寒即减,发热退(37.5℃)诸症好转,尽剂而愈。

按 汗出当风,最易感冒,所以汗出后,宜及时用热水擦干,更衣,保暖为要。一旦感冒,则宜疏风透表,祛邪外出,方用僵蝉三拗宣肺汤加减治之。本案例因发热,咳嗽,气急,故加石膏;鼻塞流涕而加辛夷、苍耳子;项背强痛,加葛根、羌活。药证相合,其效甚捷。

案例2 方某,女,26岁,职工。2008年11月24日诊。

患者于8月16日坐产,因天气较热,不忌生冷吹风,当时并无甚感觉,近来天气转凉,遇风受凉,即感头痛,昨夜小儿夜寐不安,起床次数较多而感冒,今头痛如锥,恶风形寒,骨节疼痛,四肢欠温,伴咳嗽,痰白而稀,脉沉紧。证属风寒之邪内伏少阴,复感外邪引发。治宜温经解表,养血祛风。僵蝉三拗宣肺汤合麻黄附子细辛汤加减:炒僵蚕10g,蝉蜕10g,麻黄10g,杏仁10g,附子10g,桂枝10g,炒白芍10g,白芷10g,当归15g,川芎15g,细辛5g,甘草5g。3剂。先煎附子、细辛,后入诸药,温服。药后诸症好转,加江南子30g,又3剂而愈。

按 产后坐褥,最宜忌生冷瓜果,避风寒外侵。一旦受之,邪气乘虚而入,变生诸疾。该案例受风寒生冷在先,邪伏于里,损伤阳气,致瘀阻络。故遇风受凉,头痛即作,关节疼痛,恶寒甚而肢不温,脉反沉,极似《伤寒论》所述之"两感证"。故方中用麻黄汤加僵蚕、蝉蜕以解在表之邪,附子、细辛以温在里之寒,加当归、白芍、川芎养血通络,细辛、白芷、川芎为治风寒头痛之专药。解表与温里同用,温阳中促进解表,解表中不伤阳气;养血与祛风药同用,实寓"治风先治血,血和风自灭"和"治血先治风,风祛血自通"之义。加江南子者,得之于一民间老医师之经验,其谓"凡产后之疾,江南子有奇效",用于实践,其言可信。

五花清解汤

组成 金银花15g,野菊花15g,一枝黄花30g,白花蛇舌草30g,黄花地丁30g。

功效 疏风清热,通淋解毒。

主治 外感风热,口渴,发热,舌质偏红,苔薄黄,脉浮数;尿道感染,尿频、尿急、尿痛;痈疖初起、红肿热痛等证。

方解 此五花均有清热解毒、消痈散结之功,故可用于热病、痈疖、尿感诸证初起。

加减 热病初起,头痛咳嗽者,加桑叶、僵蚕、蝉蜕、牛蒡子;发热甚者,加生石膏、三叶青、大青叶;扁桃体肿痛者,加板蓝根、野荞麦根、土牛膝;急性尿道感染者,加生地、栀子、白茅根;痈疖初起者,加紫花地丁、连翘、天花粉;肠痈初起者,加红藤、败酱草、大黄、丹皮;乳痈初起者,加麻黄、川芎、白芥子、皂角刺、穿山甲等。

案例 皇甫某,男,35岁,农民。2006年7月22日诊。

患者近日来忙于夏收夏种,既劳力,又天热,故汗出较多。择树荫下乘凉休息,由于疲劳,昏昏欲睡,突然被一阵凉风吹醒,时觉恶风习习,无

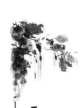

力劳作而归。继发热，口渴引饮，咽喉红痛，头昏脑涨，肢体酸痛，脘闷心烦，小便短赤，舌边尖红，苔薄黄腻，脉濡数。证属暑日冒风。治宜疏风清热，解暑化湿。五花清解汤加味：银花15g，青蒿10g，野菊花15g，一枝黄花10g，白花蛇舌草15g，苍术15g，僵蚕10g，蝉蜕10g，牛蒡子10g，黄花地丁15g，北沙参15g，藿香10g。3剂而安。

按 暑邪本易耗气，加之劳力、汗出，则更易耗气伤津，一旦不慎，冒暑受风，暑湿之邪郁于肺卫。故方中用僵蚕、蝉蜕、牛蒡、青蒿，协"五花"疏风清热；苍术、藿香，助"五花"解暑化湿；加北沙参以益气生津，此所谓"治暑者必须要补气，不补气不足以言治暑"之义也。

五青凉解汤

组成 三叶青10g，大青叶30g，小青草30g，青蒿15g，青黛5g(布包)。

功效 清热，透邪，解毒。

主治 外感风热、高热不退、咽喉肿痛、小便短赤等症。

方解 本五味均有清热解毒、凉血消肿之功，善解多种疾病的高热，特别是原因不明的发热，其中三叶青利胆化痰，大青叶利咽消斑，小青草(即蛇食草)可利水抗疟，青蒿解暑透热截疟，青黛息风止痉。

加减 恶寒无汗者，加荆芥、防风；扁桃体肿大者，加野荞麦、土牛膝；高热甚者，加生石膏、寒水石；咳嗽甚者，加僵蚕、蝉蜕、地龙；大便秘结者，加全瓜蒌、牛蒡子、大黄；发热起伏，或往来寒热者，加柴胡、黄芩。

案例 张某，女，16岁，学生。2007年3月18日诊。

患者3天前因发热，恶寒，微咳嗽，去某医院治疗，经血常规、尿常规化验，X线胸透检查，未发现异常，已静脉滴注抗生素3天，白天高热虽被控制，但入夜仍热，咳嗽加剧，而来我处治疗。症见精神不振，咳嗽频频，胸痛烦渴，两侧扁桃体肿大，小便短赤，发病起未更衣，舌红苔薄黄少津，脉数，发热(39.3℃)。证属邪在表时，未及时宣透，祛邪外出，致使外邪郁闭，气机升降失调，而发热不退。治宜宣畅气机，驱邪外出。五青凉解汤加味：青蒿15g，三叶青10g，大青叶30g，小青草30g，野荞麦根30g，生军5g，炒僵蚕10g，蝉蜕10g，牛蒡子10g，青黛5g(包)。3剂。药后高热已退，腑气得通，咳嗽稍缓，诸症好转。继以前法加减，又3剂而愈。

按 外邪初犯人体,其邪在表,只宜表透为要。抗生素其实不宜用得过早,因此时无"炎"可消,反使外邪郁闭而令气机升降失调,变证丛生。方用五青凉解汤加僵蚕、蝉蜕、牛蒡子,宣透初入于里之邪,仍由表而解,加野荞麦根,以控制扁桃体肿大,加生军以通腑气而降肺气,则郁闭之外邪得以宣透,失调之气机得以宣畅。

柴胡青蒿和解汤

组成 柴胡10g,黄芩10g,青蒿10g,半夏10g,栀子10g,豆豉10g,陈皮5g,生姜10g,大枣10g,碧玉散15g。

功效 和解少阳,清胆透邪。

主治 外邪在表未解,逐渐入里,但又未完全入里,形成半表半里,表里同病。症见往来寒热,发热起伏,入夜尤甚,胸胁苦满,烦渴呕恶,默默不欲饮,口苦,咽干,舌质偏红,苔薄或腻,脉弦数。邪入少阳气分胆,或邪伏于募原,疟疾、肠伤寒初起以及妇人热入血室等证。

方解 少阳为三阳之枢,外邪一旦侵犯少阳,徘徊于半表半里之间,外与太阳争而为寒,内与阳明争而为热,故呈往来寒热,发热起伏。三焦之气机不畅,胆中之相火乃炽,胆热犯胃,胃失和降,故见口苦胁满、心烦喜呕等症。方中柴胡,轻清升散,疏邪透表,为少阳专药;青蒿、豆豉协柴胡清透邪热;配黄芩、栀子清泄少阳胆腑相火,泻于心肺之热;半夏、陈皮和胃降逆,散结消痞;碧玉散由滑石、甘草、青黛组成,清利湿热,导邪从小便而出;生姜暖胃止呕,大枣补中益气,姜枣合用,能升腾脾胃生发之气而调和营卫。故本方有和解少阳、清胆和胃之功。凡邪入少阳,胆腑郁热,或邪伏募原以及疟疾、热入血室等证,"但见一证便是,不必悉具",均可以此方加减治之。

加减 发热恶寒,肢节烦疼,脉浮弦兼表者,加桂枝;发热汗出,心下结,烦呕,大便秘结,脉弦实者,加大黄、枳壳;胸胁胀痛者,加川楝子、延胡索、郁金;呕恶甚者合温胆汤;寒甚热微,身疼肢重,呕恶胀满,舌苔厚腻,邪伏募原者,加草果、槟榔;疟疾,再加常山,且柴胡、黄芩、青蒿用量加倍;体虚者加人参;妇人行经感冒,热入血室者,加当归、丹参、桃仁、红花等。

案例 李某,男,47岁,工人。2008年7月12日诊。

患者3天来,每午夜前开始恶寒,虽夏月覆被,犹觉冷也,至午夜后,则开始发热,口渴欲饮,且喜热,天明前夕,汗出热退,伴脘痞呕恶,饮食不振,口苦心烦,胁下胀痛,询之原有胆囊炎之疾,舌质偏红,苔厚腻,脉弦滑。证属暑温之邪,郁阻少阳气分胆。治宜和解少阳,清泄胆热,解暑化湿。拟柴胡青蒿和解汤加减:柴胡15g,青蒿15g,黄芩15g,茯苓15g,郁金15g,半夏10g,陈皮10g,槟榔10g,草果10g,厚朴10g,碧玉散30g。3剂。

服药当天,病虽仍作,但症状大减,尽剂而愈,尚留纳呆乏力,略小其剂,又3剂而安。

按 湿热郁阻少阳胆,枢机不利,故寒热似疟,且甚于阴阳交替之午夜。湿热内阻,故烦渴欲饮,且喜热,脘痞呕恶,舌苔腻浊。方用大剂柴胡、青蒿配黄芩,清泄少阳胆热,以和其枢机;碧玉散清暑利湿;二陈汤健脾化湿,和胃降逆;槟榔、草果、厚朴、郁金,温运气机,疏利湿滞,因湿得温则化,湿化则热亦清。若一味清热,则湿更难化,而热亦难清也。湿热去,枢机利,则诸症自愈。邪之所以郁阻少阳,这与患者患有胆囊炎有关。

银翘白虎清热汤

组成 生石膏50g,知母10g,银花15g,连翘15g,蒲公英30g,三叶青15g,竹叶10g,栀子10g,生草5g。

功效 清热生津,解毒透邪。

主治 外邪离表,化热入里。症见发热不恶寒而恶热,汗出,心烦,口渴喜凉饮,大便秘结,舌红苔黄、脉数。

方解 外邪化热入里,侵犯阳明中焦气分,极易损伤胃阴,消耗津液,而见壮热烦渴、汗出恶热等症。由于津液的不足,热势愈炽,变化更速,此时必须以清热生津为急务,"留得一分津液,便有一分生机",这是治疗热病和防止恶化的关键。故方中重用辛甘大寒之石膏,大清阳明气分内盛之热;知母苦寒质润,一以助石膏清肺胃之热,一以借苦寒润燥以滋阴;栀子、竹叶、三叶青,助石膏清热除烦,轻泻三焦之火;银花、连翘、蒲公英,辛凉透邪,清热解毒;甘草调和诸药,防止大寒伤中之偏。故本方具有大清肺胃之热、解毒透邪之功,凡外感病出现高热、烦渴、津伤、腑实等症,均可以此方加减治之。

加减　胸膈灼热,懊憹心烦,加豆豉、牛蒡子;身热烦渴,咳喘痰黏者,加麻黄、杏仁、瓜蒌;咳痰黄脓者,加桑白皮、黄芩、鱼腥草;咽喉疼痛者,加僵蚕、蝉蜕、土牛膝;便秘者,加大黄、枳壳;腑实阴亏或气营两燔者,加大剂量生地、玄参、麦门冬;便溏者,加山药、葛根、谷麦芽等。

案例　陈某,男,25岁,工人。2006年4月17日诊。

患者发热5天,体温不降,曾用多种抗生素治疗,效果不理想。刻下但热不寒,发热(39.5℃),自汗出,口干唇燥,烦渴喜凉饮,面色潮红,手指欠温,胸腹灼手,小便短赤,大便秘结,4天未更衣,舌质红,苔黄而少津,脉数有力。证属外邪初起失表,致使入里化热,侵犯阳明中焦气分。治宜清热生津,釜底抽薪。拟银翘白虎汤加减:生石膏50g,知母15g,三叶青15g,银花15g,连翘15g,大青叶30g,大黄10g,太子参15g,玄参30g,甘草5g。2剂。嘱每剂煎2次,分3次服,2剂药在一天服完,日夜相继,不可间断。次日,大便通而小便增,体温下降(37.8℃),汗出,烦渴,诸症均好转。减石膏为30g,去大黄、三叶青,加竹叶15g,麦门冬10g,炒谷芽15g。3剂而安。

按　外邪初犯人体,必须表透为要。若一味抗菌消炎,未必能达到祛邪解热的目的。外邪一旦化热入里,侵犯阳明中焦气分,正如秦伯未先生所说:"有两个症候经常出现,一为邪热由胃到肠,致使大便秘结。由于腑气不通,化火上炎,一方面消耗津液,唇燥舌干;一方面影响神志,烦躁不安。为防止燎原之势,应予攻下。二为热邪损伤胃阴,津液消耗,口舌干燥。由于津液不足,热势愈炽,变化更速,此时必须以生津为急务。"故方中用大剂白虎汤,加银花、连翘、三叶青、大青叶,大清阳明气分内盛之热,且寓辛凉透邪解毒之功;加太子参、玄参以益气生津,增液行舟;加生军以通腑存津,"扬汤止沸,不如釜底抽薪",且日服2剂,频频温服,令药力相继,使邪热无抬头之时,故效显著。二诊减石膏去大黄,则遵"衰其大半而止"之旨,加竹叶、麦门冬、谷芽,则仿竹叶石膏汤法,清余热而和胃气,以"祛邪务尽,保胃气为本"。

牛角地黄清营汤

组成　水牛角 30g，生地 30g，玄参 30g，丹参 30g，银花 30g，石膏 100g，大青叶 30g，知母 15g，丹皮 15g，甘草 5g。

功效　清营解毒，凉血散瘀。

主治　邪热在卫，气分不解，势必进一步入营动血。临床出现身热夜甚，口反不渴，心烦舌绛，苔黄少津，脉数，或见斑疹，或见吐衄，或见尿血、便血，甚则神昏谵语、动风抽搐等邪毒深入营血之证。

方解　邪热进入营血，标志着病情严重。这是外感病中的一个重要环节，有很多严重症候在这一时期出现，甚至死亡。邪热内传营阴，损伤血络，迫血妄行，阳络伤则血从上溢而为吐血、衄血，阴络伤则血从下溢而为便血、尿血；外溢肌肤，则见斑疹显露，热毒甚，则斑色紫黑；热扰心营，则神昏谵语；肝经热盛，热极生风，则手足抽搐，发为痉厥。方中牛角以代犀角，清心凉血解毒。配生地一以清营凉血，一以养阴清热。重用石膏、知母、甘草大清阳明气分之热，意在清热保津。配银花、大青叶，清热凉血解毒，以透邪热，使入营之邪，促其透出气分而解，此即叶天士"入营犹可透热转气"之意。丹皮、丹参、玄参，协助牛角、生地，既能凉血，又能散瘀，凉血与活血散瘀并用，符合叶天士所说"入血就恐耗血动血，直须凉血散血"之义。故本方有清营解毒、凉血散瘀之功。凡邪热入营、动血、神昏、动风等急、危、重症，均可以此方加减治之。

加减　发斑疹者，加紫草、栀子；吐衄者，加桑白皮、黄芩、黄连；便血者，加生地榆、槐米；尿血者，加白茅根、小蓟；便秘者，加大黄、玄明粉；热传心包，神昏谵语者，选加"凉开三宝"；痰蒙心窍，神志昏昧，舌苔浊腻者，去生地，加鲜竹沥、菖蒲、郁金、苏合香丸；瘀热蓄血，少腹急痛，其人如狂者，合桃仁承气汤加水蛭；热盛动风者，加羚羊角、钩藤、僵蚕、蝉蜕、地龙，甚者可加全蝎、蜈蚣等。

案例　褚某，男，25岁，职工。2007年5月20日诊。

患者因高热入院治疗。高热5天不降，而邀余会诊。见其舌红目赤，全身散发斑疹，其色胭红，不因指压而暂退，咽喉、两颊、舌质均红绛，无苔少津，伴齿衄，口渴引饮，发热（39.5℃），入夜尤甚，心烦难寐，时有谵语,四肢轻微抽搐,腹部胀痛,发病起未更衣,小便短赤,脉弦数。尿常规检查示:红细胞(＋＋)。证属邪热入营动血。治宜清营解毒,凉血散血,通腑息风。拟牛角地黄清营汤加减:水牛角30g,生地30g,玄参30g,丹参30g,丹皮15g,紫草15g,生石膏50g,银花15g,生军10g,知母15g,僵蚕15g,蝉蜕10g。3剂。先煎牛角,再纳诸药,煎汤两大碗,日夜相继,频频温服,3剂药两天服完。次日夜泻下酱色大便甚多,奇臭,斑疹渐隐,诸症好转。原方去生军,加甘草3g,余药用2/3,又3剂,每日1剂,以防复发。药后诸证基本缓解,仿竹叶石膏汤法3剂,以和胃醒脾,继清余邪。

按　邪毒已入营血,则宜大剂清营凉血解毒之味,以泻鸥张之邪毒。"温病下不嫌早",及时通腑,则邪无凭借,热自得退。加僵蚕、蝉蜕者,既可息芽之动风,又可助石膏、银花等清热透邪。

二、治阴阳气血虚损方

滋阴清热保津汤

组成　西洋参10g,生地15g,玄参15g,麦门冬15g,五味子6g,鲜石斛12g,白芍15g,山药15g,淫羊藿15g,生甘草5g。

功效　益气养阴,清热生津。

主治　热病后津耗阴伤,或平素气阴两虚之体,症见低热颧红,虚火时炎,手足心热,咽干口燥,心烦盗汗,尿少而黄,大便秘结不畅,舌红少苔,甚则中裂少津,脉细数。

方解　"阴虚则内热",方中西洋参(或用太子参、北沙参)、麦门冬、五味子,名生脉饮,益气敛阴生津;生地、玄参、石斛,清热养阴增液;山药益气养阴,补肺补肾兼补脾胃;白芍善滋阴养血,退热除烦,能收敛上焦浮越之热下行自小便而出,与甘草同用,甘酸化阴,和阴缓中;淫羊藿甘温补肾壮阳,但其性温而不燥,其效补而不峻,助阳而不伤阴,能调节阴阳,提高机体免疫力。此即张景岳所说的"善补阴者,阳中求阴,阴得阳

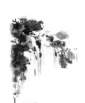

助则源泉不竭"之义。故本方有益气养阴、清热生津之功。凡阴虚内热、气弱津伤之证,均可以此方加减治之。

加减 热病后,余热未清,气阴两伤,低热有汗,口干喜饮,气逆欲呕者,加竹叶、石膏、半夏;阴虚火炽,心烦不得卧,肾水亏于下,心火亢于上者,加黄连、阿胶、鸡子黄、炒酸枣仁、百合;大便秘结,肠燥难行者,倍增液汤(生地、玄参、麦门冬),酌加瓜蒌仁、麻仁;邪留阴分,夜热早凉者,加青蒿、鳖甲、地骨皮;阴虚动风者,加龟板、鳖甲、牡蛎、鸡子黄;大汗淋漓,汗热而黏,正气欲脱,将亡阴者,急加大剂量净萸肉、龙骨、牡蛎,或用生脉针,静脉缓注或滴注以救脱。

案例 翁某,女,64岁,职工。2010年5月13日诊。

近年来,经常口渴欲饮,大便干燥难行,尿频不畅,有时淋漓、刺痛,舌红无苔少津,脉细数无力,一派阴分虚损之象。治宜益气滋阴,清热生津。滋阴清热保津汤加减:北沙参30g,生地30g,玄参30g,麦门冬15g,五味子10g,石斛15g,天花粉15g,枸杞子15g,首乌15g,白花蛇舌草15g,鸭跖草15g。7剂。煎汤两大碗,频频啜饮。另用西洋参片含服,忌辛辣、烟酒,及一切温热起火之物,饮食宜清淡,多喝开水。

按 "阴虚则生热",方用生脉饮配花粉、石斛、枸杞子益气敛阴,生津止渴;增液汤合首乌,滋阴养血,增液引舟;加白花蛇舌草、鸭跖草,清热消炎,以治小便之淋漓刺痛而不伤阴。遇阴虚者,均可以此方加减治疗,效果尚属满意。但"阴虚难复",必持之以恒。饮食宜忌亦很重要。

益气壮阳散寒汤

组成 人参15g,黄芪30g,焦白术15g,山药15g,附子10g,仙茅15g,巴戟天15g,菟丝子15g,白芍15g,甘草5g。

功效 益气壮阳,温肾散寒。

主治 病后阳气耗伤,或平素阳气不足,证见畏寒肢冷,疲倦乏力,动则汗出,心悸,尿少或清长,大便稀溏,舌淡苔白,脉细无力。

方解 "阳虚则生寒",方中人参、焦白术、黄芪、甘草、山药,补气升阳,健脾止汗;附子大辛大热,为补火助阳散寒之主药;仙茅、巴戟天、菟丝子,助附子温肾壮阳;仍用敛阴柔肝之白芍,因其与附子同用,则善翕收元阳下归宅窟,亦"阴中求阳"之意也。故本方有益气壮阳、温肾散寒之功。凡阳虚内寒、肾气不足之证,均可以此方加减治之。

加减 脾虚中寒者,加桂枝、干姜;脾虚停水,心悸尿少者,加桂枝、茯苓;阳虚目眩,心悸下利者,加茯苓、生姜;心阳不振,悸动心烦,脉结代者,倍炙甘草,加桂枝、生姜、大枣;四肢厥逆,神衰脉微,合四逆汤;大汗淋漓,肌肤不温,四肢逆冷,阳气欲脱,将亡阳者,急倍用附子,加大剂量的龙骨、牡蛎和萸肉,参附针静脉缓慢注射,或滴注以救脱。

案例 李某,男,68岁,农民。2003年11月3日诊。

患者吸烟多年,患有哮喘后,虽已戒之,但哮喘时作,动则更甚,痰多而稀白,时值深秋,恶寒已甚,嗜睡懒动,食欲不振,胸闷心悸,便溏尿清,舌质淡胖,舌苔灰腻,脉沉微细,一派阳气虚衰、痰湿内阻之象。治宜益气温肾,助阳散寒,健脾利湿,温化痰饮。益气壮阳散寒汤加减:党参15g,黄芪30g,附子15g,干姜10g,炙甘草5g,桂枝10g,白术15g,茯苓15g,山药15g,鸡内金10g。5剂。先煎附子,后入诸药,取两汁混合,分4次温服。另用别直参15g,附子10g,文火煎,频饮。药后精神稍振,诸症好转。后以此方加减,调理数月而渐康复。

按 临床所遇之哮喘痰饮患者,可以说均有吸烟史,实践证明了"吸烟有害,有损健康"。方用四逆汤,温肾回阳救逆;理中汤,健脾温中祛寒;四君子汤加黄芪、山药、鸡内金,益气健脾助运;苓桂术甘汤,温化痰饮,健脾利湿。标本兼治,效果尚佳,但容易反复,故治之亦必持之以恒,根据季节、病情,适当调治。

五黄补气举陷汤

组成 黄芪30g,黄精30g,麻黄10g,熟地15g,黄花蒿10g,升麻6g,柴胡6g,党参15g,白术15g,怀山药15g,苦桔梗6g,甘草5g。

功效 益气举陷,健脾升阳,清虚热。

主治 其人平素气分较虚,或努力后致使胸中大气(包括中气)下陷,气短不足以息,胸闷怔忡,善太息,叹气后自觉胸中稍舒,四肢乏力,精神不振,甚者自觉会阴下坠,时欲临圊,或脱肛,妇人月经超前,色淡量多,甚则阴挺。脉沉细,寸弱尺长,血压偏低(90/60mmHg以下),伴疲劳综合征等。

方解　方中以黄芪为君，"因其既善补气，又善升气"，唯其性稍热，故以黄精之滋润者以济之，且黄精本身有补五脏、益气升压之功；佐以党参、白术、山药、甘草益气健脾，升阳举陷；麻黄通阳升提，能升血压，振奋精神（运动员为禁服药可以得到佐证）。熟地养血补精，与麻黄同用，补肾纳气，而不发表，标本兼顾。张锡纯先生云："柴胡为升阳之药，能引大气之陷者，自左上升；升麻为阳明之药，能引大气之陷者，自右上升；桔梗为药中之舟楫，能载诸药之力上达胸中，故用之为向导也。"黄花蒿即青蒿，助柴胡舒展肝胆之气且可退虚热。故凡气虚下陷、血压偏低、内脏下坠、气虚发热等症均可加减治之。

升陷汤为《医学衷中参西录》中著名的治大气下陷方，原方以黄芪为君，佐以知母，使以升麻、柴胡、桔梗。笔者在长期临床实践中体会到，用黄精易知母更贴切，且加党参、白术、山药、甘草、麻黄、熟地，则其升补之力更强。

加减　兼阴虚者，酌加生地、麦门冬、五味子；兼阳虚者，酌加桂枝、附子、干姜；兼血虚者，酌加当归、阿胶、仙鹤草；气虚发热者，加知母（甘温除热法）；疲劳倦怠，虚弱健忘者，加乌药、石菖蒲；子宫及内脏下坠者，加枳壳、苍术（枳壳具有抗休克、升血压的作用，能使下坠之内脏上提；苍术为治胃要药，据朱良春教授经验，每日用苍术20g泡茶饮服，可治胃下垂，效如桴鼓，且无伤阴化燥之弊，盖以其能助脾散精也。与玄参合用，一燥一润，善降血糖，可用于糖尿病的辨治方中）。

案例　朱某某，男，农民。1961年某日诊。

晨起外出锻炼，忽听一屋内哭声凄凉，停步探视，其女泣告之曰："其父哮喘发作，虽治疗多日，未见好转，今凌晨3时许已断气。"当时，余初习医，不觉好奇，试按其脉，似丝而无，忽忆"按手不如按足"即按其扶阳脉，尚有丝丝细脉（身未冰凉）。余曰："既尚未入殓，不如开一帖药，试服如何？"其顿首。记《医学衷中参西录》升陷汤条下有"治胸中大气下陷，……或气息脉停，危在旦夕……或六脉不全……"即处升陷汤方，考虑到素有痰饮，可能为痰湿所闭，即加桂枝、茯苓、白术、川贝、石菖蒲，化痰开窍。属速煎，频频灌之，约1小时后，突然一声咳嗽而苏醒，后经调理,又寿数年。

按 对症下药,效若桴鼓,古人不欺我也。此事当时传为奇事,吾亦声名鹊起。

加味当归补血汤

组成 炙黄芪30g,当归身10g,党参15g,阿胶珠15g,制首乌15g,鸡血藤15g,紫丹参15g,枸杞子15g,仙鹤草30g,炙甘草6g。

功效 益气生血,增血小板,升白细胞。

主治 其人平素血虚,或失血过多,或劳倦内伤,或思虑过度,或某些慢性疾病,致使气弱血虚。症见面色萎黄、舌质淡、苔薄白、脉虚细等。血常规检验提示:血红蛋白、血小板、白细胞低下。

方解 当归身、阿胶、首乌、枸杞子益血和营,唯有形之血不能自生,生于无形之气也,故重用黄芪、党参、炙甘草,大补脾肺之气,以裕生血之源,使阳生阴长,气旺自能生血,丹参、鸡血藤,既能补血,又能舒筋活络,功同四物,使补而不腻,以助生血之功;仙鹤草俗称脱力草,益气生血,增加血小板。凡气弱血虚、心悸怔忡、健忘不寐、纳呆体倦、血虚发热,以及妇人崩漏、月经超前等症,均可加减治之。

加减 体倦纳呆者,加山药、白术、鸡内金;夜寐不安者,加远志、茯苓、炒酸枣仁;血小板减少者,加商陆、萸肉、大枣;白细胞低下者,加旱莲草、女贞子、石韦、八角茴香;月经量多或淋漓不净者,加乌贼骨、鹿衔草、失笑散等。

案例 王某,女,38岁,菜农。1990年9月22日诊。

患者近年来面黄少华,贫血貌,常感疲劳乏力,有时脘部胀满不适,隐隐作痛,然胃纳尚可,无出血病史,月经正常。服多种补血药,未有起色。细询之,知其去年夏天某日早晨穿着拖鞋去菜地割菜,是夜指缝足趾出现奇痒,难忍之极。经多方治疗,后逐步缓解。经实验室检查提示:血红蛋白、红细胞、血清含铁量均降低,大便培养钩虫卵阳性。此乃钩虫病无疑。先用噻嘧啶治疗3天(每日睡前服2片),继用葡萄糖硫酸亚铁糖浆,每次1支,一日3次,饭后服,忌茶。一个月后,如是重复治疗一次。中药处以加味当归补血汤原方,10剂,于月经干净后服,连服3个周

期。后经检验,各项指标基本正常。春节时相遇,患者面色红润,恢复其原来风采。

按 钩虫病是由钩虫寄生人体小肠所引起的疾病,以皮肤接触感染为主。农民早晨赤脚下地最易感染,感染后常于手指、足趾间出现难忍的奇痒。其主要危害为钩虫幼体进入人体,成虫后,咬附小肠黏膜,造成溃疡出血而引起缺铁性贫血。治病必求于本,对症下药,服补血药之前,必须驱虫为先,不然徒劳无功。

加味来复救脱汤

组成 净萸肉30g,大熟地30g,人参15g,生白芍15g,生龙骨30g,生牡蛎30g,山药30g,炙甘草10g。

功效 敛阴潜阳,复脉救脱。

主治 大病后阴阳不相维系,大汗淋漓,或吐泻过度,或失血过多,阴津随汗血而消亡,阳气亦随之而散越的亡阴、亡阳之证。

方解 张锡纯先生云:"萸肉救脱之功,较参、术、芪更胜。盖萸肉之性,不独补肝也,凡人身之阴阳气血将散者,皆能敛之,故救脱之药,当以萸肉为第一。"因为"凡人元气之脱,皆脱在肝,故人虚极者,其肝风必先动,肝风动,即元气欲脱之兆也。萸肉既能敛肝,又善补肝,是以肝虚极而元气将脱者,服之最效。"又说:"龙骨质最黏涩,具有翕收之力,以敛欲涣之元阳,则功效立见。"牡蛎"能固精气,且其性善收敛,有保合之力。"人参大补元气;熟地滋阴养血,滋润血脉;山药益气养阴,固摄气化,使气阴足,自能潜阳。白芍滋阴养血,能收敛浮越之热下行,与甘草同用,甘酸化阴,味同人参,缓中复脉。故本方具有益气养阴、敛肝潜阳、复脉救脱之功。凡见诸证之一端,不必悉具,即宜急服以救之。再根据阴阳之脱,对症加味,则其效更捷。

加减 阴脱(亡阴),症见大汗淋漓,汗热而味咸,身温而黏,口渴喜凉饮,舌干红无苔,脉细欲绝者,加麦门冬、五味子;阳脱(亡阳),症见大汗淋漓,汗冷而味淡,身冷而恶寒,口不渴,渴亦喜热饮,舌淡白,脉微细欲绝者,加附子、干姜;气虚不得续,血压低者,加黄芪、升麻、柴胡、桔梗。方中人参,阴血虚者,可选用移山参、西洋参;阳气虚者,可用别直参。目前已有生脉针、参附针等可供静脉缓推注或滴注。

案例　朱某某,男,33岁,养蜂工。1977年10月8日诊。

患者平时常腰膝酸软,疲劳乏力,易自汗出,动则更甚。近来诸症加重,去某医院诊治,半月未效,而汗出更甚,精神甚萎,起床亦得人扶持。经人介绍抬来我处治疗。见其面色萎黄无华,时值初秋,尚裹以棉衣,稍动即大汗淋漓,四肢逆冷,脉微细若绝,舌质淡胖,苔薄白滑。询之,则知但恶寒,不发热,口不渴,胃纳极差,尿少便溏。脉证相参,此乃亡阳之征兆也,亟宜壮阳固元,敛汗救脱。拟加味来复救脱汤合四逆汤:萸肉30g,附子30g,煅龙骨30g,煅牡蛎30g,党参30g,山药30g,干姜15g,炒白芍15g,炙甘草15g。1剂。先煎前四味,后纳诸药,边煎边饮,日夜相继。次日汗敛,脉亦渐起,四肢转温。患者两天未进食,此时知饥欲纳,乃进热粥半碗,以助胃气。嘱原方再服2剂,诸症好转。后小其剂,略为出入加减,调治半月,逐步复常。再服金匮肾气丸,以资巩固。

按　徐荣斋先生说:"精、气、神为人身之至宝,有气则生,无气则死。脱精多数从小便,脱气多数从大便,脱神多数从汗液。故衰老患者之日久不愈者,若见经常汗出,大便泄泻,小便频数,都是元气外泄之征兆,宜慎防之。"临床若遇此等病情者,可急用本方以救之。

三、治心病方

五参强心汤

组成　人参15g,太子参15g,北沙参15g,丹参30g,苦参30g。

功效　益心气,滋心阴,兼有化瘀解毒之功。

主治　胸痛、胸闷、心悸、心慌、乏力、气短、易倦、自汗等为主要临床症候的冠心病、病毒性心肌炎、充血性心力衰竭等疾病。

方解　冠心病、心肌炎等属中医学的胸痹、心痛、心悸、怔忡等范畴。其病因病机主要是正气虚弱,邪气病毒(包括外邪病毒、痰浊、瘀血),乘虚而入,侵犯心脉,更伤气血,故方用五参益气养阴为本,丹参、苦参兼有化瘀、解毒、强心之功效。凡心脏病变,伴有上述诸症者,均可以加减治之。其中,病重时将人参改用移山参,抢救时可用野山参(目前已有人参针、生脉针可供缓慢注射及滴注);阳虚者用别直参,平素用于调养时则用党参,量宜加大。

加减 外感邪毒期,用拳参、猫人参、玄参以代人参、太子参、沙参,酌加银花、连翘、石膏、知母;邪入营血者,再加水牛角、生地、丹皮;饮邪凌心者,加葶苈子合苓桂术甘汤;痰湿内阻,舌苔腻者,加冠心苏合丸;兼有瘀滞者,加益母草、桃仁、红花、三七;受情绪变化而心胸刺痛频作,两肋胀痛者,加川楝子、延胡索、柴胡、檀香;餐后心痛加剧者,加茯苓、半夏、陈皮、甘草;气虚者,加黄芪、白术、山药;阴虚者,加生地、麦门冬、五味子;阴虚阳亢伴高血压者,加生龙骨、生牡蛎、怀牛膝;阳虚者,加附子、桂枝、淫羊藿;胸阳不振,心阳不宣者,加瓜蒌、薤白、半夏;脉结代者,合炙甘草汤加减。

案例 郝某某,女,50岁,教师。1999年4月28日诊。

患者近10年来,月经提前,量多色鲜,现年已半百,地道未闭,上个月因血崩住院治疗,后血崩虽止,但增心慌悸动,时作痛,胸闷气短,善叹息,夜寐不安,多乱梦,潮热盗汗,两颧红,大便干燥,尿频赤,舌红少苔少津液,脉细带数有时促。证属气虚不能摄血,失血过多,阴血亏损,心失所养,故诸症作。治宜益气滋阴,养血宁心。五参强心汤加味:西洋参15g,太子参15g,北沙参15g,玄参15g,苦参15g,紫丹参15g,麦门冬15g,五味子10g,炒酸枣仁15g,生地30g,茯苓15g,炙甘草10g。7剂。西洋参另煎兑服,其余文火水煎2次,频频温服。忌辛辣香燥等伤阴耗血动火之物。药后诸症好转,后以此方加减,共服30余剂,基本康复,间以六味地黄丸、西洋参片,以资巩固。

按 病因气阴两虚,气虚不能摄血,阴虚则生热,迫血妄行,失血过多,则心失所养,不能藏神,心失宁静,故治当益气滋阴宁心为要。方中六参、生脉饮、炙甘草,益气养阴,复脉定悸;增液汤滋阴养血,增液行舟;酸枣仁、茯苓安神宁心。气足阴复血充,则心自能宁,神自能安,诸症自除。

养阴宁心饮

组成 生地20g,太子参15g,丹参30g,苦参30g,麦门冬15g,五味子10g,百合15g,炙甘草10g,淮小麦30g,大枣15g,生龙骨30g,生牡蛎30g。

功效 益气养阴、安神宁心。

主治 气阴两虚,心悸不安,胸闷烦热,多梦少寐,口干少津,舌红少苔,脉细数,时有促象,或有间歇。可用于病毒性心肌炎及其后遗症、窦性心动过速、室上性心动过速、心脉神经官能症等。

方解 本方由三个基础方加味而成。生脉散系气阴两虚之的方,且有增加冠脉血流量、改善心肌代谢、调整心率、抗心律失常的作用,能改善心悸、口干、舌红、脉虚细等症状;甘麦大枣汤是仲景治疗情志疾患的专方,有调节人体自主神经功能的作用,具有养心缓急之功,看似平淡,而效验不凡;生地配百合,即百合地黄汤之意,它既能协生脉饮养心肺之阴,又能助甘麦大枣汤安神宁心,与丹参、苦参相配,更有强心宁神、化瘀解毒之功效。阴虚则阳亢,故用龙骨、牡蛎安神宁心,敛上浮之虚阳。诸药相结合,对功能性、神经性及以虚劳性兴奋为主要特征的心脏疾病有满意的疗效。

加减 本方加海藻、昆布可治甲状腺功能亢进(简称甲亢)及其引起的心悸;加白金丸,可治神经官能症和神经分裂症;加知母、淫羊藿,可治自主神经系统紊乱,包括更年期综合征。

案例 汪某某,女,49岁,技术员。1999年6月5日诊。

患者两年来胸闷心悸,寐少梦多,烦热口干,眩晕盗汗,经多方治疗未能缓解。近来更加心神不宁,终日惶恐,烘热时作,大便干燥难行,月经先后无定,这次两月未潮,舌红无苔少津,脉细数,时有间歇。心电图提示:窦性心动过速(110次/分),室性早搏。此系思虑过度,劳损心脾,久之心血消耗,心失所养,神失所藏,时值更年,气阴两虚,故诸症作。治宜益气养阴,安神宁心。养阴宁心饮加减:生地20g,太子参15g,玄参15g,麦门冬15g,五味子10g,炒酸枣仁30g,茯苓30g,制首乌15g,龙骨15g,牡蛎15g,野百合30g,炙甘草10g。7剂。先煎龙骨、牡蛎、茯苓,后加诸药,水煎2次,分3次温服。药后诸症明显好转,继服7剂。夜寐安,

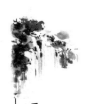

心悸平,盗汗止,诸症基本缓解,略小其剂,出入加减,又10剂而安。心电图复查:心率每分钟86次,偶有早搏。

按 此系劳心过度,心血暗耗,心阴亏虚所致。方中诸药相互配伍,具有益气养血、滋阴宁心、安神定悸等功用。而生脉饮、生地、炙甘草尚有强心复脉的功效,增液汤可增液行舟,龙骨、牡蛎可潜阳止汗。

温阳强心饮

组成 炙黄芪30g,党参15g,丹参30g,制附子15g,川桂枝15g,淫羊藿30g,麦门冬15g,茯苓15g,益母草30g,炙甘草10g。

功效 益气活血,温阳强心。

主治 阳气虚弱,胸闷气短,甚则胸痛,畏寒肢冷,心中空虚,惕惕而动,面色苍白,自汗,动则更甚,舌质淡胖,苔白腻,脉沉细,或伴结代。适用于病态窦房结综合征,房、室及束支传导阻滞,心动过缓等。

方解 方中党参、黄芪益气健脾,以培后天之本,生化之源。附子乃温肾壮阳之要药,盖肾阳为诸阳之本,犹似能源之所也。配淫羊藿,下补肾阳以益火;配党参、黄芪,中温脾阳以健运;配桂枝,上助心阳以强心。丹参功同四物汤,专入心经与心包经,不论寒热虚实,都可应用。益母草养血而不滞瘀,行血而不伤新,又有降压利水之功。故各种心脏病变,尤其是伴见水肿、高血压者,更切合病机,唯剂量宜大,盖两药药性平和,功效可靠,久服也无流弊。在党参、黄芪的配合下,相得益彰,使气血流畅。桂枝与茯苓、甘草相配,对心阳虚的心悸、怔忡有较好的疗效,这是仲景成熟的经验。至于麦门冬一味,既从"无阴则阳无以化""阴中求阳"着眼,其本身又有明显的强心作用。

加减 胸痛因痰饮者,加瓜蒌、薤白、半夏、白芥子、葶苈子;因气滞者,加金铃子、郁金、旋覆花、檀香;因血瘀者,加三七、五灵脂、乳香、没药。

案例 何某某,男,58岁,商业老板。1999年3月21日诊。

患者体型肥胖,常胸闷心痛,3年前西医确诊为冠心病,治疗至今时发时止,未能缓解。近年来诸症加重,胸闷气短,心痛彻背,心慌心悸,头昏乏力,夜寐欠安,纳谷不馨,形寒肢冷,腰膝酸软,午后下肢浮肿,舌质淡红,体胖、边有齿痕,苔薄白腻,脉沉缓细。查血压、血脂、血糖、均超正常值。证属肾气不足,心阳失助,心肾阳虚,寒凝经脉,痰瘀闭阻胸中所致。治宜益气温阳,补肾强心,佐以祛痰化瘀。温阳强心饮加减:附子30g,桂枝15g,细辛10g,淫羊藿30g,茯苓30g,苍术15g,黄芪30g,党参30g,丹参30g,益母草50g,檀香10g,葶苈子15g。5剂。先煎附子、茯苓,后入诸药,水煎2次,分3次温服。药后胸闷心痛及形寒腰痛均有明显好转,遵效不更方,原方再服5剂,诸症进一步减轻,后小其剂,随病症出入加减,共服50余剂。嘱饮食宜清淡,忌高脂肪、甜腻之味,适当活动,保暖,勿使受凉感冒。病情基本稳定,心痛未作。

按 肾气不足可导致心阳虚衰,对心阳衰微、阴寒上居阳位所致的胸痹,其治疗当以驱寒通阳为主,所以方中用了大剂量的附子、桂枝、细辛、淫羊藿;又元气有赖于后天脾胃的充养,故用黄芪、党参、茯苓、苍术以益气扶脾助运,又可降低血糖;"五脏之滞,皆为心痛",故用理气化瘀而不伤正的丹参、益母草、檀香,且有降压利水之功;葶苈子强心逐饮消脂。二诊守"效不复方",击鼓再进。三诊则遵"中病即止",小其剂而药随症变,且再三叮嘱饮食宜忌。用药对症,丝丝入扣,其效则显。

养心整脉饮

组成 炙黄芪30g,党参15g,丹参30g,苦参30g,茶树根30g,炙甘草10g,生地15g,麦门冬15g,桂枝10g,葶苈子15g。

功效 益心气,养心血,安心神,整心脉。

主治 气血两虚,胸闷心悸,倦怠乏力,面色少华,脉虚细。主要用于冠心病、病毒性心肌炎及其后遗症,伴气血虚弱、心律失常者。

方解 方中炙甘草、生地、麦门冬、桂枝四味,取炙甘草汤意,它是仲景治疗心悸动、脉结代的专方。黄芪、党参、丹参益气和营养心;苦参、茶树根、葶苈子均有强心、抗心律失常的功能,从辨病角度选入,旨在控制病毒,扫除原发病灶,以利心肌功能之恢复,纠正心律之失常。其中葶苈子一味,对伴有肺部感染出现肺水肿征象时,尤为需要。但过去由于葶苈大枣泻肺汤的一个"泻"字,多误认为其性峻烈,不敢轻用。根据现代药理研究及临床证实,其强心泻肺利水之作用颇佳,且无损伤正气之弊。

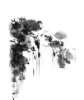

加减　瘀血阻络,心痛隐隐,舌质紫暗者,加三七、桃仁、红花、川芎、延胡索;兼有饮邪者,加茯苓、白术、瓜蒌、半夏、薤白;外邪侵犯心营者,以拳参、玄参代黄芪、党参,加水牛角、丹皮、银花。

案例　吴某某,男,22岁,职工。1998年11月2日诊。

患者于1个月前,因感冒发热伴咳嗽,去某医院治疗,当时因体温较高而住院,3天后热度退,咳减,但觉胸闷,气短,倦怠汗出,心慌心悸。经心电图等检查,确诊为病毒性心肌炎。经治出院后,仍感倦怠乏力,动则胸闷心悸,而来我处诊治。见其面色少华,时有咳嗽,胸闷气短,善太息,稍动心悸即作,纳谷不馨,二便正常,舌质偏红,苔薄白,脉缓,间有歇止。证属心气虚,心营亦损。治宜益气养血,扫除病毒之余邪。养心整脉饮加减:炙黄芪30g,党参15g,白术15g,茯苓15g,炙甘草10g,苦参15g,生地15g,麦门冬15g,桂枝10g,丹参15g,葶苈子10g。7剂。服药后心悸少作,胃口渐开,诸症好转,加当归身10g,又14剂而安。

按　心主血舍脉,脉为血之府,营行脉中,卫行脉外。外邪入侵,营卫首当其冲,若祛邪未尽,可经脉累及于心,心失所养,故心悸作,胸闷气短,倦怠乏力。方中黄芪四君子汤益气健脾,培后天之本,以裕生化之源;丹参、生地、麦门冬、桂枝、炙甘草养心和营,定悸复脉;葶苈子强心泻肺,苦参强心解毒,协桂枝祛感冒病毒之余邪,则心有所养,心悸乃平,诸症可愈。

化瘀通脉饮

组成　黄芪30g,当归15g,川芎10g,延胡索10g,三七粉10g,桂枝15g,丹参30g,桃仁10g,红花10g,炙甘草6g。

功效　益气化瘀,通脉止痛。

主治　虚实相杂,气滞血瘀,症见胸闷时作,心悸不安,心痛隐隐,痛有定处,入夜更甚,有时牵引左肩,唇绀舌暗,或有瘀斑,脉涩。主要用于冠心病、病毒性心肌炎、风湿性心脏病导致的心瓣膜病变及慢性心衰竭,而见瘀血阻络者。

方解　病毒性心肌炎、冠心病等,见胸闷、心悸、心痛等症的主要病因病机是在气虚的前提下循环障碍,脏器郁血。故其治疗原则,当益气化瘀,活血通脉。方中用了大量活血化瘀药,其中三七、桂枝是活血通脉的要药。朱锡琪先生认为:"在痰浊或痰瘀壅塞胸膺,胸痛彻背,或放射至肩臂时,尤为常用。三七具有良好的活血化瘀作用,且有化瘀而不伤血之妙,可直接扩张冠脉,降低冠脉阻力,增加冠脉流量,改善心肌供血,降低氧耗量,防止粥样斑块的形成,改善血液'浓、黏、聚、凝'状态,减少心脑血栓的形成。而桂枝,当心阳不振,浊阴弥漫,胸膺清旷之区,顿成迷雾之乡时,投以桂枝,犹如'离照当空,阴霾自散',即使出现舌红及血证亦在所不忌,只要舌红而不伤津,出血而非血热妄行。当然此时常与赤芍相配,意在各展其长,又相得益彰。配以大剂量善补胸中大气的黄芪,乃取大气壮旺,则气滞者行,血瘀者通,痰浊者化,此即'大气一转,其结乃散'之谓也。"

加减 伴肺部感染者,加鱼腥草、败酱草、雪里开;并发心力衰竭,出现肺水肿征象者,加附子、葶苈子、茶树根及大剂量的益母草;合并心源性肝肿大或肝硬化者,加三棱、莪术、鳖甲煎丸;心猝痛(心肌梗死)加苏合香丸、附子、干姜、炙甘草。

案例 张某某,女,51岁,干部。1998年9月15日诊。

患者两年前某日,因过劳心前区突发疼痛,去某医院,经心电图检查,提示为:①窦性心动过缓;②右束支传导阻滞;③心肌缺血。诊断为冠心病。经对症治疗,症状暂时缓解,但未能有效控制,每因劳力后而发,备有速效救心丸等,发作时服用。患者绝经已逾年,心痛频作且加重,并向左肩臂放射,伴胸闷气短,善太息,心悸心慌,自汗出,肢软乏力,口唇绀,舌质暗红,有紫斑,舌苔薄腻,脉沉涩。此乃胸痹(冠心病心绞痛),为本虚(气虚)标实(血瘀)之证。治宜益气强心,活血通络。化瘀通脉饮加减:黄芪30g,党参30g,丹参30g,当归15g,川芎15g,瓜蒌皮12g,薤白10g,桂枝12g,桃仁10g,红花6g,檀香10g,炙甘草10g。10剂。每日1剂,水煎2次,分4次温服。另用三七250g,研粉,每次2.5g,与中药同时服,每日4次。药后疼痛未作,胸闷心悸等症均有缓解。测量血压为90/60mmHg,去桃仁、檀香,加升麻、柴胡、桔梗各6g。又10剂。诸症继续好转,嘱勿过劳。后以此方略小其剂,出入加减,配合血府逐瘀口服液,复方丹参滴丸等交替服用。随访一年病情稳定无反复。

按　本例气(阳)虚,则推动乏力,导致血行缓慢而瘀滞脉络,使血脉痹阻,瘀而不通,不通则痛,发为心痛,欲治其痛,必先化瘀,欲化其瘀,必先补气,因气为血之帅也。故方中重用黄芪、党参、炙甘草补益心气;三七、桂枝、瓜蒌、薤白宣痹通阳,以振奋心肌推动血液运行。曹健生先生云:"以解血滞经脉留而不行之阻。再伍以活血化瘀之品,使心气布而瘀滞活,经脉通而血运复。"则阳振痹宣,血活经通,急缓痛止也。去桃仁、红花、檀香者,勿使其过;加升麻、柴胡、桔梗者,加强益气举陷之力,以缓解心肌缺血,供血不足。

四、治肺病方

百龙宣肺止咳汤

　　组成　炙百部 10g,地龙 10g,僵蚕 10g,蝉蜕 10g,荆芥 10g,牛蒡子 10g,桑叶 10g,菊花 10g,薄荷 5g,甘草 5g。

　　功效　宣肺透邪,利咽止咳。

　　主治　外邪初犯肺卫,症见恶风、发热、咽痒、咳嗽等。

　　方解　祝谌予先生说:"诸般咳喘,治疗不外四个法则,即宣—降—润—收,这四个法则次序,前后不可颠倒,但也不可截然分开。"本方即为宣(肺)法。方中百部治咳有卓效,不拘新老虚实,皆可配伍用之;地龙清热解痉,止咳平喘;桑叶、菊花、薄荷、牛蒡,均有疏散风热宣肺止咳之效;僵蚕配蝉蜕,更有轻清灵透之性,善表透外邪,利咽止咳,且有抗过敏、抗应变、抗病毒等多种功效;少佐荆芥,开皮毛以逐邪;甘草调和诸药,共奏宣肺透邪、利咽止咳之效。

　　加减　恶寒甚者,加麻黄、杏仁;发热而喘者,再加石膏;咽痒甚者,加蛇床子;鼻塞不畅者,加辛夷、苍耳子;咽喉肿痛者,加野荞麦根、土牛膝;咽哑失音者,加木蝴蝶、凤凰衣;发热起伏者,加青蒿、黄芩;纳呆者,加谷麦芽、鸡内金等。

案例　邵某某,女,37岁,农民。1998年9月8日诊。

患者咳嗽甚剧,已有1周,咽痒而痛,咳痰不畅,已服多种止咳之药,未见减轻,咳时牵引胸胁,鼻塞,纳减,舌苔薄白,脉浮数小滑,外邪未清,肺失清宣。拟疏风宣肺,化痰止咳。百龙宣肺止咳汤加减:百部10g,地龙10g,僵蚕10g,蝉蜕10g,牛蒡子10g,野荞麦根30g,桑叶10g,菊花10g,薄荷5g,辛夷10g,苍耳子10g,甘草5g。5剂而愈。

按　外邪初犯肺卫,只宜表透为要,只服止咳之药,而无宣肺表透之味,难以达到祛邪止咳之效,尤其是某些止咳之药,内有罂粟壳,更为初感之忌,医者不可不知。

五子降气平喘汤

组成　苏子10g,白芥子10g,莱菔子20g,葶苈子10g,牛蒡子10g。

功效　降气除痰,止咳平喘。

主治　痰壅气滞,咳嗽喘逆,大便不畅之实喘。

方解　本方为(肃)降法。苏子、白芥子、莱菔子,即三子养亲汤,其中苏子降逆行痰,止咳定喘;白芥子气锐去壅,辛散温通,化痰平喘;莱菔子降气化痰,消导通腑;朱丹溪谓其"治痰有推墙倒壁之功",更加葶苈子泻肺平喘,除痰止咳,且有强心利尿的作用;牛蒡子能升能降,止咳平喘,滑肠通便。因肺与大肠相表里,腑气通则肺气降,气顺痰消,咳喘自平。

加减　兼外感风寒者,加麻黄、杏仁、苏叶;咽痒咳剧者,加僵蚕、蝉蜕、地龙;痰多黄稠者,加天竺黄、胆南星、竹沥;痉挛性阵咳者,加天竹子、马鞭草、威灵仙;尿少便溏者,加车前子;寒饮咳嗽痰稀白者,加细辛、干姜、五味子等。

案例　李某某,男,58岁,工人。1996年11月22日诊。

患者反复咳嗽已有数月,痰多而黏稠不爽,口燥气急,吸烟时更剧,甚时面红耳赤,心跳加快,伴大便不畅,小便短赤,食纳尚可,舌苔黄而腻,脉滑数。证属痰邪恋肺,肺失肃降。予五子降气平喘汤加减:苏子10g,白芥子10g,葶苈子10g,牛蒡子10g,天竺子10g,天竹黄10g,胆南星10g,威灵仙15g,地龙10g,莱菔子15g。7剂。药后咳嗽稍缓,发作间隙时间延长,大便已畅,唯吸烟时尚咳,但症状减轻,气急稍平。嘱其下定

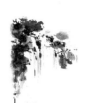

决心戒烟,少荤腥,宜清淡,谨防感冒。后以此方加减调治,逐步趋于近常。

按 "治咳嗽不离乎肺,不限于肺。实喘治肺,虚喘治肾。"咳喘虽是二证,但咳久可以致喘,喘亦可由咳引起,所以二证常难以截然划分。吸烟有损健康,是多种癌症,特别是肺癌的重要致病因素。凡吸烟者,很少不患咳喘,故全社会都要提倡禁止吸烟!

五天润肺止咳汤

组成 天门冬15g,天花粉15g,天竺子10g,天竹黄10g,天浆壳10g。

功效 润肺化痰,止咳平喘。

主治 咳嗽日久,燥咳无痰,或痰黏难出,甚或痰中带血,肠燥难行,气急而喘。

方解 本方为(清)润法,方中天门冬清肺降火,润燥止咳;天花粉清热化痰,"降膈上热痰";天竺子止咳平喘,天竹黄清热化痰,天浆壳化痰止咳平喘。诸药合用,肺润火降痰化,则咳喘自平。

加减 咳剧者,加地龙、百部、葶苈子;津伤口渴者,加北沙参、麦门冬、五味子;大便干燥者,加瓜蒌仁、桃仁、杏仁;痰稠难咳者,加竹沥、黛蛤散、女贞子;痰中带血者,加仙鹤草、侧柏炭。

案例 郑某某,女,42岁,干部。1997年10月17日诊。

患者久咳不已,有声少痰,咽干鼻燥,甚时胸胁刺痛。自述起于半年前,行经感冒伴咳嗽,当时以为小恙,未引起重视,后每行经即作,虽经多方治疗,但效甚微。刻下舌红少津少苔,大便干燥难行,小便黄涩不畅,咳剧时有时痰中带红,脉细数。证属久咳耗气伤津,燥伤血络(已排除肺结核)。治宜清肺润燥,增液行舟。五天润肺止咳汤加减:天门冬15g,麦门冬15g,北沙参15g,乌玄参15g,细生地15g,天花粉15g,天竺子10g,天竹黄10g,天浆壳10g,仙鹤草30g,五味子5g,炙甘草5g。7剂。药后咳嗽趋缓,大便已畅,诸症均有好转,又服7剂而安。嘱忌辛辣香燥之味,多喝开水,防感冒,月经期间再行调理。

按 肺热不清,则进一步灼伤津液,而见口干,咽燥,咳嗽少痰,或咳痰不畅,甚至痰中带血。又肺与大肠相表里,肺热津伤,则肠液亦少,故出现大便秘结,反过来又进一步耗伤津液,影响肺的宣肃功能。故遇此等证,务必通腑为要,但不能用硝、黄,只能增液行舟。

五紫补肾纳气汤

组成 紫河车6g,紫石英30g,紫苏子10g,紫金牛15g,紫菀15g。

功效 皱肺止咳,补肾纳气。

主治 久咳气急,短气不足以息,动则加剧的肺肾两虚的咳喘病。

方解 此为收(敛)法。方中紫河车补肺气,益肾精,以固其本(服时研细,每服3g,一日2次);紫石英镇心安神,降冲纳气,为治喘逆之要药;紫苏子降气消痰,润肠通便,止咳平喘;紫金牛即平地木,祛痰止咳补虚;紫菀化痰止咳,通利二便,更适宜于肺虚咳嗽,痰中带血,大便燥结之症。

加减 肾虚腰痛者,加紫皮核桃、杜仲、补骨脂(即青娥丸);合并心力衰竭,胸中隐痛者,加紫丹参、人参、五味子、葶苈子;阳气虚者,加人参、附子、桂枝、炙甘草等。

案例 张某某,男,64岁,教师。1995年12月15日诊。

患者咳呛日久,其声无力,短气不足以息,动则气急喘息,伴胸闷心悸,纳呆腰酸,小便清长,大便虚秘,舌淡略胖,苔薄白,脉虚弱无力。证属肺气亏损,肾气不固。治宜敛肺强心,补肾纳气,止咳平喘。五紫补肾纳气汤加减:紫河车6g(研,分2次吞),紫石英30g,紫金牛15g,炙紫菀10g,山药15g,炒麦芽、炒谷芽各15g,别直参10g(另煎频服),五味子10g,葶苈子10g,炙甘草6g,附子10g。7剂。先煎附子、紫石英,后纳诸药再煎温服,药后诸症好转。后以此方加减调治月余而安,嘱注意饮食起居,谨防感冒。

按 一般而论,咳嗽之证,在肺为实,在肾为虚。发时治肺,平时治肾。但临床所见,往往虚实夹杂,呈现咳喘多痰,气短乏力,动则喘咳尤甚,心悸不宁等症,则治宜虚实兼顾,标本同治,肺、脾、肾三脏并调。尤以肾阳的盛衰与咳喘的关系至为密切,这是因为肾主一身之阳,命门是生命之根。阳气在生理的情况下是生命的动力,在病理的情况下,更是机体抗病的主力。一旦肾命火衰,肾气失于摄纳,则病情日趋严重,故治疗当补肾阳、益肾气为要。

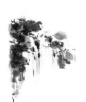

清金解毒消痈汤

组成　鱼腥草30g,白花蛇舌草30g,败酱草30g,桔梗10g,葡伏董15g,葶苈子15g,野荞麦30g,甘草5g。

功效　清肺解毒,化痰止咳,排脓消痈。

主治　肺痈、悬饮、胸腔积液、渗出性胸膜炎等病症。

方解　肺痈是肺叶生疮,形成脓疡的一种病症,临床以咳嗽,胸痛,咳吐大量腥臭浊痰,甚至脓血相兼为主要特征。渗出性胸膜炎则以咳嗽、胸疼、胁痛、气息短促、痰饮停积胸胁为主要表现,相似于悬饮。治以清热解毒、排脓逐饮为主。方中鱼腥草、白花蛇舌草、败酱草、野荞麦均有清热解毒排脓之功,为治痰热壅肺,发为肺痈,咳吐脓血之要药;尤其是葡伏董,又名抽脓白,则其解毒排脓之作用更强;葶苈子泻肺除痰,止咳平喘,化饮强心;桔梗开宣肺气而利胸膈,祛痰排脓;甘草润肺止咳,解毒止痛。故肺痈、悬饮、胸腔积液、渗出性胸膜炎等病症,均可加减治之。

加减　咳嗽甚者,加僵蚕、蝉蜕、地龙;咯血者,加白及、仙鹤草、白茅根;胸痛呼吸不利者,加瓜蒌皮、郁金、桃仁;烦渴者,加天花粉、沙参、麦门冬;气虚不能托脓者,加黄芪、山药、薏苡仁、大枣等。

案例　孙某某,男,56岁,农民。1984年3月6日诊。

咳嗽有年,痰多黄脓而腥臭,因家庭经济困难,常自采荔枝草服用,症状有时可以减轻,但遇劳,或因感冒,或饮食不慎,则常反复。刻下面黄消瘦,咳嗽时作,气息短促,痰黄脓,伴胸胁隐痛,舌略胖,苔薄黄腻,脉缓滑无力。病为肺痈无疑,证属气虚脾弱,痰热壅肺。治宜益气健脾,清肺祛瘀,化痰排脓。清金解毒消痈汤加减:生黄芪30g,怀山药30g,薏苡仁30g,仙鹤草30g,鱼腥草30g,白花蛇舌草30g,败酱草30g,野荞麦30g,葡伏董15g,葶苈子15g,苦桔梗10g,生甘草5g。14剂。药后咳嗽减轻,脓痰减少,诸症好转,后以此方,略小其剂,加减调治3个月而安。

按　凡患本病,如能早期确诊,及时治疗,在成痈期得以消散,则病情较轻,疗程较短。老年人、嗜烟酒、喜荤腥辛辣者易患之。因正气虚弱,或肺有郁热,则须防其病情迁延生变。

清肺宁嗽安咯汤

组成 白及15g,制黄精30g,仙鹤草30g,鱼腥草30g,黛蛤散30g,夏枯草15g,乌贼骨15g,侧柏炭15g,牛蒡子10g。

功效 清肺止咳,抗痨止血。

主治 肺结核及阴虚肺热引起的咳嗽、咯血等症。

方解 白及味苦性微寒,无毒,质黏而涩,有补肾泄热、敛肺止血、散瘀生新、消肿生肌之功。据化学药理研究,本品含白及胶及挥发油,内服、外用,均有良好的止血作用,对结核杆菌有显著的抑制作用;黄精补五脏,固本止咳,抗结核;仙鹤草补虚止咳止血,鱼腥草、夏枯草清肺止咳,抗结核;其余诸药均有清肺止咳,止血之效。

加减 气虚肺热者,加北沙参、天门冬、五味子,以滋阴生津;脾虚纳呆者,加山药、鸡内金、党参以培土生金;潮热者,加青蒿、炙鳖甲、白薇以清虚热;出血量多者,加龙骨、牡蛎、萸肉等。

案例 应某某,女,43岁,居民。1969年5月30日诊。

患肺结核已3年余,虽经西药抗结核治疗,但常反复咳嗽,痰中带血,遇劳或感冒之时易发作。昨日傍晚因故生气,是夜晚咳嗽加剧,心烦寐不安,今晨咯血较多而来就诊。刻下两颧潮红,人形消瘦,便干尿黄,舌边尖红,苔薄黄,脉弦细数。证属肺痨阴虚内热,生气而动肝助火,冲气上逆,咳剧震破肺络。治宜清肺止咳,镇冲安络,此时止血为第一要义。拟清肺宁嗽安络汤加减:白及片15g,仙鹤草30g,龙骨30g,牡蛎30g,黛蛤散30g,金沸草15g,侧柏炭15g,乌贼骨15g,百部15g,玄参30g,牛蒡子10g,熟军10g。5剂。

服药后腑气通,火气降,咳嗽缓,血渐止,去龙骨、牡蛎,加黄精、山药、沙参、麦门冬、生麦芽各15g,熟军减半,又7剂而安。嘱静心休养,勿劳力,防感冒,忌辛辣荤腥。继服抗痨狼毒鸡蛋枣以善其后,以治其根。

按 咯血是肺结核常见的并发症,滋阴清热止咳是其常规治疗。又肺与大肠相表里,大肠腑热不去,可导致肺气壅塞。冲为血海,治必降气安冲,气降则血不上溢,冲安则血自归经也。

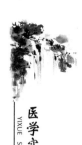

抗痨狼毒鸡蛋枣

组成 狼毒60g,鸡蛋16只,小京枣100枚(约300g)。

功效 养阴健脾抗痨。

主治 各种结核病,如肺结核、脑结核、肾结核、骨结核、各种淋巴结核,牛皮癣等。

煮服法 将狼毒放入沙锅内,加水2000毫升,小京枣装入纱布袋同浸泡半小时,然后将小京枣放入蒸格内,狼毒加热煮沸后,用文火蒸半小时,取枣晾干即成。成人每次3枚(约10g),一日2次。待药液稍温后,将洗净的鸡蛋放入,再用文火将鸡蛋煮熟(不要加盖,以免蛋裂,破裂者不用)。取蛋放入冷水中约半分钟(使壳易剥),再与药汁同放入锅内浸泡备用(蛋要被药液浸淹,夏天放于冰箱,每周回煮一次,以防变质)。每日取蛋1只温服,此为半月量,可连服,时间长短根据病情而定。

案例 周某某,女,20岁,学生。1970年某日就诊。

因经常头痛而辍学在家,经多方诊治,未能取得疗效。后去杭州某大医院诊疗,确诊为脑结核,经抗结核治疗,但效果并不理想,后加用狼毒鸡蛋枣,约半年后复查,病竟愈。现已花甲之年,身体健康。

按 日本国立癌症研究中心化学疗法部研究发现,狼毒有着很强的抗癌作用,认为很有可能以此研制出新的抗癌剂来。

伏贴膏

组成 白芥子10份,细辛、延胡索各6份,半夏、白芷、生甘遂各4份,公丁香、肉桂、冰片各1份。

功效 祛风散寒,温肺固卫,提高机体免疫力。

主治 慢性支气管炎、支气管哮喘、习惯性感冒等以咳喘为主的病症。

方法 诸药干燥后共研细末,储瓶备用,不使受潮(以当年研制为好)。每年于夏秋季节,6~9月,均可行施。通常于三伏天期间施治,故称伏贴。将上述药粉6g稍加蜂蜜、姜汁、热开水调成糊状(不可太燥或太湿)贴敷于背部双侧大杼、风门、肺俞、厥阴俞等穴,大小约6cm×1.5cm,

上盖塑料薄膜,再用麝香镇痛膏贴之以固定。3～6小时后除去。个体反应不同,以起小水泡为佳(水泡太大,患者有恐惧感,无泡则效果不佳)。水泡一般不需处理,泡太大者,可用三棱针于水泡下方挑破去水,涂以消毒液灭菌干燥。再视皮肤消退情况,隔10天贴敷第二次、第三次,3次为一个疗程。可连续贴敷2个疗程,通常要求3年,宜在晴天为佳。有支气管扩张常咯血者及孕妇,不宜贴治。过敏体质者慎用。

方解: 慢性支气管炎、支气管哮喘和习惯性感冒者的发病机制为肺气虚弱,卫阳不固,腠理不密,易致风寒外浸,遏于皮毛,内闭肺窍,宣降失司而咳喘作。咳嗽反复发作,或治疗不彻底,肺病及脾,痰饮内伏,成为夙根,则遇寒即发,或遇劳即作。方中白芥子,善搜胸胁、皮里膜外之痰;细辛、白芷善通窍,以疏上下之风邪;甘遂、半夏逐饮散结,止咳平喘;根据现代药理研究显示,延胡索能抑制迷走神经兴奋性,以缓解支气管痉挛而达到平喘止咳之效;肉桂、丁香、冰片、姜汁使诸药透过皮肤渗入体内而发挥药效;蜂蜜则能增加药膏之黏度而不致脱落。又肺合皮毛,以穴位贴敷,使药物经皮吸收而作用于肺,达到内病外治的效果。贴敷大杼、风门、肺俞、厥阴俞四穴,皆是足太阳膀胱经背部腧穴,是肺卫经气输注所在,有祛风散寒、温肺固卫之功。选择在诸病相对缓解的夏季贴敷,是因此时期人体腠理开泄,药物易由毛肤进入穴位,通过经络气血的运作,到达相关的脏腑而发挥作用。根据临床观察,贴敷后确能取得扶正固本的效果,预防、减少或减轻诸病复发的效果,从而起到了"冬病夏治"的预防性治疗作用。此方出自《张氏医通》名白芥子涂法(药味稍有出入)。清末名医赵晴初称谓水灸法,何廉臣先生曾盛赞其功。

五、治肝胆病方

加味茵陈蒿汤

组成 茵陈30g,栀子10g,生军10g,净麻黄10g,光杏仁10g,蝉蜕

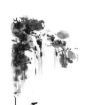

10g,柴胡15g,黄芩15g,丹参30g,马蹄金30g,板蓝根30g,泽兰15g。

功效 清利湿热,祛瘀退黄,通腑排毒,疏肝利胆。

主治 甲型病毒性肝炎,急性乙型肝炎,黄疸症,症见发热、黄疸、尿黄、乏力、纳呆、恶心、呕吐、肝功能异常等。

方解 治疗急性肝炎,无论有无黄疸,务使邪有出路为要,其通道有三:一从汗解,一从小便,一从大便。方中麻黄、杏仁、蝉蜕,开肺气而透皮毛,既可从汗解,又可利小便;柴胡、黄芩、茵陈、马蹄金,利水渗湿,利胆清热;生军、栀子、板蓝根,通腑解毒;又黄疸多因热毒郁于血分,故用丹参、泽兰活血祛瘀。

加减 热重于湿者,加银花、连翘、蒲公英;湿重于热者,加苍术、厚朴、猪苓;湿热并重者,加黄柏、黄连、苦参;黄疸甚者,加过路黄、田基黄;胁痛甚者,加金铃子、延胡索、郁金;胆石症者,加金钱草、海金沙、鸡内金;急性乙型肝炎者,加白花蛇舌草、苦参、升麻、土茯苓等。

案例 陈某某,男,28岁,农民。1985年7月18日诊。

时值急性黄疸型肝炎流行期,患者不幸被传染,全身皮肤、巩膜发黄,如橘皮色,伴恶心欲呕,食欲不振,少腹胀满,小便黄赤,大便不畅,舌苔黄腻,肝功能检验提示:丙氨酸氨基转移酶360U/L,天门冬氨酸氨基转移酶250U/L,总胆红素64umol/L。诊断为急性黄疸型肝炎,乃湿热交阻,瘀毒互结,熏蒸肝胆,肝郁胆热,胆汁不循常道而外溢,发为是病。治宜清热利湿解毒,化瘀利胆退黄。加味茵陈蒿汤加减:茵陈30g,马蹄金30g,柴胡15g,黄芩15g,丹参15g,栀子10g,泽兰15g,板蓝根30g,麻黄15g,杏仁10g,蝉蜕10g,生军10g。7剂。嘱注意休息,不要外出,饮食宜清淡,忌辛辣、荤、酒、甜。药后二便通畅,食欲稍增,全身黄疸渐退。去麻黄、杏仁、蝉蜕,板蓝根减半,加谷、麦芽各15g。14剂。诸症基本痊愈,肝功能亦已正常。予甘露消毒丸,每日18g,分3次吞服,解其余邪,以善其后。

按 由于黄疸的主要病机为湿热相搏,瘀阻血脉,病毒互结所致。故治疗必须清热利湿之外,尚需活血祛瘀,治痰解毒为要。关于这些治疗原则,关幼波先生论之最深,他概括地提出了"治黄必治血,血利黄易却;治黄需解毒,毒解黄易除;治黄要治痰,痰化黄易散"的精辟论述。值得认真学习,深刻体会,以利于临床发挥。

五参益气解毒汤

组成 丹参30g,玄参15g,苦参15g,拳参15g,猫人参30g,土茯苓30g,黄芪30g,升麻15g,薏苡仁30g,麦芽15g,白花蛇舌草30g,石见穿30g。

功效 益气开阳,清热利湿,化瘀解毒。

主治 慢性乙型肝炎,乙肝病毒携带者。

方解 乙型肝炎主要是感受疫疠之邪——乙肝病毒,致使肝郁气滞,郁而不达,热气不能宣畅,湿气不能发泄,造成湿、热、郁、毒、瘀、虚相互胶结,内伏血分,导致气血失调,阴阳亏损,脏腑功能紊乱。治疗应从整体着眼,扶正祛邪是其治疗的基本原则。方中黄芪益气,升麻开阳解毒,玄参养阴,丹参化瘀,薏苡仁利湿,麦芽疏肝养胃,余药均有清热解毒之功。唯其病程较长,症状复杂,在治疗过程中,宜专方专药与辨证施治相结合,且要持之以恒,守方守法,循序渐进,以达到气血调和,加速疫毒之排泄。

加减 方中五参用量,可随病情增减,如湿热重,重用苦参;瘀血重,重用丹参;阴虚甚,重用玄参;疫毒甚,重用拳参,其余可随症加减。

案例 郑某,女,25岁,农民。1995年5月13日诊。

患者一年前曾患急性乙型肝炎,经治肝功能正常,但HBsAg,抗Hbe持续阳性,表现为乏力纳差,腹胀,胁下不适有压痛,行经不畅,先后无定期,大便时溏,尿黄,舌边尖暗红,苔薄黄腻。证属乙肝疫毒,内伏血分,表现为湿、热、瘀、毒交结的病理特点,但邪毒久羁,热伤阴血,湿伤阳气,又可导致邪实与正虚错杂之证。治宜清利湿热,化瘀解毒,佐以益气升阳。五参益气解毒汤加减:黄芪15g,升麻15g,丹参15g,玄参15g,猫人参15g,拳参15g,苦参15g,薏苡仁30g,麦芽30g,白花蛇舌草30g。30剂。药后诸症好转,守方再进30剂。再复查乙肝三系、抗Hbe已转阴。继原方加生白术、茯苓各15g,柴胡10g。30剂。诸症进一步好转,继原方再服30剂。查HbsAg亦转阴,后以香砂六君丸,每次6g,一日2次,以巩固善后。

按 近代以来,升麻对传染病的治疗作用引起了人们的重视。《本

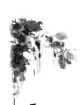

经》谓其"除百毒,辟瘟疫,瘴气,邪气,中毒,时气,毒疠";《本草备要》谓其"轻、宣、开阳、解毒"。方药中先生治疗病毒性肝炎用升麻,最大剂量曾用至45g,对于丙氨酸氨基转移酶高的患者,有一定的降酶和改善肝功能的作用。潘澄濂先生强调肝炎治疗中,突出升麻和黄芪的剂量。

金萸胡卿芍甘汤

组成 金铃子10g,吴茱萸5g,延胡索10g,徐长卿15g,白芍15g,甘草5g。

功效 理气解郁,疏肝利胆,安蛔止痛。

主治 各种急慢性脘腹部疼痛性病症。

方解 金铃子苦寒,为理气止痛之要药,兼有清火利胆,杀虫安蛔的作用;吴茱萸辛热能解郁止痛,温肝止呕,兼有杀虫安蛔的作用。两药同用,相辅相成,若用于气滞或热郁疼痛时,前者用量宜大,后者剂量宜小,以为反佐;若用于寒气疼痛,则后者用量应加大,前者则要减少。方剂的作用,随着这两味主药的剂量改变,使其既能适用于寒性疼痛,又适用于热郁疼痛;延胡索活血止痛,与金铃子同用能缓解平滑肌痉挛而止痛;徐长卿为一味镇痛要药,治一切痧气腹痛;白芍、甘草以缓急柔肝止痛。

加减 胆囊炎,加柴胡、郁金、炒莱菔子;胆石症、尿道结石,加广金钱、海金沙、鸡内金、芒硝;胰腺炎,加威灵仙、栀子、全瓜蒌;蛔虫症,加乌梅、槟榔、花椒、使君子;胃炎,加百合、乌药、佛手;阑尾炎,加红藤、败酱草、大黄、丹皮;疝气,加荔枝核、生军、附子(军附同用,治疝特效,其用量亦视寒热酌重而定,这是岳美中先生的经验)。

案例 杨某某,男,51岁,农民。1998年5月24日诊。

患者因家庭琐事与妻子吵架,心烦郁闷,外出去酒店欲用酒解愁,是夜黎明前突然腹痛阵作,于清晨即来我处诊治。疼痛以左胁下为甚,向左侧腰背肩反射,伴恶心、呕吐,微发热,参考尿、血淀粉酶及血象均超正常值,诊为急性胰腺炎。治宜疏肝利胆,理气止痛。金萸胡卿芍甘汤加减:金铃子10g,吴茱萸5g,延胡索10g,柴胡10g,红藤30g,栀子20g,徐长卿15g,威灵仙20g,白芍20g,甘草5g,元明粉5g(分冲)。3剂。嘱暂吃流汁。药后疼痛缓解,原方再服5剂而安。嘱少生闷气,心情保持舒畅,注意饮食,少油腻及酒、辣。

按 急性胰腺炎属中医学"胃脘痛""心脾痛""胁腹痛"等病症范畴,起病较急,多因情志不畅,恼怒伤肝,肝气郁结,失于疏泄,横逆犯胃克脾,升降失司所致。又因恣食肥甘醇酒,损伤脾胃,积滞于中,酿湿化热,邪热食滞互结,波及胆胰所致。栀子治疗胰腺炎有特效,这是朱良春教授的特有经验。

五金化石汤

组成 金钱草30g,海金沙30g,鸡内金10g,郁金15g,金铃子10g,延胡索10g,滑石30g。

功效 化石,溶石,止痛。

主治 肝胆结石,肾结石,尿道结石及其他部位的各种结石。

方解 金钱草、海金沙利水通淋,清肝胆湿热,善化石溶石;鸡内金为鸡的脾胃,善消石化坚,中有瓷、石、铜、铁皆能化之;郁金活血止痛,行气解郁,利胆化石;金铃子散理气化瘀止痛;滑石性寒而滑,寒能清热,滑能利窍,能清膀胱热结,通利水道,且能化石。诸药配合,能消融各部位的结石。

加减 肝胆结石者,加柴胡、枳壳、威灵仙、对坐草;泌尿系结石者,加大金钱草至90g,再加乌药30g,大便不通者,加芒硝。

案例 许某某,男,24岁,知识青年。1968年6月某日诊。

患者5年前曾患胆道蛔虫症,今午饭后,右胁突然疼痛难忍,向同侧肩背腰部反射,抱腹来诊。见其大汗淋漓,面色铁青,甚是痛苦。先针足三里、阳陵泉、绝骨、内庭等穴以止痛,后处五金化石汤加减:金钱草30g,鸡内金10g,柴胡10g,郁金15g,海金沙15g(布包),威灵仙15g,金铃子10g,延胡索10g,白芍15g,甘草5g,滑石30g。5剂。嘱忌脂肪、鸡蛋、海鲜、辛辣。药后疼痛完全缓解。因当时经济困难,教其自采遍地金钱,每日用60g,煎汤送服鸡内金粉3g,每日2次。服药约2个月,疼痛从此未作。

按 遍地金钱又名小叶金钱草、破铜钱、天胡荽、满天星,每日用30g(鲜者60g)煎水,送服鸡内金粉3g,芒硝3g,一日2次,治各种结石,治

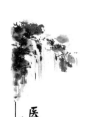

愈多例,真廉、便、验也。

健脾利水复肝汤

组成 白术30g,生黄芪30g,马鞭草30g,莪术15g,丹参30g,干蟾皮15g,腹水草30g,牵牛子6g(研分2次服)。

功效 益气健脾利水,消胀化瘀软坚。

主治 肝硬化腹水,蛋白比例倒置。

方解 现代药理研究证实,白术具有促进白蛋白合成,纠正白、球蛋白比例倒置,有显著而持久的利尿作用,又能抗血凝,保护肝细胞,由此可见白术补中寓通,堪为治疗肝硬化腹水之要药;然肝硬化腹水总以水邪停留为患,但水为有形之物,仰无形之气推动运行,故重用黄芪益气健脾,运阳利水;莪术除"积聚之气",配丹参、马鞭草活血化瘀,软坚消积;干蟾皮利水消胀,更具强心之功;腹水草逐水退肿,消积通便;牵牛子苦寒滑利,行气散壅,通利三焦,在白术、黄芪的配伍下,利水之功甚著而无伤正之弊。

加减 脾肾阳虚,湿阻水聚者,加桂枝、附子、党参、茯苓;舌红少苔,伤阴红干者,加阿胶、沙参、白芍、甘草;气滞水停,二便欠畅者,加葶苈子、椒目、防己、大黄(即己椒苈黄汤);气滞腹胀,肺气郁闭者,加紫苑、桔梗、乌药;肝硬化较甚者,加鳖甲煎丸、庵茴子、楮实子;食欲不振者,加谷麦芽、鸡内金。

案例 金某某,男,47岁,职工。1962年诊。

患者就业在外,因腹部胀满膨大,实在无力劳动而请假回家求医。见面色萎黄晦暗,慢性病容,中度贫血,腹部膨大,腹壁青筋暴露,全身皮肤轻度黄染,纳少乏力,小便短少,大便欠畅,下肢浮肿,肝肋下4cm,剑突下5cm,质偏硬,脾肋下3cm,舌质淡胖,舌苔薄白,脉弦沉细,此为鼓胀。当时正处贫困时期,常饮食失节,失饥伤饱,脾胃乃伤,脾虚失运,肝无以养,瘀血阻络,水湿内停发为是证。治当益气健脾,利水消肿,化瘀软坚。健脾利水复肝汤加减:生白术30g,黄芪15g,丹参30g,马鞭草30g,腹水草30g,桂枝10g,茯苓15g,楮实子15g,谷芽15g,莪术10g,干蟾皮10g,牵牛子4g(研分2次服)。7剂。

嘱饮食宜清淡,少吃多餐,服药后,纳谷渐馨,大便渐畅,尿量亦增,腹胀减轻,继服 10 剂。诸症进一步好转,后根据病情,略为加减,约调理 3 个月,逐步停药观察。一年后已恢复劳力。

按 患者是余胞兄,医者是笔者师父,桐庐名医胡仲翊先生。后遵此法也曾治愈数例肝硬化腹水者,效疗确切。胞兄愈后参加较重体力劳动 20 余年,未见不适,于 2003 年自然死亡,享年 88 岁。

六、治胃肠病方

胃泰乐

组成 山药 15g,鸡内金 10g,白及 10g,乌贼骨 15g,金铃子 10g,延胡索 10g,炒白芍 15g,甘草 5g,藕粉 30g。

功用 健脾和胃,理气止痛,制酸,修复溃疡。

主治 胃脘疼痛,胃、十二指肠溃疡,胃酸过多,胃肠出血,各种胃炎(浅表性胃炎、萎缩性胃炎,胆汁反流性胃炎,肠上皮化生等)。

服法 用水煎,取药汁,乘热倒入用凉开水调好的藕粉内急拌,温服,一日 2 次。亦可按此比例,将各药晒干研细,过筛和匀备用。服用时用煮沸开水 250ml,冲入预先用凉开水调好的藕粉 30g 内,急拌稀糊状,再加入上述药粉 10g,糖适量,充分拌匀,于饭前半小时服,一日 3 次。服后卧床半小时,且不断翻身,令药糊与胃各个部位接触,1 个月为一疗程。临床症状缓解后,改为每日 2 次。或用胃泰乐 3g(不用藕粉),饭前开水送服。

方解 本方实际上由四组药对组成,即山药配鸡内金,善补脾胃,助消化;金铃子配延胡索,疏肝理气,化瘀止痛;白芍配甘草,甘酸化阴,缓急止痛;乌贼骨配白及,清热散结,制酸止血。与藕粉同用,能缓解药性而保护胃黏膜,修复溃疡。从不同环节对胃脘疼痛起着治疗作用,故有良好的效果。

加减 病久体虚,脾弱失运者,加黄芪、党参、白术;肝气犯胃者,加柴胡、枳壳、九香虫;胆胃不和者,加威灵仙、红藤、郁金;胃酸过多者,加煅瓦楞、乳香、没药;胃脘胀甚者,加徐长卿、八月札、甘松;胃中寒者,加细辛、白芷、高良姜;胃阴不足者,加沙参、木瓜、乌梅;胃脘嘈杂者,加吴茱萸、黄连(2:1);大便溏泄者,加吴茱萸、黄连(1:2);大便干燥者,加全瓜蒌、熟军;大便溏黑出血者,加藕节炭、地榆、槐米;胃脘胀痛日久者,加百合、乌药;萎缩性胃炎者,加石斛、木蝴蝶、凤凰衣;肠上皮化生者,加仙鹤草、白花蛇舌草、蒲公英。

案例 傅某某,男,38岁,农民。1968年夏诊。

患者自部队复员后,胃脘疼痛常作,有时泛酸,纳谷渐减,身体渐瘦,由于食物匮乏,每痛剧时,服小苏打缓解。后授以此法,嘱忌食生冷、油腻、辛辣、酒,宜清淡易消化食物,注意调养情志。服药一个疗程后疼痛未作,改用乌贝散(乌贼骨7份,浙贝3份),每次3g,一日2次,饭前服用。又服一个月后停药,数年之内疼痛无反复。

按 六腑以通为用,以降为顺,赵棻先生说:"治胃不治脾,则治失之多矣。因脾为阴脏,胃为阳腑,一升一降,互为表里,缺一不可。治疗大法,以调节脾胃升降功能最为关键,清阳上升,浊阴下降,则脾胃协调,胃自安和。用药要注意,补勿过腻,攻勿太过,寒勿过偏,热勿过燥,以合土属中央,治易冲和之义。"

五白止泻汤

组成 白芷10g,焦白术15g,炒白芍15g,桔梗10g,山药30g。

功效 健脾止泻,升阳燥湿,抑肝缓痛。

主治 肝脾不和,湿浊中阻,气机郁陷之痛泻。如慢性泄泻、非特异性结肠炎、溃疡性结肠炎、结肠功能紊乱、慢性痢疾、小儿泄泻等。

方解 此方由太山老李炙肝散加山药而成。《名医类案·泻》中载:"有人患脾泻,诸治不瘥,服太山老李炙肝散而愈。乃白芷、白术、白芍、桔梗四味也。"(此方亦见《中藏经》)。初习医时,常见吾师用此方加味以治各种慢性泄泻、溃疡性结肠炎等肝脾不和之痛泻者,疗效显著。方中白芷芳香升阳,化湿而醒脾,为止久泻之良剂。白术补气健脾,燥湿利水

（唯止泻宜炒焦用,生用反通便,白芍亦然）。白芍柔肝,平肝气之横逆而缓痛。合桔梗入脾应肺,培土生金,金旺克木,以利肝横之气,使肝气平,脾得复,运化如常,则泄泻自愈。朱良春先生谓:"下痢腹痛久泻,用其排脓治痢,凡大便溏泄夹有黏冻者,用桔梗甚效。"加山药者,张锡纯先生谓其"补肾、补肺兼补脾胃,为治泻之要药。"

加减 若土虚木乘,脾受肝制,肠鸣腹痛,大便泄泻,泻后仍痛者,合痛泻要方,加防风、陈皮;肠鸣不减者,加羌活;脾胃虚弱,食少乏力,便溏泄泻者,合参苓白术散;气虚下陷者,加升麻、葛根;脾肾两虚,五更泄泻者,合四神丸;久泻、久痢者,合乌梅丸;腹痛热痢者,加白头翁、白槿化、香连丸、仙鹤草、马鞭草、马齿苋、秦皮等,均可酌情加用。

案例 陈某某,男,42岁,职员。1998年10月24日诊。

患者腹泻已延数年,晨起为甚,食后即泄,日四五次,伴腹痛,西医诊为非特异性溃疡性结肠炎,经中西药迭进,有时亦能稍效,但过时其病如故。刻下面色萎黄,神惫乏力,舌淡红,苔薄微黄,脉濡缓。是为脾虚失运,湿浊内停之证。宜补气健脾,运湿治泻。五白止泻汤加味:党参15g,茯苓15g,焦白术15g,炒白芍15g,山药15g,白芷10g,桔梗10g,防风10g,仙鹤草30g,广陈皮5g,甘草5g。7剂。嘱忌生冷瓜果,荤腥酒辣,及不洁、难于消化之物。药后腹痛几瘥,泄次亦减。继服7剂,诸症进一步好转,后以此方加减调治2个月而愈。

按 张景岳说:"泄泻之本,无不由于脾胃。"慢性腹泻多缘脾运失健,清浊不分,并走大肠,因泻致虚,因虚易泻,互为因果,是以缠绵难愈。其治则以健脾止泻最为常规,但临床所见,证情复杂,病机错综,必须慎思明辨,知常达变。近年来,随着生活水平的提高,胆石症、胆囊炎、胆囊息肉等疾病亦随之大增,并与泄泻之发生密切相关,当重视之。

急救防疫卫生散

组成 甘草100g,朱砂30g,细辛15g,白芷15g,黄连5g,吴茱萸5g,冰片3g,薄荷冰3g。

功效 防疫避秽,醒脑养胃,清上温下,止吐止泻。

主治 急性肠炎、痢疾、霍乱等诸般痧症,疫毒之证。

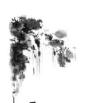

服法　诸药捡净去杂质,研极细,再入朱砂和匀(装成小包,每包3g)。密封储藏,勿令泄气。每服3g,开水送服。

方解　此散吸取张锡纯先生之卫生防疫宝丹及本地已故一民间医之"济仓丹"两者之精华而成。方中"朱砂能解心中窜入之毒,且又重坠,善止呕吐;冰片其力上升至脑以清脑中之毒;薄荷冰善解霍乱之毒,其味辛烈香窜,无窍不通,周身之毒皆能扫除,且与冰片皆性热用凉,无论症之因凉因热,投之咸宜也。粉甘草最善解毒,又能调和中宫,以止吐泻,且又能调和冰片、薄荷冰之气味,使人服之不致过于苛辣也。"(张锡纯先生《医学衷中参西录》急救回生丹方下)白芷芳香升阳、化湿止泻;黄连清热解毒、燥湿止泻;吴茱萸、细辛,温中止吐、散寒止痛。

案例　1990年夏,中国农工民主党杭州市委有20余人赴舟山交流,用餐以海鲜为主,不料大部分客人均泄泻顿作,有的腹痛难忍,有的伴恶心呕吐,幸亏胡之璟有备,随身带着急救防疫卫生散30包(每包3g),每人1包,开水送服,移时均愈,心情舒畅,顺利完成交流任务。

理气温中止痛液

组成　吴茱萸10g,公丁香5g,炒白芍30g,甘草10g,松香50g。

功效　理气止痛,散寒温中。

主治　脐腹部突发痉挛性绞痛的急性肠中寒证。

服法　先将松香略为敲碎,放入碗内,将余药水煎,取汁趁热急冲入,一边用筷子快速搅拌,去渣,乘热饮服。

方解　本病多发于饮食不慎,贪食寒凉生冷,或脐腹部直接受寒,寒邪直中肠腑,造成寒凝气滞,气机闭阻,失于温通,俗称"气腹痛"相当于"肠痉挛"。方中吴茱萸、公丁香,理气温中、散寒止痛;白芍、甘草,缓急止痛:松香的主要成分为海松脂酸,有燥湿、杀虫、拔毒、生肌、消肿止痛之功。

案例　沈某,18岁,1988年7月20日诊。

患者因天气炎热,恣食冰西瓜半只,须臾即感肚脐周围阵发性绞痛,且逐渐加剧,不能站立行走,只能以手按腹蜷蹐,面色青黄,呻吟汗出,面容痛苦,舌淡苔白,二脉沉迟,两胁无压痛,触腹部凉冷,麦氏点压痛及反跳痛均阴性,其他无异常,诊为寒邪直中肠腑,寒凝气滞气机闭塞,引起急性肠中寒证,即处上方,按法服用,其痛即止。

按 笔者于1965年暑夏某日,午睡时被腹痛搅醒,其痛难忍,自觉肚腹冰冷,即取松香一块(约50g)略敲碎,冲以刚烧开水用筷子搅拌,松香结成淡黄色块状,取汁趁热服下,其痛立止,见者无不称奇。此证当与急性胆囊炎、胆石症、急性肠痈、疝气等证相鉴别。

止呃逆汤

组成 公丁香6g,柿蒂30g,威灵仙30g,葛根30g,生姜10g。

功效 和胃降逆,解痉止呃。

主治 呃逆。

方解 胃失和降,气逆于上,膈肌痉挛,而呃逆作。方中丁香、生姜温胃散寒,下气止呃;柿蒂性温而苦涩,专止呃逆;此方妙在重用威灵仙和葛根两味,因其最善解痉以止膈肌痉挛之呃逆也。

案例 徐某某,女,45岁,杭州人。2011年5月22日诊。

患呃逆数年,多处就医未效,多位专家诊治,亦未能根除。观专家处方,不外丁香柿蒂汤加减,唯其量甚轻,丁香2~3g,柿蒂6~10g。为处止呃逆汤3剂,而安。

按 一般呃逆,偶然发作,患者可用双拇指尖按压无名指第一节横纹,即可停止;或将双手放于头顶,足跟跷起下蹬,再立起,亦可缓解。呃逆经常发作者,则可用止呃逆汤治之。

七、治肾病方

五草利水消肿汤

组成 白花蛇舌草50g,鱼腥草30g,益母草50g,葎草30g,萹蓄(草)30g。

功效 清热解毒,宣湿行瘀,利水消肿。

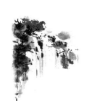

主治 急性肾炎、肾盂肾炎、尿道感染、膀胱炎、热淋等证。

方解 急性肾炎的病机主要是由于外邪侵袭、湿热浸淫、病毒感染等。一般肺先受病，继而入侵至肾而发病，多属实证。临床主要症状有眼睑如卧蚕状，少尿，腰痛，渐现颜面及周身浮肿，血尿，蛋白尿，也有血压升高的表现。治疗应以疏解外邪，清利湿热，利尿解毒为主。方中白花蛇舌草有清热解毒之功，主治各种感染，尤其是泌尿系统疾病，疗效颇佳；鱼腥草清肺泄热解毒，清上而利下；"水能病血，血能病水"，故治水当治血，益母草活血通络，祛瘀生新，利湿消肿，利水降压；萆草清热利尿，除蒸散结，通络利水，以治血尿、蛋白尿；萹蓄利水通淋，清下焦湿热（用萹蓄加食盐少许，捣烂敷神阙，以治急性肾炎，效果极佳）。诸药配合，热清，湿祛，毒解，血活，瘀滞祛除，血脉疏通，使脏腑安和，精微内藏。

加减 外邪束肺者，加麻黄、蝉蜕、杏仁、生石膏；疮毒内攻者，加河白草、银花、连翘、蒲公英；扁桃体肿大者，加金荞麦、土牛膝、板蓝根；尿血者，加白茅根、大小蓟、血余炭；蛋白尿加土茯苓、石韦、蝉蜕；血压偏高者，加夏枯草、怀牛膝、地龙、决明子；尿道感染者，加栀子、鸭跖草、泽泻。

案例 孙某某，男，16岁，学生。1998年6月21日诊。

患者近来感冒，患化脓性扁桃体炎已5天，经西医治疗后，咽喉疼痛有所缓解。于第8天晨起，发现眼睑浮肿，且迅速波及周身，按之凹陷，伴发热口渴，头痛，腰酸，小便短少，色如深红茶水，舌红苔黄腻，脉滑数。尿常规检查提示：红细胞满视野，蛋白（＋＋＋），诊断为"急性肾炎"，属风水疫毒内浸证。治宜清热解毒，利水消肿。拟五草利水消肿汤加味：白花蛇舌草30g，鱼腥草30g，益母草30g，萆草30g，萹蓄30g，连翘15g，荞麦根15g，板蓝根15g，土茯苓30g，栀子10g，僵蚕10g，蝉蜕10g。7剂。嘱饮食宜清淡，暂忌食盐、豆制品、荤腥、辛辣之味。药后得微汗，二便通利，浮肿渐消，继服7剂。水肿尽退，尿常规检查示：尿蛋白（＋），红细胞（＋）。后用清利之剂，善后调理4周，再次尿常规检查均正常，乃停药观察。

按 急性肾炎是一种与感染有关的，以肾为本、以肺为标、以脾为制的急性免疫性疾病，它的发生主要由于外邪侵袭，湿热浸淫，疮毒感染所致。所以及时疏解外邪，清利湿毒为要，使风邪外透，湿从下渗，热毒得以清解,则不致深入内陷于肾而使病情加重。而饮食宜忌,对于肾炎来说显得尤为重要。

五仙益肾固精汤

组成 仙鹤草50g,仙灵脾30g,仙茅15g,威灵仙15g,仙遗粮50g。

功效 温肾强腰,消除蛋白尿,疏壅导瘀,止血尿,亦治阳痿早泄。

主治 慢性肾炎,病程日久,血尿不止,尿蛋白长期流失。

方解 慢性肾炎的病机主要是脾肾两虚,湿热蕴阻。脾肾虚则失于固摄,湿热则扰乱精室,从而出现蛋白尿、血尿等精微物质的流失。故其主治是健脾益肾,佐以清利湿热。方中仙鹤草益肾补虚,生血止血,消尿蛋白;仙灵脾即淫羊藿的根,可补腰膝,壮筋骨,上能益气力,下能利小便,朱良春先生谓其"不仅可以温肾,而且还有肾上腺皮质激素样作用,为燮理阴阳之妙品。"仙茅壮肾益气以消阴翳,温阳利水以解凝浊;威灵仙疏壅导瘀,善祛新旧积滞,其性可升可降,升则益气通络,降则导淤排浊,亦可治少精无精症。仙遗粮即土茯苓,我县民间称山奇良,传说是神仙遗留下来的粮食,以帮助百姓度过灾荒。具有补益脾肾,清利湿热,解毒利水之功,还可消除尿蛋白(任继学先生最善用此品)。

加减 兼外感者,加麻黄、苏叶、蝉蜕、白花蛇舌草;湿热未清,尿蛋白不易消失,伴血尿者,加荠菜花、葎草、苎麻根、鹿衔草;血尿甚者,加琥珀3g,(研细分吞);尿蛋白难消,加五倍子、羊乳、石韦;水肿严重者,加大剂海藻、益母草,外用桂丁散(肉桂、公丁香等份研细)敷脐;高血压者,加牛膝、地龙、防己、萆薢;脾肾阳虚者,加黄芪、附子、肉桂;氮质血症者,扶正与祛邪并进,扶正不外滋阴、温阳、补气、养血,祛邪主要泄浊、化瘀、解毒,且以大黄为主;在肾衰竭的尿毒症阶段,由于血肌酐、尿素氮持续升高,浊阴上干,出现频繁呕吐,病情危笃,服药困难者,可采取中药保留灌肠。朱良春先生称之为"中药肠道透析法"。药用:生军15g,六月雪30g,白花蛇舌草30g,丹参20g。煎200毫升,按法保留灌肠。

案例 方某,女,43岁,业务员。1999年5月26日诊。

患病已逾年,初起恶寒发热,腰痛尿少,未几日,眼睑一身悉肿,某医院诊断为"肾炎",用激素等治疗半年,诸症缓解。后病情反复,遂去杭州某医院治疗,加大激素用量,又加服利尿剂,治疗半年,症状未有基本改观,而转来我处治疗。见其面色晦暗,满月脸,目窠浮肿,腹部膨胀,舌淡体胖,苔白腻,脉沉缓无力。尿常规检查提示:尿蛋白(＋＋＋),隐血(＋＋),颗粒管型(＋)。证属脾肾阳虚,阳不化气,水湿不行。治以温补脾肾,益气化水。五仙益肾固精汤加味:土茯苓50g,仙鹤草30g,黄芪30g,益母草30g,仙灵脾15g,仙茅15g,威灵仙15g,汉防己15g,桂枝15g,生白术15g,茯苓15g,泽泻15g。7剂。嘱饮食宜清淡,暂忌荤辣、豆制品。药后胃纳稍振,尿量亦增,浮肿渐退,嘱停服利尿剂,激素药每月递减1片。遵"效不更方",原方加六月雪30g,再进14剂。诸症进一步好转,尿常规检查提示:尿蛋白(＋＋),隐血(＋),颗粒管型消失。又14剂。尿常规检查提示:尿蛋白(＋)。原方加炒麦芽、炒谷芽各15g。14剂。尿常规检查已正常。嘱谨防感冒,注意休息,切勿过劳,逐略小其剂,出入加减,调治一年,无反复,停药观察。

按 肾为水脏,主一身水液代谢,司膀胱气化,开窍于二阴,尿液的形成与排泄过程,与肾脏关系最为密切,小便的变化,首先反映了肾的病变,肾炎患者随着小便的异常变化,常见面浮、身肿、腰酸、乏力等症,临床观察,不少慢性肾炎患者久治不愈,尿蛋白持久不消,浮肿反复发作,此时不可妄施通利之剂,更伤肾之阴阳,不可不知。

五白利水通淋汤

组成 白花蛇舌草30g,白茅根30g,白英30g,白槿花15g,白薇15g。

功效 清热解毒,利水通淋,凉血止血。

主治 急性肾盂肾炎,尿路感染,膀胱炎,热淋,血淋,亦治妇人赤白带,男子白浊。

方解 急性肾盂肾炎,也称急性尿路感染,多伴有膀胱炎,属淋证中的热淋、血淋。是由细菌感染肾盂、肾盏和肾实质所致的炎症性疾病。主要受外邪、过食辛热肥甘、湿热下注膀胱所致;或下阴不结,致病菌由尿道上行而入膀胱,酿成湿热,然后经由输尿管上行至肾脏而导致肾盂肾炎。症见发热,溲频且涩,甚或疼痛,解后犹觉未尽,尿黄浑浊,甚则可呈脓尿或血尿。治宜清热解毒,利湿通淋。方中白花蛇舌草、白薇,清热解毒、利水通淋;白茅根清热利尿,凉血止血;白槿花清热解毒,利小便,除湿热,能泄化下焦瘀浊;白英,即蜀羊泉,又称白毛藤,善清利湿热,诸药配伍,热清毒解,小便通利,诸症缓解。

加减 感受外邪,兼有表证者,加豆豉、葱白、蝉蜕、木贼草;小便艰涩,尿道结石(石淋)者,合五金化石汤;腰酸腹痛甚者,加金铃子、延胡索、白芍、甘草;小便出血,热涩刺痛甚者,加生地、栀子、鸭跖草、旱莲草等。

案例 申屠某,女,38岁,商人。1997年7月3日诊。

患者屡犯尿频尿急之疾,每饮食不慎、疲劳、失眠等因而作,这次因同学聚餐,过食酒辣肥甘,是夜即感尿频尿急,淋漓刺痛,自服抗菌消炎药治疗,仅稍缓解,未能痊愈。次日早晨即来我处治疗。刻下少腹拘急,腰酸胀痛,溺色黄赤,口干舌红,脉细数,尿常规检查提示:红细胞(+++),白细胞(++)。证属急性尿道感染——热淋,乃湿热内蕴,膀胱气化失司所致。治宜清热凉血,利水通淋。五白利水通淋汤加味:白花蛇舌草30g,白茅根30g,白毛藤30g,生地30g,白薇15g,白槿花15g,栀子15g,败酱草30g,泽泻15g,甘草5g。7剂。

嘱每剂煎汤2次,取汁3碗,频服,多喝开水,饮食宜清淡,忌酒辣肥甘。药后诸症缓解,又7剂,尿常规检查正常。每天用白茅根煎汤代茶以善后。

按 肾盂肾炎大多由上行性感染为主,故需经常注意会阴部及尿道周围的清洁卫生,对防止尿路感染有重要意义,尤其是女婴和育龄女性,在经期和妊娠期的个人卫生更为重要。中药煎剂可采用多服频服,鼓励患者多喝开水,有利尿作用,同时冲洗尿路,有利于加速细菌分泌物的排出。饮食宜忌亦很重要,防止反复。

五蛇通淋消糜饮

组成 蛇床子30g,白花蛇舌草30g,蛇葡萄30g,蛇食草30g,蛇倒退30g。

功效 清化湿热,分清利浊,杀虫解毒。

主治 乳糜尿,膏淋,气淋。

方解　乳糜尿是因湿热下注,湿浊瘀阻(包括丝虫体阻塞淋巴管中),阻碍了机体精微的正常输布,以及湿浊(包括体内新陈代谢产物)的排泄,致使清浊不分,精浊下趋,甚至脉络失守,固摄无权。证见尿如米泔,混浊如浆,甚见尿血或赤白相兼,尿浊稠黏,如凝脂状物漂浮尿面。治宜清利湿热,解毒杀虫,利尿消肿。方中蛇床子杀虫,清利湿热;蛇葡萄、白花蛇舌草清热解毒,利尿消肿;蛇食草即爵床,又名小青草,利水消肿,活血解毒;蛇倒退,即杠板归,又名河白草,善清热解毒,利尿消肿。诸药配伍湿利热清,虫祛毒解,肿消络通,诸症缓解。

加减　湿热重,有脓尿者,加萆薢、乌药、贯众、苦参、黄柏、六月雪、冬葵子、泽漆;血尿者,加槐米、刘寄奴、栀子、白茅根、小蓟;小腹下坠者,加黄芪、党参、山药、升麻;腰膝酸软,头昏耳鸣,久浊不愈者,加菟丝子、萸肉、白术、龟板、白及、石莲子等。

案例　杨某某,女,41岁,农民。1987年11月27日诊。

近月来发现小便浑浊,状如米泔,稍食油腥物,即尿浊加重,稠黏,涩沥不畅,溲热口干,苔白腻,脉滑数。小便乳糜试验阳性。证属湿热下注白浊症。治宜清利湿热,分清利浊,杀虫解毒。五蛇通淋消糜饮加味:蛇床子30g,蛇葡萄50g,白花蛇舌草30g,蛇食草30g,蛇倒退30g,贯众30g,六一散30g,冬葵子15g,萆薢15g,石韦15g,瞿麦15g,泽泻15g。10剂。饮食宜清淡,忌酒辣肥甘。药后小便通畅转清,略小其剂加山药15g,又服月余,诸症消除,小便乳糜试验连续三次阴性,随治半年无反复。

按　现代医药认为乳糜尿是丝虫寄生淋巴结,造成淋巴管或淋巴结增生的结果,但总因湿热下注,湿浊瘀阻,致使清浊不分,精浊下趋所致。相当于淋证中的气淋、膏淋,其治当以清利湿热为主,饮食宜忌也很重要。

八、治血证方

加味补络补管汤

组成　生龙骨30g,生牡蛎30g,净萸肉30g,仙鹤草30g,乌贼骨15g,炒茜草15g,生白芍15g,炙甘草6g,三七6g(研粉吞)。

功效　止血塞流。能补已破之肺络及胃中血管,以成止血之功。

主治　各种出血证。

方解　补络补管汤为张锡纯先生所拟,原方由生龙骨、生牡蛎、净萸肉各一两,三七二钱组成。其谓:"龙骨、牡蛎、萸肉,性皆收涩,又兼开通之力,故能补肺络与胃中血管,以成止血之功,而又不致有剧止之患,致留瘀为恙也。又佐以三七者,取其化瘀生新,使损伤之处易愈,且其性善理血,原为治吐衄之妙品也。"(《医学衷中参西录》)加乌贼骨、茜草,以加强补络补管之功;佐以芍药、甘草,用其滋阴养血,退热除烦,调和气血,善治脘腹胃痛;更用仙鹤草,能补血生血,增加血小板以达到止血之效,且"此药止中有行,兼擅活血之长,是以止涩之中寓宣通之意,不得以收涩止血视之,止血而不留瘀,瘀血去则新血生,故为血证要药焉!"(朱良春先生语)。本方不论何种出血,均可根据其出血部位,发病原因和寒热虚实,辨证加减,一般均能达到止血的目的,且有不致剧止而留瘀血之妙。

加减　肝气上逆,升发太过而引起的吐血、呕血、衄血,加代赭石、栀子、丹皮、竹茹;肺火盛而引起的咯血,加桑白皮、地骨皮、黄芩、黛蛤散、秘红丹(大黄巧配肉桂);心阳亢而引起的吐血,加生地、焦山栀、三黄泻心汤;温邪入营,加水牛角、生地、丹皮、玄参、紫草;阴分虚损而引起的咯血,加沙参、麦门冬、五味子、阿胶;中气虚、脾不统血的便血,热加地榆、槐米、白及、熟军炭,寒加炮姜、炒艾叶。云南白药均可用。尿血加白茅根、荠菜花、小蓟;崩漏加失笑散、莲房、炒白芷等。"总之药不执方,相宜而用,温、凉、补、攻,需得当耳。"(何任先生语)。

案例 华某某,男,42岁,农民。1994年7月11日诊。

患者平时嗜好烟酒,贪杯而不能自控,常醉而不能行动,3个月前见呕吐物内夹有小血块,家人惊慌,即陪同去某医院诊治,建议住院。对症治疗,半月血止出院,嘱忌烟酒,无奈烟酒难戒,酒后反复吐血、便血,而转来我处治疗。见其面色少华,舌红少津,苔薄,口苦,脉弦数,吐血之色鲜红挟有小瘀块,便血之色溏黑似柏油。证属胃络受伤,血管破损,遇酒辣刺激后即易出血。"阳络伤,则血外溢;阴络伤,则血内溢"。治宜和胃宁络,消瘀止血。加味补络补管汤加减:煅龙骨15g,煅牡蛎15g,萸肉15g,乌贼骨15g,生地榆15g,槐米15g,仙鹤草30g,白及片10g,葛花10g,熟军炭5g,炙甘草5g。7剂。药后血止,又7剂以资巩固,但要痊愈,必须戒酒。后用乌及散(乌贼骨、白及、熟军炭的比例分别为7:2:1)研极细,每次3g,一日3次,饭前半小时,温开水送服,以善后根治。

按 唐容川对治血证提出"止血、消瘀、宁血、补血"四法大纲。可见治血证,止血为第一要义,"留得一分血,保得一分气,则有一分生机。"血止之后,"其离经之血,则为瘀血。瘀血不去,血不归经;瘀血不去,新血不生",故当消瘀。血止瘀消之后,当防其再次潮动而复出血,所以需要安之,谓之宁血。血去既多,则血必虚,故当补养之,以复健康之体。又气血与五脏关系甚为密切,所谓"血生化于脾,总统于心,藏受于肝,宣发于肺,施泄于肾"。五脏之间在生理上相互滋生,相互制约,在病理上相互影响,故治疗时得全面考虑。根据中医习惯,认为止血药,炒炭存性,最为适宜,其实有些药生用比炒炭用的止血效果更好,且无留瘀之患。

加减升降散

组成 僵蚕10g,蝉蜕10,大黄6g,丹皮10g,紫草15g,商陆15g,仙鹤草30g,大枣30g。

功效 凉血,增加血小板,抗过敏。

主治 过敏性紫癜,血小板减少性紫癜。

方解 紫癜属"肌衄"之范畴,是血液不循常道而溢于脉外所致。其病因多端:阳气翔动,血热妄行;水不涵木,肝血失藏;脾气虚弱,固摄无权;过食肥甘,湿热内生;恣食生冷,脾胃失和;感染时疫,内侵血络,等等。方中蝉蜕轻清灵透而性凉,有以皮达皮之妙,且有抗过敏、抗应变、抗病毒之功。配能"灭诸症瘢痕"(《别录》)的僵蚕,则能"加速紫癜消退,殆因其有达肌表,化瘀滞之功故也"。又"紫癜既是出血之征兆,亦是瘀滞的表现"(朱良春先生语)。故用善清血中伏火之丹皮,配伍治衄妙品大黄,专泻血分瘀热。紫草凉血透疹化斑,治紫癜最妙。商陆一般方书均归于泻药类,但民间称为土人参,配猪瘦肉作补身之用。《中药大辞典》记载:"单味商陆治疗紫癜,对改善出血症状,升高血小板均有良好的作用。"仙鹤草配大枣,能补血生血,增加血小板,以达到止血之效,且无留瘀为患;大枣还能调和大黄、丹皮寒凉之性以护胃。

加减 过敏体质者,加红豆蔻、山楂肉、地龙、乌梅;血小板减少者,加黄芪、黄精、肿节风,花生衣;兼风者,加苏叶、荆芥、防风;湿热者,加白鲜皮、土茯苓、地肤子、蛇床子;阴虚血弱者,加黄精、白芍、枸杞子、女贞子、旱莲草;阴虚血热或热毒蕴结者,加水牛角、生地、玄参、丹参、赤芍;脾气虚弱者,加黄芪四君子汤;肾气虚者,加淫羊藿、补骨脂、骨碎补;斑色淡红,寒凝经脉者,加黄芪、当归、山药、桂枝、白芍、炮姜等。

案例 桂某某,女,14岁,学生。1994年5月18日诊。

患双下肢过敏性紫癜已近3个月,虽经抗过敏、生血细胞及激素治疗,其效不显,且易反复。见斑色鲜紫深红,双腓肠肌略感胀痛,疲乏无力,月经过多,心情急躁,尿赤便燥,舌红唇干,苔薄黄,脉弦细数。证属阴虚血热,治宜滋阴凉血,抗过敏。加减升降散主之:僵蚕10g,蝉蜕10g,牡丹皮10g,红豆蔻10g,山楂肉15g,生地15g,紫草15g,白芍15g,商陆15g,仙鹤草30g,旱莲草30g,女贞子30g,熟军5g,甘草5g。7剂。嘱忌荤腥辛辣等易过敏之物。药后皮诊稍退,胀痛亦减,心情舒畅,大便顺畅,诸症好转,又7剂。皮疹消退。后根据证情加减又调理1个月,血常规均在正常范围,继用归脾丸巩固善后。其母告知,一切近常,学习成绩良好,考入重点大学,毕业后结婚,现已为人母。

按 过敏性疾病当找出过敏因素,注意避免,以防止复发。

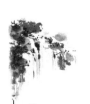
九、治消渴方

黄芪生脉增液汤

组成　黄芪30g,太子参15g,麦门冬15g,五味子10g,生地30g,玄参30g,苍术30g,山药30g,蚕茧30g。

功效　益气滋阴,生津降糖。

主治　消渴,偏于气阴两虚者。

方解　"消渴一证,虽有上中下之分,其实不越阴亏阳亢,津涸热淫而已。"(《临证指南医案·三消》邹滋九先生按语)故方中用黄芪生脉饮益气滋阴,同时用增液汤滋阴生津,用山药配黄芪降尿糖,用苍术配玄参降血糖,这是施今墨先生用之有效的成功经验。更加蚕茧一味,这是任继学教授的多年的临床经验,称"蚕茧甘温和缓,温而不燥,补而不腻,以血肉有情之身,善补精气至虚至损;以虫药善行之体,畅荣脏腑寓补于通,培元固本,益气生津,于平淡之中而建神奇,实为治消渴至善妙药。"(《当代名医临证精华·消渴专辑》)

加减　病情较甚,蚕茧可加倍,非养蚕区,茧难觅者,可用僵蚕代之(研细,每服5g,一日2～3次)。血糖不降者,加白虎汤;尿糖不降者,加乌梅、五倍子;口渴甚者,加天花粉、石斛;血脂高者,加葛根、丹参;兼酮症者,加生姜、干姜辛润通阳之品。因胰腺为六腑之一,腑以通为用,故当酌加活血化瘀之品,如红花、丹皮、郁金、鸡内金、鬼箭羽等,其中鸡内金本身可降血糖,鬼箭羽可刺激胰岛B细胞增生,促进胰岛素分泌,其余可随症加减。

案例　詹某某,女,43岁。

患糖尿病3年,口服降糖药,症状时轻时重,空腹血糖持续在7～9mmol/L,尿糖在(＋～＋＋),西医建议注射胰岛素,但其畏惧,转中医治疗。自述乏力,常汗出,口渴喜饮,但不多饮,眠不安,夜尿频,月经赶后,量少不畅,常夹瘀块,手足心热,舌红有紫气,苔薄,脉数。治宜益气生津,化瘀降糖。黄芪生脉增液汤加减:黄芪30g,当归15g,麦门冬15g,生地30g,玄参30g,苍术30g,山药30g,丹参30g,鸡内金10g(研,分吞),僵蚕10g(研,分吞)。14剂。药后月经来潮,原方加桃仁10g,红花10g,益母草30g。7剂。服药后经量大增,排出瘀血亦多,手足心热除,口渴缓解,夜眠安,精神振。查空腹血糖6.8mm01/L,尿糖阴性。如此调理3个月,症状基本稳定,用鸡内金、僵蚕各100g,研细,每服5g,一日2次,以资巩固。

按 糖尿病属中医学"消渴"范畴,其形成主要由于恣啖肥甘,嗜烟、酒、辣,情志失调,久坐少动所致。所以本病除药物治疗外,必须强调节制肥甘饮食,戒烟酒辣,调摄精神,适当运动,实为治疗本病的基本原则。

真武乌梅治消渴汤

组成 附子15g,茯苓30g,白术30g,白芍30g,当归15g,乌梅30g,生姜15g,鸡内金10g。

功效 温阳化气,健脾散精。

主治 消渴,无明显热证,舌不红,偏于阳气虚衰者。

方解 "消渴者燥热为标,阳虚为本,很多消渴患者,久施养阴清燥之品罔效,细审其证,确无阴虚之明征,虽口渴无舌红少津,反多舌淡齿痕,苔滑之象,且每多阳衰诸症,其口渴者因肾阳虚衰,气化失职,气不化津,津不上达所致……且认为救治肾阳虚衰,未过仲景真武……方用大辛大热之附子,温肾助阳化气;茯苓、白术健脾渗湿;白芍敛阴和阳;生姜味辛性温,既可协附子温肾化气,又能助苓术健脾和中,共奏温阳化气之功。可谓不生津而津自回,不滋阴而阴自充。"(桑景武《当代名医临证精华·消渴专辑》)清代名医刘鸿恩先生善用乌梅为其长,创乌梅四物汤(四物汤去川芎加乌梅),认为此方"诚为滋阴之至剂,亦可为治消渴之至剂也。"故加用乌梅、当归,亦含阴中求阳之意;鸡内金健脾活血、化瘀降糖。张锡纯说:"用之以助健脾强胃,化饮食中糖质为津液也。"

加减 阳虚阴衰者,加人参、萸肉;气虚者,加黄芪、山药;血糖不降者,加苍术、玄参;多饮多汗者,加龙骨、牡蛎、仙鹤草;多尿者,加金樱子、

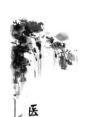

五倍子;夜尿频者,加益智仁,萆薢、乌药;便溏者,加山药、薏苡仁、仙鹤草;阳痿者,加淫羊藿、阳起石。

案例 李某,男,48岁。

患者因口渴多饮,在某医院查空腹血糖10.2mmol/L,餐后2小时血糖18.6mmol/L。空腹尿糖(+++),诊断为糖尿病。予盐酸二甲双胍肠溶胶囊,每次1粒,一日2次,早、晚饭前半小时服。开始降糖效果不明显,后加服一日3次,血糖控制尚可。近月来患者自觉精神不振,头晕乏力,气短懒言,动则汗出,口渴欲饮,且喜热饮,夜尿频多,体重减轻,膝痠阳痿,而来中医治疗。见精神萎靡,面色无华,头汗出,舌淡苔薄白,脉沉缓无力,查空腹血糖9.2mmol/L,尿糖(+),证属气虚脾弱肾亏之证。治宜益气健脾,温阳补肾。真武乌梅治消渴汤加减:附子15g,党参15g,白术15g,茯苓15g,山药15g,鸡内金10g,干姜3g,黄芪30g,乌梅15g,仙鹤草30g,益母草15g,金樱子15g。7剂。嘱停服西药,后诸症好转,遵效不更方,再进7剂,查空腹血糖6.5mmol/L,尿糖阴性。后根据病情,加减调理3个多月,证情稳定后以金匮肾气丸巩固。

按 糖尿病确属虚寒者,常见尿意频繁,小溲清长,朝夕不断,口渴不欲饮,且喜热饮,气短音低,大便时溏,四肢不温,舌淡不红,苔薄白,脉象沉迟,尺部尤甚,辨证必须准确,用之始当。

五桑降糖汤

组成 霜桑叶30g,桑白皮30g,桑椹30g,桑寄生30g,桑螵蛸15g。

功效 清上滋中温下,三焦同治。

主治 消渴证。

方解 方中桑叶清热宣肺,生津滋燥,清肝明目;桑皮泻肺止渴,以加强肺的宣肃功能;桑葚滋阴生津,益精养血,和胃止渴,为补肾之专剂,有明显的降糖作用,并有抗组织老化、延年益寿之效;桑寄生补肝肾,强筋骨,降血压,通血脉,养血固精。此四味即为何绍奇先生的降糖验方"四桑汤"。笔者加桑螵蛸以加强补肾助阳、固精缩尿之功。对于难降之高血糖者,补肾之法尤为重要,且需持之以恒,坚持服用为要。

加减 气虚者,加黄芪、山药、党参;血虚者,加生地,当归、仙鹤草;

血糖难降者,加玄参、苍术、乌梅;脾虚者,加鸡内金、白术、茯苓;口渴甚者,加天花粉、葛根、石斛;血瘀者,加红花、郁金、鬼箭羽;阳虚者,加附子、干姜;夜尿多者,加山药、益智仁、萆薢、乌药,或加缩泉丸。

案例　张某,男,53岁。

患者患消渴病已有多年,身体逐渐消瘦,精神不振,体倦乏力,口干欲饮,易患感冒,干咳少痰,自觉胸中烦热,气息促急,小便频数,入夜尤甚,尿有余沥,上浮泡沫,纳谷不馨,腰膝较软,舌苔薄白,脉关上细数,两尺沉弱。查空腹血糖8.2mm01/L,尿糖(＋＋)。治当清泻上焦,使金令得行,津液输布,则烦渴可止;补中益气,健脾滋燥,清胃生津,脾健散精,津生热消,则证可瘥;久病入肾,阴阳亏损,补肾固精,助阳和阴,是为根本。拟五桑降糖汤加味:桑叶30g,桑皮30g,桑葚30g,桑寄生15g,桑螵蛸12g,黄芪30g,僵蚕10g,玄参30g,苍术15g,生石膏30g,天花粉15g,山药30g。14剂。药后诸症好转。查空腹血糖6.4mm01/L,尿糖阴性。效不更方,原方再服14剂。查血糖正常,后改用鸡内金、僵蚕各100g,研细,每服5g,一日2次,以资巩固。

按　脾虚为糖尿病的重要机制,张锡纯先生明确指出:“脺(胰脏)为脾之副脏。”则胰腺分泌胰岛素的功能,与脾密切关联,故何绍奇先生说:“糖尿病,病在胰,胰归属于脾。故绝大多数患者从脾论治,治脾即是治胰,脾的运化恢复,才是真正的降糖之道。”“治脾即是治胰”“不治脾不能为功。”他的脾胰同源思想,对治疗糖尿病有一定的指导意义。

十、治中风方

五地养阴息风通络汤

组成　生地30g,生地榆30g,地龙15g,地鳖虫10g,地胡风30g。

功效　滋阴息风,活血通络,止血祛瘀。

主治　中风脑溢血,脑血栓形成。症见神志昏迷,半身不遂,口眼㖞斜,言语塞涩。

方解 中风一证发病急骤,猝然昏仆,不省人事,变化迅速,多为肝肾不足之人,阳亢上逆,风火上壅,痰瘀交阻,凝结脑部,络脉受阻,使血供不足,则导致本病的发生。方中生地、地榆,滋阴凉血止血;地龙清热平肝,降压息风;地鳖虫化瘀通络,它既能化已离经之瘀血,又能补已破裂之血络,不使再出血;地胡风即仙鹤草,能补血生血而止血。朱良春先生说:"此药止中有行,兼擅活血之长,是以止涩之中寓宣通之意,止血而不留瘀,瘀血去而新血生。"故本方既可适用于脑溢血,亦可适用于脑血栓形成,临证可以此为基础方,辨证加味运用,每可取得理想的疗效。

加减 偏瘫失语者,加羌活、胆南星、天竺黄,且宜早用;便秘者,可与大黄相伍,疏上通下极为重要;肝肾阴虚者,加龟板、鳖甲、枸杞子、女贞子;肺脾气虚者,加黄芪、太子参、白术、山药;脾肾阳虚者,加附子、肉桂、巴戟天、肉苁蓉;神昏发热者,选加"凉开三宝";阳亢风动者,加羚羊角、钩藤、僵蚕、蝉蜕;血压高者,加怀牛膝、桑寄生、龙骨、牡蛎;痰迷心窍者,加胆南星、竹沥、天竺黄、苏合香丸;瘀血入络者,加当归、川芎、赤芍、丹参;语塞神呆者,加远志、郁金、石菖蒲、木蝴蝶;大便秘结者,加生军、肉苁蓉、全瓜蒌、增液汤;半身不遂、口眼㖞斜者,加黄芪、白附子、胆南星、全蝎、蜈蚣。

案例 钱某某,男,65岁,退休职工。1995年12月5日诊。

患者素有高血压、糖尿病史。3天前中午突然昏倒,神志不清,急送医院,住院治疗。经CT等检查确诊为脑血栓形成,经对症治疗后,神志逐渐清醒,但时而说胡话,语言不利,喉间痰鸣,右半身偏瘫,口眼向左㖞斜,大小便常已遗而唤呼要上厕所,舌质红略胖,苔腻,脉弦滑,体形肥胖,痰湿素盛,一派痰火内闭、神窍被蒙之象,所谓"无痰不中风",痰一化,窍自开,络自通,风自灭矣。急拟滋阴息风,豁痰开窍,止血化瘀。生地30g,生地榆30g,地龙30g,地鳖虫10g,仙鹤草30g,胆南星10g,丹参30g,桑寄生15g,郁金15g,石菖蒲10g,稀莶草30g,鲜竹沥4支(兑服)。7剂。药后诸症逐渐好转,能坐起饮食,二便趋于正常,舌红已退,苔薄腻,脉缓滑。拟前方去胆南星,加黄芪30g。7剂。诸症继续好转,已能下床扶动,唯上肢仍麻木,拟前方去石菖蒲,加桑枝30g,白芥子10g。14剂。

嘱加强锻炼,以利恢复。戒烟酒,节肥腻,制怒怡情,劳逸结合,以防复发。

按 中风为临床常见病,一般分为中经络和中脏腑两类,中经络多为脑血栓形成之类,有本虚标实的不同;中脏腑多脑出血之类,则分闭脱二证。为便于临床辨证应用,将中风的中医分类,以供参考(图3)。

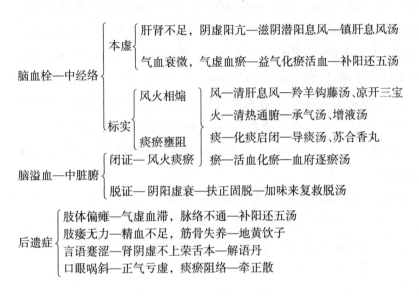

图3 中风的中医分类

十一、治失眠方

二夏龙琥安神汤

组成 半夏15g,夏枯草15g,龙齿30g(先煎),琥珀3g(分吞),茯苓30g(先煎),百合30g,仙鹤草30g,大枣15g,生麦芽30g,炙甘草6g。

功效 养心安神,交通阴阳,化动为静。

主治 各种疾病引起的夜寐不安,多梦易醒,焦虑症,神经官能症,

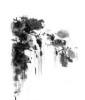
更年期综合征。

方解　不寐虽病因复杂,但究其发病的根本原因乃"阴阳违和,二气不交,脏腑气血失和,水火不济,阴不交阳,阳不入阴"所致。《类证治哉·不寐》云:"阳气自动而之静,则寐;阴气自静而之动,则寤。不寐者,病在阳不交阴也。"因此治疗失眠的关键,重在协调阴阳。方中二夏(半夏、夏枯草),《医学秘旨》云:"盖半夏得阴而生,夏枯草得阳而长,是阴阳配合之妙也。"所以两药相伍,能化动为静,和阳养阴,交通阴阳。龙齿镇心潜阳,定魂魄,安五脏,敛阳入阴;琥珀直入心肝,宁心定魄,镇惊安神;茯苓善敛心气之浮越,以安魂定魄,镇惊安神;百合清心安神,养五脏,仙鹤草养心安神,可用于各种失眠,和大枣相配,补血生血;甘麦大枣汤,专治脏燥,益脾养心而安神。用麦芽者,又能加强疏肝,助消化以和胃,更利安神。所以本方可应用于各种原因引起的失眠症、焦虑症、神经官能症、神经衰弱症等。

加减　心火妄动者,加黄连、黄芩、苦参;心肾不交者,加黄连、肉桂、乌梅;肝阳上亢者,加牡蛎、珍珠母、白芍;肝气郁结者,加柴胡、香附、绿萼梅;痰热阻滞者,加郁金、石菖蒲、远志;兼有瘀血者,加丹参、延胡索、徐长卿;心血虚者,加炒酸枣仁、麦门冬、五味子;心脾两虚者,加太子参、乌梅、龙眼肉;胃不和者,加秫米、乌药、甘松。

案例　王某某,女,48岁。1997年5月17日诊。

患者自述失眠近1年,每晚上睡2～3小时,且乱梦纷纷,常烘热,心烦,自汗出,月经已乱,先后无定期,色鲜红,或夹瘀块,面色潮红,舌质偏红,苔薄黄,脉细数带弦。诊为失眠,更年期综合征。治宜养心安神,交通阴阳。拟二夏龙琥安神汤加味:半夏15g,夏枯草15g,生龙骨30g,炒酸枣仁15g,合欢花15g,百合30g,琥珀3g,茯苓30g,夜交藤30g,仙鹤草30g,生麦芽30g,炙甘草6g,大枣15g。7剂。按法煎服,晚上服头汁,第二天午饭后服二汁。药后自觉有睡意,每晚能睡5～6小时,月经昨日来潮,去龙骨、酸枣仁、仙鹤草,加生地、丹参、白芍各15g。7剂。月经净后睡眠基本恢复正常,更年期综合征亦有所缓解。

按　女性患者年近七七,阴精、肾气渐见不足,虚阳浮越,阳不交阴,故心烦烘热,多梦少寐,二夏龙琥安神汤,加酸枣仁、夜交藤、合欢花,以加强宁心安神之功,使肾水得蓄,心火得降,阳升得潜,阴阳交合,则夜寐乃安。但在行经期间,及时去龙骨、酸枣仁、仙鹤草等酸敛之品,加生地、丹参、白芍等养血调冲之味,更利月经之通畅,以缓解更年期综合征之症状。

十二、治汗证方

桂枝玉屏风汤

组成 黄芪 30g,白术 15g,防风 10g,桂枝 10g,白芍 15g,炙甘草 5g,生姜 5g,大枣 15g。

功效 益气固表,调和营卫。

主治 自汗、盗汗。

方解 自汗、盗汗是由于阴阳失调,腠理不固,而致汗液外泄失常的病症。故方中用桂枝汤调和营卫以和阴阳;玉屏风汤,益气健脾以固腠理。不论自汗,盗汗,均可以此方辨证加减。

加减 气虚甚者,加党参、黄精、仙鹤草;阳虚者,加附子、淫羊藿;血虚者,加当归、枸杞子、熟地;阴虚者,加生地、麦门冬、五味子;潮热甚者,加秦艽、青蒿、白薇;内热甚者,加黄芩、黄连、黄柏、;汗出多者,加龙骨、牡蛎、萸肉;盗汗甚者,加桑叶、乌梅、瘪桃干;其他如浮小麦、麻黄根、稆豆衣,糯稻根等,皆可随症择用。

案例 王某,男,48岁。2001年5月6日诊。

患者睡时汗出,醒而汗止,届时5年,伴体倦乏力,面色少华,劳力后尤甚,易于感冒。舌胖苔薄白,脉沉细,此为盗汗,古虽有"盗汗属阴虚,自汗属阳虚"之论,然此其常也,今以脉证相参,自当以益气固表,调和营卫为宜。况病已5年之久,阴阳本为互根,阴虚可以损阳也,按法治之可也。主桂枝玉屏风汤加减:黄芪 30g,党参 15g,炒白术 15g,炒白芍 15g,桂枝 10g,仙鹤草 30g,防风 6g,萸肉 12g,浮小麦 30g,稆豆衣 15g,大枣

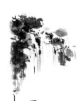
15g,炙甘草6g。7剂。药后盗汗好转,继原方又服7剂而痊愈。

按 《景岳全书·汗证》对汗证作了系统的整理,认为自汗属阳虚,盗汗属阴虚。但是他亦认为:"自汗、盗汗,亦各有阴阳之证,不得自汗必属阳虚,盗汗必属阴虚也。"又盗汗之症,不仅内伤有之,外感亦有之,临证当详细询问之。外感盗汗,切忌止涩,以免留邪生变,不过本方有桂枝汤加防风稍加变通,亦可用之。

十三、治痹证方

加味麻附细辛汤

组成 净麻黄15g,桂枝10g,细辛6g,附子15g,露蜂房10g,薏苡仁30g,苍术30g,当归15g,芍药30g,炙甘草10g。

功效 祛风散寒,利湿通络,宣痹止痛。

主治 风寒湿痹。

方解 产生痹证的主要原因是由于正气不足,腠理不密,卫外不固,以致风寒湿邪乘虚侵袭人体,注于经络,留于关节,使气血痹阻而成。故方中重用麻黄、桂枝祛风散寒;附子、细辛温经祛寒止痛;薏苡仁、苍术,祛湿消肿;露蜂房通络止痛,调节机能免疫功能;当归、芍药养血止痛,所谓"治风先治血,血行风自灭"也;芍药甘草汤,既可缓筋之拘急而止痛,又可监制麻黄、桂枝、附子、细辛之温热而使其药力更绵长,故虽大剂量,长时间服用,亦不会产生不良反应。

加减 风盛者,加荆芥、防风、羌活、独活;寒盛者,加制川草乌、干姜;湿重者,加晚蚕砂、土茯苓、防己;甚于上肢者,加桑枝、威灵仙、海风藤;甚于下肢者,加牛膝、地龙、豨莶草;甚于颈肩者,加葛根、秦艽、白芥子;甚于腰背者,加桑寄生、杜仲、续断;气虚者,加黄芪、白术、党参;血虚者,加熟地、丹参、鸡血藤;顽痹者,加乌梢蛇、全蝎、地鳖虫等。

案例 郑某,女,61岁。2001年11月25日诊。

患者全身关节肿胀疼痛已逾5年,游走不定,冬春为甚,局部不红不热,得温痛减,舌淡胖,苔薄腻,脉沉细,此为风寒湿痹。治宜祛风散寒,利湿通络,宣痹止痛。拟麻附细辛汤加味:黄芪20g,麻黄10g,桂枝10g,细辛3g,制附子10g,鸡血藤20g,苍术20g,薏苡仁30g,独活10g,露蜂房6g,炒白芍10g,炙甘草6g。14剂。服药后肿胀疼痛明显好转,加大剂量,乘胜前进,各药递增1/2量,又14剂。疼痛基本缓解,后以此方加减再调治月余而安。

按 在痹证的治疗中,风寒湿痹引起的疼痛剧烈者,常用麻黄、桂枝、附子、细辛、川乌等祛风除湿,温经止痛的药物,应用这些药物时,不要太拘于"麻黄发汗至猛""桂枝下咽,阳盛则毙""细辛不过钱""附子(包括川草乌)有毒"之说。关于这些药物,笔者均曾大大超常量试服过,亦常用于临床,从未发生过意外之现象。当然由于人体对这些药物的耐受性及敏感性不一致,故临证时宜细心体会,一般宜从小剂量(3～5g)开始,逐渐增加至10～15g为妥。用大剂量的附子、川草乌时,可采用文火先煎1小时以去其毒,但不会影响其效。

四妙葛根汤

组成 苍术30g,黄柏15g,怀牛膝30g,薏苡仁30g,滑石30g,葛根50g,地龙12g,麻黄15g,川桂枝15g,白芍药30g,丹参30g,甘草5g。

功效 清热通络,除湿祛风,宣痹止痛。

主治 风湿热痹。

方解 感受风热之邪与湿相并,或素体阳盛,阴虚有热,久郁化热,以致出现关节红肿热痛而形成风湿热痹。故方中重用四妙散、滑石,清热利湿,以治肢体麻痿肿痛,配葛根以扩张血管,化瘀通脉,增加体内尿酸的排泄,善治痛风性关节炎、急性风湿热;白芍滋肝柔筋,配甘草缓筋脉之拘急而止痛;地龙、丹参、活血行血,舒经通络;仍用麻黄、桂枝以祛风通络以止痛,因"风为百病之长""风去血自通"也。

加减 甚于上肢者,加桑枝、秦艽、晚蚕砂;甚于下肢者,加稀莶草、木瓜、独活;湿热偏甚,血沉、抗"O"偏高者,加防己、虎杖、萆草、寒水石;尿酸偏高者,加土茯苓、萆薢;增生性关节炎者,加骨碎补、鹿衔草、川断;

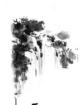

关节肿甚者,加白芥子、苏木、刘寄奴;气虚者,加黄芪、党参、白术;血虚者,加当归、川芎、生地;肝肾不足者,加杜仲、桑寄生、川断;痛甚者,加全蝎、蜈蚣、乳香,没药;顽痹者,加服益肾蠲痹丸;皮肤出现红斑者,加水牛角、生地、玄参、丹皮、紫草等。

案例 邱某,男,54岁。2003年5月8日诊。

患者患腰腿痛已3年有余,每年长夏季节为甚。发作时,服中西药可暂时得到缓解。这次疼痛已半月,经某医院诊断为"腰椎间盘突出症",碍于行动,入夜尤甚,舌质暗红,苔黄腻,脉缓滑,查血抗"O"、血沉均偏高。证属风湿热痹。治宜祛风除湿,清热通络,宣痹止痛。拟四妙葛根汤加减:茅苍术30g,黄柏15g,怀牛膝30g,薏苡仁60g,葛根30g,骨碎补30g,鹿衔草30g,川断15g,寒水石30g,麻黄10g,桂枝10g,土茯苓30g。7剂。服药后疼痛好转,去麻黄、寒水石,加黄芪30g,独活15g。14剂。疼痛基本缓解,行动亦恢复正常。略小其剂,加减调治而安。

按 腰椎间盘突出症,基本伴腰椎骨质增生,活动时一不小心,即易反复,在下蹲时,尤须注意。

五藤舒筋通络汤

组成 鸡血藤30g,络石藤15g,青风藤15g,海风藤15g,忍冬藤30g。

功效 祛风湿,通经络,舒筋活血。

主治 各类风湿痹痛。

方解 风湿性关节炎是由风、寒、湿、热等外邪侵袭人体,闭阻经络,主要侵犯肩、肘、腕、膝、踝等大关节。方中五藤既能祛风湿、通经络、活血舒筋,又能引药力直达痛所,以提高疗效。且鸡血藤尚有补血之用,忍冬藤有清热解毒之功。

加减 风胜者,加麻黄、桂枝、独活;寒胜者,加制川草乌、附子;湿重者,加半夏、天南星、白芥子、土茯苓;热胜者,配白虎加苍术汤;气虚者,加黄芪、四君子汤;血虚者,合四物汤;关节疼痛难忍者,加全蝎、蜈蚣、乳香、没药;有骨质增生、骨刺者,加鹿衔草,鹿角霜、骨碎补、肉苁蓉、威灵仙等。

案例 詹某,女,58岁。2004年10月21日诊。

患者罹风湿性关节炎8年,近月来两下肢沉重拘紧,步履不稳,左上臂酸麻胀痛,抬举不利,舌黯苔薄腻,脉沉缓。拟五藤舒筋通络汤方加秦艽、独活、黄芪、杜仲、白芥子各15g,晚蚕砂(包)、豨莶草、威灵仙、葛根各30g。14剂。服药后下肢沉重拘紧明显减轻,上肢胀痛稍缓,再加桂枝15g。14剂。诸症继续好转,上臂已能抬举,继服14剂善后。

按 痹证"初罹者易治,久羁则难医"(任继学语),故治之宜早,且"治痹之秘在于重剂"(王士福语),及时祛邪最为允当。

十四、治男科病方

五子益精赞育汤

组成 菟丝子30g,蛇床子30g,韭菜子15g,枸杞子15g,沙苑子15g。

功效 补肾兴阳,益精固精。

主治 阳痿早泄、肾虚遗精、腰膝疼痛、不育等症。

方解 阳痿一证,在中医男科诸证中占有较重比例。从其病因来看,多有恣情纵欲,误犯手淫,阴精亏损,继而命门火衰,而阳事不举。所谓"精盛则阳强,精衰则阳痿,"阴精亏损是导致阳痿的直接病因,故"治阳痿不宜专事温补,主清补但求平调阴阳"(路志正语)。方中菟丝子补肾益精,补阳益阴,以治阳痿、早泄、遗精、不育、腰膝酸软、精液异常等疾之首选;蛇床子温肾、兴阳,与菟丝子同样有性激素样的作用;韭菜子补肝肾,暖腰膝,壮阳固精;枸杞子滋补肝肾,补益精气,强盛精道;沙苑子,张石硕称之为"精虚劳要药",最能补肾固精,以治阳痿遗精,腰膝酸软等症。诸药配伍,补肾兴阳益精固精以治阳痿诸证。

加减 肾阳虚者,加附子、肉桂、仙茅、淫羊藿、阳起石;脾阳虚者,加黄芪、九香虫、露蜂房;血滞精瘀者,加水蛭、当归;精子数目少者,加熟地、玄驹、女贞子、威灵仙、黄肉;精子活动率低者,加淫羊藿、仙茅、巴戟天;阴虚相火旺,液化时间长者,合知柏地黄丸;暴受惊恐者,加蜈蚣、逍遥丸;湿热下注者,合三妙散加白芷等。

案例 石某某,男,30岁,干部。1980年10月24日诊。

患者患阳痿逾年,曾用睾酮,以及诸多补肾壮阳中药,皆未收效。既往有手淫史,婚后同房常不满意,时有性欲萌动,但玉茎难举,思想抑郁焦虑,精神紧张,深恐影响夫妻感情,常伴腰酸胁胀,胸闷气短,时太息,舌淡胖,苔薄白,脉缓弱。治宜补肾益精,兴阳补气。拟五子益精赞育汤加味:菟丝子30g,蛇床子30g,黄芪30g,女贞子30g,韭菜子15g,枸杞子15g,沙苑子15g,党参15g,柴胡10g,香附10g。14剂。并配合心理疏导,服药后焦虑症状稍减,阳事有兴举之感,嘱暂忌房事,又服14剂。诸症愈而同房成功。

按 阳痿一证,按"火衰"论治者众,但临床观察,一味壮阳,效果并不理想,正如方药中先生所说:"阳痿、早泄病以阴虚者居多,治疗应从养阴入手,对于壮阳药物应该慎用。"又现代人恣食酒辣肥甘,湿热下注伤于宗筋者复亦不少;肝气郁结等精神因素,亦需考虑。总之,勿拘泥于"火衰者,十居七八"之说,全面斟酌为要。《济阴纲目》引袁了凡云:"聚精之道,一曰寡欲,二曰节劳,三曰息怒,四曰戒酒,五曰慎味。"因此,在治疗过程中,注意精神与饮食方面的调节,适当节制性生活。

兴阳起痿酒

组成 淫羊藿300g,仙茅100g,白芷100g,羌活100g,菟丝子300g,蜈蚣30条,白酒适量。

功效 温肾补肝,助阳益精,缓宫助孕。

主治 肾虚阳痿,腰膝酸软,性欲低下,肢冷乏力,不孕不育。

方法 将各药装瓶,加白酒使浸没,旬日后酒倒出,备用。再加入白酒第2次浸泡储存。每饮药酒20~30ml(据酒量而定),一日2次。

方解 淫羊藿补命门,益精气,燮理阴阳,善治男子阳事不举,腰膝酸软,精子异常,不育,亦治女子宫寒,闭经,性欲低下,不孕;仙茅温补肾阳;白芷其气芳香,有兴阳起痿的作用以治阳痿,亦治妇人漏下血闭;羌活其气雄,能兴阳道,利精关,以治阳痿、早泄,亦治女子宫寒不孕;菟丝子补肾益精,补阳益阴,有性激素样的作用,以治阳痿不育,阴痿不孕;蜈蚣则"疏达肝脉,畅行宗筋,以治肝郁所致的阳痿"最宜,诸药配伍,各显神效,若能临床配合对症汤药,则效果更好。

案例　王某某,男,31岁,工人。2001年6月17日诊。

患者结婚3年,腰膝酸软,阳事举而不坚,影响夫妻感情,非常着急而无奈,多方求治但无效验。观其面色萎黄,舌质淡胖,苔薄腻,脉缓带弦,重按无力,伴脘腹胀满,纳呆,胸闷气短,时太息,为处兴阳起痿酒1料,旬日后开始服用,其妻也每晚服15ml。另处中药先服:淫羊藿30g,菟丝子15g,韭菜子15g,黄芪30g,柴胡10g,仙茅15g,沙苑子15g,蛇床子15g,九香虫6g,羌活10g,白芷15g,巴戟天15g。10剂。半月后患者来告知,觉阴茎勃起较前有力,1月后竟基本正常,妻子性欲亦被唤起。嘱注意节欲,勿过频,抓住排卵期。次年3月怀孕,于年底生一健康女儿。

按　该患者有饮酒之嗜好,故用药酒以治之,亦取得了较好的疗效。

五石前列汤

组成　石韦30g,石竹30g,石见穿30g,海浮石30g,滑石30g。

功效　清热渗湿,利尿通淋,软坚散结。

主治　前列腺炎,前列腺增生肥大;亦治尿道感染,膀胱炎,淋证。

方解　前列腺炎或增生是男性常见疾病,以中老年为多,临床分为急性和慢性。慢性前列腺炎若感染后常可急性发作,而急性者治疗不彻底往往转为慢性,归属于淋病范畴;若尿不通时则归属于癃闭范畴。急性者多因湿热下注,水道不利,症见尿频、尿急、尿痛、尿不尽,点滴而下,或伴发热,多见于中青年前列腺炎;慢性者多因湿热蕴结,气滞血瘀,气虚下陷,肾气日衰,气化无力,因而尿频,排尿无力,尿后余沥,甚至欲尿不出,发为癃闭(多见于中老年前列腺肥大)。方中石韦清热利尿通淋;石竹即瞿麦,利水通淋,清利湿热;石见穿有两种:一为黄毛耳草,清热利尿,一为紫参,活血止痛,均可选用。海浮石软坚散结治淋,滑石清热利尿渗湿。诸药配伍,清利湿热,利尿通淋,软坚散结,以治前列腺炎,前列腺增生肥大。

加减　急性发热,湿热下注者,加马鞭草、白花蛇舌草、鸭跖草、鱼腥草、银花、连翘;气虚下陷者,加黄芪、升麻、柴胡、桔梗;夜尿频数者,加益智仁、萆薢、乌药;阴虚者,加生地、玄参、麦门冬;阳虚寒凝络阻者,加淫

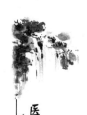

羊藿、仙茅、肉桂、附子、蛇床子;瘀血者,加当归、地鳖虫、赤芍、刘寄奴;前列腺增生肥大者,加海藻、昆布、夏枯草、莪术;小便出血者,加白茅根、小蓟、琥珀;小便不通者,加刘寄奴、泽泻、车前子、冬葵子;痛甚者,加金铃子、延胡索、吴茱萸;便秘者,加芒硝。

案例 程某某,男,68岁,退休干部。1997年9月27日诊。

患者患前列腺炎、前列腺增生有多年,依靠服前列康、竹林胺等药维持,病情尚趋稳定。几天前出现血尿,小便不利,尿频尿急,尿终作痛,尿后余沥,少腹胀痛,会阴下坠,虽经抗生素等西药治疗,症状有所减轻,但未能根本缓解,要求中医治疗。诊脉弦细,寸弱尺长,舌苔薄腻。尿常规检查提示:蛋白(+)、红细胞(+)、白细胞(+),证属脾肾两亏,气虚下陷,气化不利,湿热下注。急则治其标,先拟清利湿热,化气行水。五石前列汤加味:石韦20g,瞿麦20g,海藻20g,昆布15g,黄毛耳草20g,海浮石30g,莪术15g,黄芪20g,升麻10g,柴胡10g,桔梗6g,六一散30g,琥珀3g(研分吞)。7剂。服药后尿频尿急好转,下坠疼痛缓解,尿常规检查提示:蛋白痕迹,红细胞、白细胞少量,继调补脾肾,清利余邪:黄芪15g,党参15g,茯苓15g,山药15g,菟丝子15g,枸杞子15g,石韦15g,桔梗6g,瞿麦15g,莪术15g,海藻20g,海浮石30g,六一散30g,乌药6g。14剂。药后诸症缓解,尿常规检查正常。后以此方加减,配合食疗,调治而安。

按 前列腺肥大症多见于中老年人,肾气日衰,气化无力所致。当然亦离不开肺气之通调,脾气之转输,故治疗应以治肾为主,兼顾肺、脾。然临床常表现兼夹湿热、痰浊、血瘀、气滞之象,临证需根据标本缓急,全面考虑,以避免虚虚实实之戒。

十五、治妇科病方

五草安冲汤

组成　仙鹤草30g,鹿衔草30g,马鞭草30g,益母草30g,炒茜草10g。

功效　养血止血,化瘀安冲。

主治　月经期长,量少不畅,淋漓漏下,更年期崩漏。

方解　崩漏常有离经之血留着,亦属瘀血范围。"瘀血不去,新血不生""瘀血不去,血不归经"。在止血的同时,着重防患于未然。故方中重用仙鹤草补血养血,止中有行,血止而不留瘀,且有澄源、复旧之意;鹿衔草清热止血;马鞭草活血通经,祛瘀消积;益母草活血祛瘀,利水消肿;茜草凉血止血,活血祛瘀。诸药配位。漏下得止,经净而不留瘀。

加减　气虚者,加黄芪、党参、山药;气陷者,加升麻、柴胡、桔梗;血虚者,加熟地、当归、炒白芍;阴虚者,加生地、旱莲草、女贞子;血热者,加焦山栀、桑叶、丹皮;阳虚者,加炮姜、炒艾叶、炒白芷;有包块癥瘕者,加三棱、莪术;崩漏甚者,加龙骨、牡蛎、萸肉、海螵蛸;瘀血甚者,加失笑散、丹参、熟军炭。

案例　舒某,女,34岁。2003年4月26日诊。

患者月经先后无定期,量时多时少,这次淋漓不尽已逾旬日,量少不畅,色黯,夹小瘀块,少腹有时隐痛,脉细数带弦,舌苔薄腻。嘱忌生冷,暂不要洗头。拟五草安冲汤加:乌贼骨15g,生地15g,熟军炭5g,赤芍12g,甘草5g。5剂。服药后月经净,嘱下次行经时复诊。

按　月经期当忌生冷酒辣,绝对不准洗头。不然,经期容易延长,淋漓不净。根据多年观察这亦是产生癥瘕的重要原因之一,甚至可引起不孕等证。

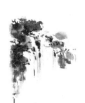

五子补肾促排卵汤

组成 菟丝子30g,蛇床子30g,枸杞子15g,女贞子15g,白芥子15g。

功效 滋补肝肾,补益精气,温肾助阳,扶正固本。

主治 月经失调,稀发,婚后不孕。

方解 月经的产生是脏腑、气血、经络作用于胞宫的生理现象,其中肾、天癸、冲任、胞宫是产生月经的主要环节,而肾为月经之根本,肾主生殖,为天癸之源,冲任之本,肾气的盛衰,对月经的产生及周期的调节起着决定性作用。故方中重用菟丝子,补肾益精,补阳益阴,宣通百脉,温运和阳,具性激素样活性,能峻补冲任之虚,加强性腺功能,促使月经来潮,以治闭经、子宫发育不良等症,且其温而不燥,补而不滞,故可重用、久用;蛇床子温肾壮阳,扶正固本,燥湿止带,治子宫寒冷之不孕,甚为合拍,亦具性激素样的作用,具有明显的促排卵的功效;枸杞子滋补肝肾,补益精气,强盛精道;女贞子补虚延寿,降糖降压,降脂减肥;白芥子化痰软坚散结,搜剔内外,善通输卵管欠畅者。故本方通治肾虚、月经失调、稀发,甚至闭经、婚后不孕等症。

加减 气虚者,加黄芪、白术、太子参、山药;血虚者,加熟地、当归、白芍、阿胶;阴虚者,加生地、黄精、石斛、龟板;阳虚者,加淫羊藿、仙茅、巴戟天、杜仲;子宫寒冷者,加附子、肉桂、茯苓、紫石英;肝气郁结者,加柴胡、香附、乌药、八月札;痰湿甚体胖者加莱菔子、苍术、泽泻;瘀血甚者,加川芎、丹参、桃仁、红花;输卵管欠畅者,加皂角刺、三棱、莪术、路路通,甚者,加炙穿山甲、水蛭、地鳖虫等。

案例 戴某,女,28岁。2003年5月11日诊。

患者结婚3年未孕,男方身体健康,精液常规正常。月经常赶后,或2个月一行,或3个月一行(末次月经2月8日),量少不畅。体型渐胖,查生殖激素提示雌二醇偏低,而睾酮增高,说明肾虚不足,而夹有痰湿。治宜补肾养血,化瘀去痰。拟五子补肾促排卵汤原方加生地15g,当归15g,川芎10g,赤芍15g,桃仁10g,红花6g,益母草30g,炒莱菔子30g。7剂。药后未见效,继进7剂。嘱忌生冷、瓜果,暂不洗头。月经于5月22日来渐,量少,夹有小瘀块,4天净。5月26日处五子补肾促排卵汤原方,加当归15g,川芎10g,炒莱菔子30g,泽泻30g,香附15g。10剂。嘱6月5日、7日同房。未果,月经于6月26日来渐。进桃红四物汤加味,5剂。7月1号,处五子补肾促排卵汤加味,10剂。于月经第14天、16天同房。8月1日,月经逾期,按脉滑,尿妊娠试验阳性,予次年3月5日顺产一男婴,母子健康。

按 治女子不孕,关键有4个方面:①情志要保持舒畅。《秘本种子金丹》云:"产育由于气血,气血由于情怀,情怀不畅则冲任受伤,冲任伤则胎孕不受。"所以经前乳房胀痛者,不易受孕。②"种子必先调经,经调自然成孕。"所以行经期要活血络,祛瘀阻,使输卵管保持通畅。③肾主生殖,为天葵之源,冲任之本,于月经的第6~16天,要着重补肾,肾气足,则冲任通盛才能正常排卵,月经才能正常来潮。④《万氏妇人科·种子章》曰:"种子者,男则清心寡欲以养其精,女则平心定气以养其血……"从月经来潮之日起,即禁房事,男保其精,女养其血,适时而合(行经第14天、16天),则易受孕。

固肾健脾安胎汤

组成 菟丝子15g,桑寄生15g,续断15g,阿胶珠12g,杜仲12g,苎麻根30g,炙黄芪15g,焦白术15g,党参15g,藿香10g,苏梗10g,仙鹤草30g。

功效 益气健脾,固肾安胎。

主治 妊娠腰痛,先兆流产,习惯性流产,人工授精及试管婴儿后的安胎。

方解 先兆流产,中医名为胎漏,胎动不安,其病因多端,但与肾气不足关系最为密切。肾为先天之本,主藏精,司冲任。冲为血海,任主胞胎,肾虚冲任失固,胎失所系,而为胎动不安。又脾为后天之本,水谷之海,生化之源,一旦脾气虚弱,则生化之源匮乏,胎儿同样不固。方用菟丝子、桑寄生、续断、阿胶,即张锡纯先生的寿胎丸,为安胎的首选之方,其中菟丝子既能补肾精,又补肾阳;桑寄生补益肝肾,养血固冲;续断补肝肾固冲任;阿胶补血止血。加杜仲以加强补肾安胎之功;合党参、白术、黄芪,健脾益气,以培生化之源而固胎;用藿香、苏梗,和胃以安胎,亦治恶阻;苎麻根、仙鹤草止血以安胎。本方安胎效疗可靠,无副作用,据数十年的观察,对胎儿发育、智力、遗传均无不良影响。

加减 脾虚纳呆者,加山药、鸡内金、炒谷芽;恶阻甚者,加半夏、代赭石、竹茹、砂仁;气虚下陷者,加升麻、桔梗、柴胡;血分有热者,加生地、玄参、旱莲草;阴虚者,加沙参、麦门冬、石斛;阳虚者加鹿角胶、淫羊藿、巴戟天、补骨脂;大便秘结者,加核桃仁、麻仁、熟军;母婴血型不合者,加荷包草、茵陈、焦山栀。

案例 蔡某,女,29岁。1997年4月26日诊。

患者末次月经3月15日,经尿检提示:妊娠试验阳性,但前日起阴道有少量出血,伴腰酸、小腹下坠,前因有两次胎漏史,病情相似,所以思想非常紧张,经人介绍来我处诊治。先宽其心,嘱绝对卧床休息,暂不洗头,禁电吹风,处固肾健脾安胎汤原方。7剂。若血止,叫家人来转方。药后血止,腰酸下坠感亦减,尚纳呆,恶心欲吐,加砂仁3g,竹茹10g,又7剂。如此根据病情加减调治,至7月底,即妊娠4月余,才停药观察,后一切近常,于12月25日顺产一名女婴,母女健康。

按 保胎,要绝对卧床休息,静心养胎,少走动,特别是上下楼梯;尽量少洗头,多梳之,实在难忍,选择天晴之日中午洗,用干燥毛巾擦干,绝对不要用吹风机,因其电流对胎儿非常不利。

定呕止阻汤

组成 党参12g,白术12g,茯苓15g,竹沥半夏10g,苏梗10g,砂仁3g,藿香10g,煅石决明20g。

功效 调气和中,降逆止呕。

主治 恶阻。

方解 张景岳说:"凡恶阻多由胃虚气滞,然亦有素本不虚,而忽受胎妊,则冲任上壅,气不下行,故为呕逆等证。"可见恶阻是由脾胃虚弱,或冲任之气上逆,胃失和降所致。故方用党参、白术、茯苓,益气健脾和胃;半夏、藿香、苏梗、砂仁,理气降逆,安胃止呕;更用煅石决明清肝降逆,重镇而不损胎元。诸药配伍,则脾胃健运,上逆之气和降,而呕逆诸症自愈。

加减 呕吐甚者,加生姜、代赭石;便秘者,加麻仁、瓜蒌仁、增液汤;

便溏者,加葛根、山药、仙鹤草;腰酸下坠或有流产史者,加桑寄生、川断、菟丝子、苎麻根等。

案例 杨某,女,36岁。1996年9月12日诊。

患者自1991年31岁结婚起,每年均怀孕,但都因恶阻甚而不得不行人工流产,中止妊娠。这次终经为7月30日,因早孕恶阻甚,已住院治疗,一周来呕吐未有好转,特邀中医会诊。见患者时欲恶心呕吐,精神不振,胸闷脘胀,纳呆口淡,苔薄腻,脉缓滑,根本无法进食,甚至喝水亦即干呕吐之,为此拟一方以试治之:太子参10g,焦白术10g,茯苓10g,半夏10g,吴茱萸5g,藿香10g,苏梗10g,带壳砂仁5g,石决明15g,代赭石15g,生姜5片,大枣5枚。1剂。水煎服。嘱服药前,用筷子先蘸酱油滴于舌上,服药一口,不吐,再按法服一口。药尽后,呕吐大有好转,且食稀粥半碗,稍呕恶,未吐。又2剂,食欲渐增,精神亦振,原方去茯苓、半夏、吴茱萸、石决明、代赭石,加川断、桑寄生、山药、菟丝子、竹茹各15g。5剂。健脾补肾以安胎。服药后身体逐日恢复,回家休养。于1997年4月8日剖腹产一男婴,母子健康。

按 《本草纲目》中记载,半夏坠胎、孕妇禁忌。因此妊娠期当慎用。但读诸多名家医案,以及多年临床实践,应用半夏治疗恶阻,从未发现有坠胎者,且疗效甚佳。半夏既能降逆止呕,又不影响胎气,恶阻甚者不妨一用。又谓茯苓,性降淡渗力强,亦不宜多用,其实茯苓健脾强心安神,是为补药,故不必过于谨慎,束缚医者手脚。用石决明治恶阻,是何子淮先生的经验。用代赭石,则是张锡纯先生的经验。用于妊娠早期,均无碍胎之弊。

五子疏肝散核汤

组成 娑婆子15g,白芥子15g,莱菔子15g,苏子15g,王不留行子15g。

功效 疏肝解郁,理气化瘀,祛痰散核。

主治 乳腺增生病。

方解 乳腺增生病属中医"乳癖"范畴,是女性常见的乳房疾病。其主要表现为月经前有较为明显的乳房胀痛和乳房结块,并且每随月经或情志改变而变化。多由七情内伤,肝气郁结,疏泄失常,冲任失调,以致

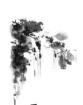

气滞血瘀痰凝,诸郁随生,"治癖先治肝,气调癖自消"(顾伯华先生语),故方用娑婆子疏肝解郁,理气和胃;更用三子养亲汤,理气化瘀散结。"气无形不能结块,结块者,必有形之血也"(王清任先生语)。故用王不留行子活血化瘀,通络消肿。临床可以此为基本方根据病情随证加味。

加减 胀甚有肿块者,加丝瓜络、橘叶、橘核;情绪抑郁者,加香附、柴胡、郁金、合欢皮;痛甚者,加金铃子、延胡索;肾虚者,加菟丝子、淫羊藿、鹿角霜;阴虚者,加生地、玄参、丹参;肝郁火旺者,加蒲公英、夏枯草、栀子;溢乳者,加生炒麦芽,鸡内金。其他如海藻、昆布、三棱、莪术、皂角和逍遥丸、乳癖消等,均可随症加减。

案例 李某,女,38岁。2005年3月18日诊。

患者月经先后无定期,但每届经前一周,乳房开始胀痛,拒接触,必等月经通利,乳房胀痛开始逐步缓解。曾作B超检查,提示双乳小叶增生。这次已胀痛3天,估计月经将行,诊脉弦滑,舌质暗红,苔薄腻。证属肝气郁结,痰瘀交阻。拟疏肝解郁散核,理气化瘀调冲。五子疏肝散核汤合四物汤加减:柴胡10g,娑婆子15g,炒莱菔子15g,白芥子15g,当归15g,川芎10g,赤芍15,八月札10g,王不留行15g,丝瓜络10g,生地15g,丹参15g。7剂。

于服药第3天月经来潮,甚畅。乳房胀痛即缓,嘱下次经前乳胀时复诊,保持心情舒畅,特别是在月经期不要生气,如此调治3个周期,胀痛未作。后以逍遥丸善后巩固。

按 本病有一定的癌变率,故积极治疗乳腺增生病,是预防乳腺癌发生的重要手段,并且要解除患者不必要的猜疑,帮助她们去掉思想包袱,保持心情舒畅,特别是在行经期,尽量不要生气,只有豁达开朗,然后配合服药,才能取得良好的疗效。又文胸不要太紧,影响血液循环;服用某些含有激素的"营养品",亦是产生乳腺增生的重要原因,不可不知。

通乳消痈汤

组成 麻黄6g,蝉蜕10g,牛蒡子10g,丝瓜络10g,白芥子10g,柴胡10g,青皮6g,蒲公英30g,皂角刺15g,生甘草5g。

功效 疏风理气通乳,化瘀散结消痈。

主治 急性乳腺炎。

方解 中医称急性乳腺炎为外吹乳痈。其初起多挟表邪,或乳头破损,风邪入络,此时治疗,宜疏解表邪,因势利导。故方中用麻黄、蝉蜕、牛蒡子疏解之;又乳房属胃,乳头属肝,乳痈为病,不离肝郁胃热,厥阴之气不行,阳明之热熏蒸,肝郁与胃热相互影响,乳汁积聚,壅塞不通,则痈成矣。故用柴胡、青皮、丝瓜络,疏肝理气通络;蒲公英清胃散痈消肿,为治乳痈要药;更用白芥子、皂角刺理气化痰,重在散结通络;甘草解毒,调和诸药。

加减 排乳不畅者,加漏芦、王不留行子、路路通;肿块明显者,加山甲片、鹿角片、荔枝核;肝气郁结甚者,加郁金、香附、绿梅花;发热甚者,加银花、连翘、三叶青;口渴甚者,加天花粉、生石膏、竹叶;大便秘结者,加全瓜蒌、制军;乳汁过盛者,加生麦芽、山楂肉。

案例 刘某,女,26岁。2003年5月28日诊。

患者初产,产后2个月,右乳房外侧上方皮肤红热,肿胀疼痛,质较硬,排乳不畅,恶寒发热(T39℃),伴头痛,胸闷,便秘,苔薄黄,脉浮数。此为急性乳痈。证属风热外袭,阻滞乳络。治宜疏风通络,散结消痈。通乳消痈汤加减:麻黄6g,蝉蜕10g,牛蒡子15g,白芥子15g,丝瓜络10g,蒲公英30g,银花15g,连翘15g,全瓜蒌20g,生麦芽30g,川芎10g,生甘草5g。3剂。另用芒硝200g用双层纱布袋,2只分装,置患侧乳房上,固定。药后表解,热退,络通,肿消而愈。嘱饮食宜清淡,奶够吃为度,不必过盛。喂完奶后及时将婴儿放下,不可呛着睡觉,以免小儿鼻风再度阻滞乳络,引起反复。

按 喂奶后,要及时将婴儿放下,不然婴儿鼻气吹着乳房致使奶管闭塞,是产生外吹乳痈的一个重要原因。再则母乳以够吃为度,不可恣食膏粱厚味,乳汁过盛,致使奶络不畅,且易得肥胖症。若乳痈一旦形成,治疗时不要过于寒凉(包括用抗生素),不然乳汁郁积,致使气血冰凝,郁热不散,肿核难消,反生变证。

益气养血增乳饮

组成 黄芪30g,当归15g,山海螺30g,地龙12g,通草6g,漏芦10g,

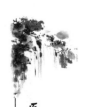
橘络6g,八月札10g,王不留行子10g。

功效 益气养血,舒肝通乳。

主治 产后乳汁稀少。

方解 陈无择曰:"产妇有二种乳汁不行,有气血盛而壅闭不行;有血气少弱,涩而不行。虚当补之,盛当疏之。"然临床所见,虚者多见,正如《妇人良方》所说:"妇人乳汁乃气血所化,若元气虚弱,则生子乳汁短少。"《医宗金鉴》说:"产后乳汁不行,因去血过多,血少不行。"当然如《儒门事亲》所说的"产后乳汁稀少,或因啼笑悲怒郁结,以致乳脉不行",亦常有所见。故方中重用黄芪、当归,益气养血,滋养化源;山海螺(羊乳)强壮补气而通乳;配地龙、通草、留行子、漏芦疏通乳道以行乳汁;八月札、橘络疏肝理气,解郁通络,促乳分泌。则气血充沛,乳汁自生。

加减 气虚甚者,加党参、白术、山药;血虚甚者,加熟地、川芎、仙鹤草;纳呆者,加鸡内金、谷芽;恶露未净者,加升麻、炮姜;兼外感者,加麻黄、蝉蜕、牛蒡子;大便秘者,加全瓜蒌、麻仁、茯苓;肝气郁结者,加柴胡、郁金、娑婆子;乳房胀痛,乳汁不通者,宜防乳腺炎,加蒲公英、皂角刺、路路通等。

案例 陈某,女,27岁。2002年6月23日诊。

产后1周,乳汁稀少,乳房不胀,恶露量少未净,食欲不振,伴头昏,舌苔薄,脉虚缓。治宜健脾胃,以滋化源,补气养血,佐以通乳。予益气养血增乳饮加减:黄芪30g,羊乳30g,党参15g,山药15g,当归15g,升麻6g,仙鹤草15g,通草6g,漏芦10g,橘络6g,炒谷芽15g,王不留行子10g。5剂。药后食欲渐振,乳汁亦增。又5剂。另用鲫鱼清蒸,肉汁热服,乳汁充足而安。

按 产后乳汁不通,虽非大病,但关系到两代人的健康,故宜重视之。现代之人往往注重食物的营养,多吃鸡、鸭、鱼、肉、鳖、蛋等高蛋白食物,以为只要吃好,便能有乳,不知产后气耗血损,脾胃虚弱,多食厚味,反碍脾胃消化,不能吸收,虽尽食营养丰富之品,乳汁仍然不行,故当荤素搭配,清淡熟食,花钱少而乳汁稠多,且可预防产后肥胖。

十六、治儿科病方

治小儿夜啼方

组成 茯苓10g,僵蚕5g,蝉蜕5g,钩藤5g,建曲10g,谷芽10g,麦芽10g,灯心草1g,甘草3g,老蝉1对。

功效 镇惊安神,疏风助运。

主治 小儿夜啼,或睡时易惊醒而哭。

方解 小儿之疾,不外外感寒热,内伤饮食,加之惊吓。方中茯苓、灯心草、僵蚕、蝉蜕、钩藤,祛痰镇惊而安神,僵蚕、蝉蜕尚有疏风解表之效。惊吓之时,必影响肠胃消化功能,胃中停食亦为夜啼原因之一,故用建曲、谷麦芽,消食以助运;蝉,日唱而夜静,故加老蝉以助蝉蜕专治夜啼;甘草调和诸药。

加减 兼风寒者,加荆芥、防风;兼风热者,加银花、连翘;咳甚者,加桑叶、菊花、牛蒡;兼泄泻者,加山药、藿苏梗;兼呕吐者,加半夏、竹茹、生姜。

案例 林某,出生3个月。是夜雷雨交加,突然一个响雷,婴儿受惊,啼哭不止。自此每入夜就哭,白天安睡,经多方治疗,一周未愈,后来我处就诊,处以小儿夜啼方。3剂。另用镇惊散(自制)热水调糊敷神阙,胶布固定,次晨揭去。是夜即能安睡,尽剂而愈。

按 小儿受惊吓后,不可为止其哭而喂食,当让其稍哭,一方面轻拍其背,以安其神;一方面令其拉屎撒尿,以免疾患之发生。又婴儿服药,宜分多次温服。

定惊止痫汤与定惊止痫散

组成 汤——茯苓20g,龙骨15g,牡蛎15g,太子参10g,僵蚕10g,蝉蜕10g,地龙10g,钩藤10g,山药10g,生麦芽10g,灯心草1g。

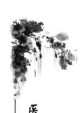

散——茯苓40g，山药30g，北沙参30g，僵蚕20g，全蝎6g，蜈蚣3条，浙贝20g，月石6g，鸡内金20g。(研细、过筛、和匀、装瓶备用，此为1料量，每次2g(5岁量)，每日3次，开水调服)。

功效 化痰安神，镇惊止痫，息风定痉。

主治 受惊后引起的痉痫(惊痫)。

方解 惊痫是一种发作性神志异常的疾病，是由于受惊恐后造成气机逆乱，生痰生风，蒙闭心神清窍而成。其特征是发作性神志异常，昏不知人，两目上视，四肢抽搐，口吐涎沫，移时苏醒，醒后疲乏。小儿脏腑娇嫩，元气未充，神气怯弱，故大惊后易患此疾。正如《景岳全书·癫狂痴呆》认为小儿惊痫"有从胎气而得者，有从生后受惊而得者。盖小儿神气尚弱，惊则肝胆夺气而神不守舍，舍空则正气不能主而痰邪足以乱之。"故方中重用茯苓化痰安神宁心为君，配灯心草、龙骨、牡蛎镇惊宁神，安魂定魄；配浙贝、月石豁痰清心；僵蚕、蝉蜕、地龙、钩藤、全蝎、蜈蚣平肝息风，镇痉以治标；配太子参、北沙参、山药、鸡内金、麦芽、益气健脾助运以培本。标本兼施，因果同治，其效满意。

案例 张某，女，9岁。1984年3月15日诊。

患儿6岁时随母去部队探亲，一日在小山坡玩耍时不慎从高处滚下，幸被一树所隔，才免于难。但此后夜不安寐，梦中常惊呼而醒，面青神呆，筋惕肉瞤，继则出现昏而不知人，两目上视，口吐白沫，四肢微抽。虽经中西药多方治疗，但无效验，经人介绍而来求治。见患儿精神不振，面色萎黄带青，询之纳呆怕声，心悸易惊，头昏乏力，不耐学习，舌质偏淡，苔薄白腻，脉濡缓带弦。治宜安神定惊，息风止痉。处汤剂原方30帖，散剂1料，按法服用。药后未见发作，继服一疗程。第3个月将汤剂改为隔日1剂，又3个月，遂停汤药。继服散药，坚持半年，一切正常。乃停药观察，至今已10余年，从未反复，且面色红润，思维敏捷，学习成绩优异，后考取某重点大学。

按 用此方法曾治本病，已有30余例，均愈而无后遗症，用茯苓治惊，是受我先师用其治小儿夜啼之启发，而敢于大胆重用，乃得益于张锡纯先生的《医学衷中参西录·茯苓解》，用于临床，确有效验。

健脾除积消疳散

组成 干蟾皮60g(土炒),山药60g,鸡内金30g,陈皮15g,砂仁15g,槟榔15g。

功效 健脾助运,除积消疳。

主治 小儿疳积。

服法 共研细末,每服3~4g,一日2次,加糖少许,开水调服。

方解 疳症为儿科四大要证之一,前人分类繁琐,治法亦纷纭杂乱,究其病因,总不离脾失健运,影响水谷精微的正常化生,不能满足发育的需求,导致生长迟缓,身体失荣。针对上述病机,治疗当以健脾助运,恢复脾运功能为原则。方中干蟾,消积除滞,为治疳良药,钱仲阳最喜用之。山药补肺补肾、兼补脾胃,与消积助运之鸡内金相配,其补力更强,无积不消。陈皮化湿理气,砂仁调中行气消宿食,槟榔理气杀虫,诸药配伍以期达成健脾助运,除积杀虫消疳之目的。

加减 大便溏泻者,加焦术、焦神曲;兼虚热者,加胡黄连;夜啼者,加茯苓、蝉蜕。

案例 吴某,男,2岁。1997年4月15日初诊。

患儿形体消瘦,面黄神萎,发枯无泽,腹部膨胀,青筋隐隐可见,常躁闹,夜不安寐,纳呆无食欲,大便溏稀,时有青色,小便短少乳白,舌质淡红,苔薄。此脾虚失运积久成疳。治宜健脾助运,除积消疳。用原方加茯苓、焦白术各50g,按法服用,1料后纳渐增,腹胀渐减,精神好转。继服1料,几如常人。

按 可根据临床寒热虚实,配以相应的汤剂,其效更佳。饮食宜清淡、消化之物,忌生冷刺激之味。

滋阴清肝散结汤

组成 柴胡10g,黄芩10g,龙胆草3g,夏枯草10g,海藻10g,昆布10g,荔枝核15g,橘核15g,麦芽15g,白芥子10g,丝瓜络10g,知柏地黄丸10g。

功效 清肝泻火,散结消核。

主治 儿童性早熟。

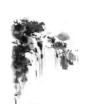

　　方解　随着生活水平的提高,独生子女的"营养"问题越来越受家长们的重视,偏食、过食、蛮补现象日趋严重,使肾气过早充盛,肾的阴阳失衡,肾阴相对不足而相火偏旺,以致小儿纯阳之体火热内蕴,从而促使性早熟。方中柴胡、黄芩、龙胆草、枯草清肝泻火,知柏地黄丸滋阴清火,生麦芽舒肝回乳,余药散结消核。本方不仅可以使性征消退而且能延缓骨骼的成熟,而防止骨骼过早闭合,从而改善最终身高。

　　加减　热盛者,加栀子、丹皮、紫草;体胖者,加泽泻、决明子;乳房偏大者,加青黛、海蛤壳、猫人参;纳差者,加炒谷麦芽、鸡内金。

　　案例　申屠某,女,8岁。1989年8月12日初诊。

　　患儿自觉乳房疼痛,告其母而来就诊,见其双乳隆起,硬结疼痛,右则尤显,舌红苔薄,便干尿黄,有少许带下。询之,自暑假后,思想放松看电视时间较长,常吃薯片薯条,鸡、虾等食物不断,嘱停服含激素饲料饲养的鸡蛋、鱼、虾及其制品,油炸食品,广告上的所谓"滋补品"。按滋阴清肝散结汤方进服4周,疼痛缓解,硬结稍软,带下止。继服4周而愈。后服知柏地黄丸1个月,每次6丸,一日两次,以资巩固。后追访,该患儿13岁下半年月经来潮,身高1.63米。

　　按　自1984年市场上出现"鸡胚宝宝素"等所谓生长剂以来,儿童性早熟现象逐步显现,从那时起就引起了我们的重视,经反复实践,组成了该基础方,治疗不下数百例,疗效较为满意,而未发现任何副作用,早期治疗者,亦大都为人母。

十七、治五官科病方

利咽清热解毒汤

　　组成　银花10g,连翘15g,僵蚕10g,蝉蜕10g,炒牛蒡10g,板蓝根30g,射干10g,桔梗5g,甘草5g,土牛膝30g,野荞麦根30g。

　　功效　利咽清热,解毒消肿。

主治 急性扁桃体炎,急性咽炎,麻疹并发喉炎。

方解 咽喉为肺胃之门户,外感风热,内夹肺胃积热,上扰清道,蕴结咽喉,郁而化毒,形成以上诸症。方中银花、连翘、射干、板蓝根、荞麦根清热解毒泻火;土牛膝有"喉科圣药"之称,为一切喉科疾患必用之品;僵蚕、蝉蜕、牛蒡、甘草疏风利咽。本方为喉科疾病的首选之方。

加减 咽喉部红轻肿重,多属外感风寒者,加荆芥、豆豉、羌活;红重肿轻者,多属内热伤阴者,加玄参、麦门冬、桔梗;红肿俱重,或伴化脓,或溃疡者,加生石膏、知母、天花粉;大便秘结者,加大黄;失音者,加木蝴蝶、凤凰衣、荆芥、黄芩;局部可用冰硼散或锡类散吹喉。

案例 施某,男,15岁。2005年6月12日诊。

患者感冒咳嗽、咽喉疼痛已1周,用抗生素静脉滴注已3天,热度不退,其痛不减,转中医治疗。见两侧乳蛾红肿,有脓点,舌红苔薄黄,口干气秽,烦渴欲饮,尿黄便干,脉数,体温39.2℃,此为急性化脓性扁桃体炎,乃风热化火,肠胃热炽,两热相搏,上扰咽喉,腐毒化脓所致。治宜清热解毒,通腑降火。拟利咽清热解毒汤原方,加生石膏30g,生军6g。5剂。服药1剂,大便得通,体温即降,疼痛缓解,尽剂而愈。

按 咽喉为肺胃之门户,少阴经脉所过,若邪毒壅盛,不能及时清解,邪毒可循经达肺,并发肺炎。肺气不利,不能通调水道,下输膀胱,泌泻失常,发为急性肾炎水肿,故不可轻视之。又根据临床观察,扁桃体肿大疼痛之时,若用抗生素,乳蛾反而不易消退而容易形成病灶,不可不慎。

五花舒肝利咽茶

组成 绿梅花3g,川朴花3g,佛手花3g,玫瑰花3g,红花3g。

功效 行气开郁,化瘀和血,舒喉利咽。

主治 梅核气,慢性咽喉炎。

方解 梅核气者,如有梅核梗阻也。现代医学通称为慢性咽喉炎。多因情志所伤,肝失条达,肝气郁结,循经上逆,结于咽喉;或因脾失运化,津液不能输布,积聚成痰,痰气结于咽喉所致。若日久迁延,由气传血,由经入络,脉络阻滞而血瘀。故方中用绿梅花疏肝理气解郁,川朴花

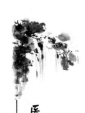

行气开郁除满,佛手花舒肝理气化痰,玫瑰花行气解郁和血,红花入络散瘀,可用开水泡,频服,缓图之。

加减 外感风寒者,加苏叶、葱白;外感风热者,加菊花,薄荷;痰气交阻者,加竹沥、陈皮;阴虚咽干者,加枸杞子、麦门冬;大便干燥者,加决明子、玄参。

案例 王某,女,36岁。2007年12月5日诊。

患者患慢性咽喉炎多年,平时自觉咽喉有异物阻塞,吐之不去,咽之不下,但饮食无碍,思想分散时觉轻,每于经期为甚,伴乳房胀痛,心情不舒,郁郁不畅,曾多处治疗,疗效不显,且恐于服药,遂处此方,加薄荷3g,枸杞子5g,麦门冬5g。开水冲泡,当茶频饮。服药1周后,大觉好转,又服1周,咽喉舒畅,病若失。

按 此证需保持心情舒畅,少生气,忌膏粱厚味、辛辣炸炒之物。

治口疮方

组成 生地30g,淡竹叶10g,生石膏30g,马鞭草30g,栀子10g,木蝴蝶5g,凤凰衣10g,生甘草5g。

功效 滋阴清胃,生肌疗溃。

主治 多发性口舌生疮,急、慢性口腔溃疡。

方解 口疮之治,首重心脾,因脾开窍于口,其华在唇;心开窍于舌,舌为心之苗;又肾脉连咽系舌本,两颊属胃肠。因而口腔溃疡的发病与脏腑病变密切相关,所谓"有诸内,必形诸外。"方中生地养阴清热生津,配栀子泻心除烦止痛,配竹叶清心胃之热,即导赤散之意;更用石膏,泻脾胃之火,除烦止渴;甘草调和诸药;用马鞭草配木蝴蝶、凤凰衣,活血生肌疗溃,为治口疮的特效药。

加减 阴虚者,加玄参、知母;气虚者,加黄芪、升麻;血虚者,加当归、丹参;阳虚者,加淫羊藿,肉桂;心火亢盛者,加黄连、连翘;湿热重者,加藿香、二蚕砂;大便干燥者,加熟军;饮酒者,加葛根、枳椇子(此两味治口疮奇效,故不饮酒者,亦可加用):口腔溃疡,流涎不止者,可用明矾100g,以适量热水溶化置盆中,浸泡双足。蒲黄用蜂蜜调敷患处,亦效。

案例 邵某,女,38岁。2007年9月23日诊。

反复口舌生疮,疼痛难忍,经年累月,此起彼伏,食不知味,苦不堪言。症见口苦心烦,夜寐不安,唇红咽干,大便不畅,左颊黏膜、舌尖各有口疮一枚。疮面色白,周边红赤,舌边尖红,苔薄黄,脉细数,此为阴虚,虚火上炎所致。治宜滋阴泻火,拟原方加葛根30g,枳椇子30g,玄参15g,熟军6g。5剂。药后大便通畅,诸症好转。去熟军,又5剂而安。

按 口疮,看似小疾,但对生活影响很大,易反复,且不易根治,故平时应保持心情舒畅,少烦恼,大便保持通畅,不使虚火上炎,饮食宜清淡,少厚味辛辣炸炒之物。

治牙痛仙方

组成 生地30g,玄参30g,生石膏30g,代赭石15g,细辛3g,升麻10g,净麻黄3g,怀牛膝15g。

功效 滋阴清火,升阳解毒,导热下行。

主治 风火牙痛,牙疳,牙龈炎,牙周炎。

方解 引起风火牙痛、牙龈肿痛的原因主要有两个方面,一为肾阴不足,水不制火,虚火上炎,灼烁牙龈,而牙动疼痛;一为阳明胃腑积热,上壅熏蒸齿龈,风火上攻而牙痛。故方中重用生地、玄参滋肾壮水,以制阳光,阴液充足,虚火自灭;石膏大清肺胃之积热;少佐细辛、升麻、麻黄、疏风升阳解毒,开窍止痛。"取其能散浮热,亦火郁则发之之义也。"配代赭石协牛膝,导热下行,一升一降,引雷龙之火回归本源,则肿退痛停。

加减 心火亢盛者,加黄芩、黄连;气虚者,加珠儿参,北沙参;风火牙痛者,加露蜂房;大便秘结者,加大黄。

案例 谢某,女,42岁。2006年7月11日诊。

患者牙龈肿痛5天,曾予静脉滴注抗生素加甲硝唑,治疗3天,疗效甚微。肿未退,痛不已,寝食难安。刻下左侧面颊漫肿,牙龈红肿,疼痛剧,口难张,舌红少苔,大便干燥,3日未更衣,脉数。证属风火上扰,治宜滋阴清火,导热下行。治牙痛仙方加生军6g,珠儿参12g。3剂。服1剂腑通,肿痛大减,尽剂悉平。

按 若有龋齿,需牙科配合处理。

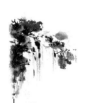
加味苍耳子散

组成 苍耳子10g,辛夷15g,白芷15g,薄荷5g,蔓荆子20g,葶苈子15g,石胡荽10g。

功效 宣肺开上,疏风通窍,清利头目。

主治 鼻渊、鼻窦炎、鼻塞不通、流涕不止、头昏脑涨、嗅觉缺失等症。

方解 鼻渊,主要责之于肺与胆,因肺开窍鼻,一旦外感,首先犯肺,侵袭鼻窍,或胆热可循经移热于脑,均可发为鼻渊。方中苍耳子辛苦温,善通督升阳,散风通窍;辛夷、白芷辛温,可祛风散寒,能上行于头面而善通鼻窍;薄荷、蔓荆子辛凉,可疏散风热,清利头目。诸药合用,则组成轻清芳香,通窍之剂,此即济生苍耳子散加蔓荆子,更加葶苈子、鹅不食草,以加强泻肺降逆,破滞开结荡浊之力,为治鼻塞之妙药。

加减 风寒郁肺者,加细辛、苏叶;风热壅肺者,加银花、连翘;胆火上犯者,加黄芩、龙胆草;脾胃湿热者,加藿香、胆南星;气滞血瘀者,加川芎、路路通;气虚脾弱者,加黄芪、党参;肝肾阴虚者,加生地、知母;过敏性鼻炎,加僵蚕、蝉蜕、诃子。

案例 卢某,男,28岁。2004年5月16日诊。

患者1个月前因感冒发热,经治热退,咳缓,唯鼻塞流涕未愈,前额胀痛,鼻涕黄脓,气味腥臭,舌红苔薄黄,脉数,鼻甲肿大,黏膜鲜红。证属风热壅肺,侵犯鼻窍。治宜清肺散风通窍。加味苍耳子散原方加银花12g,鱼腥草30g,败酱草30g,生甘草5g。5剂。药后鼻塞、脓涕减轻,又5剂而愈。

按 感冒后要及时宣透,且祛邪务尽。不使邪毒内犯,以免留于后患。

加减益气聪明汤

组成 熟地30g,黄芪30g,升麻15g,蔓荆子15g,泽泻30g,莪术15g,葛根30g,石菖蒲10g。

功效 补肾填精,健脾益气,升发清阳,通窍聪耳。

主治 耳鸣,耳聋。

方解 "肾气不足则耳鸣""气虚下陷则耳聋",故方中重用熟地补肾填精;黄芪健脾益气;升麻、葛根、蔓荆子升发清阳而通窍;石菖蒲"补五脏,通九窍,明耳目,出声音,主耳聋";泽泻"泻有余之水湿,导过盛之壅滞"为治耳鸣之特效药;莪术活血化瘀,通络开窍。诸药配伍,肾精得滋,"肾和则耳能闻五音矣";中气既足,清阳得升,则耳目诸窍皆得利,鸣聋自愈。

加减 肾阴不足者,加生地、磁石、萸肉;肾阳虚损者,加附子,肉桂;髓海不足者,加龟板、紫河车;气虚者,加太子参、白术;血虚者,加当归、白芍;耳膜内陷者,加柴胡、桔梗;外感风热者,加蝉蜕、白蒺藜;肝胆湿热者,加柴胡、黄芩;气血瘀滞者,加川芎、红花。

案例 孙某,男,56岁。2003年10月7日诊。

患者诉耳鸣半年,右侧为甚,劳累之后加重,伴头晕神疲,少气懒言,胸闷纳呆,舌淡红,苔薄,脉缓,两寸尤弱。证属脾气虚陷,中气不足。治宜健脾益气,升清通窍。益气聪明汤方加党参15g,柴胡10g,桔梗10g,麦芽15g,谷芽15g。7剂。药后耳鸣减轻,食欲渐振,又服21剂而愈,嘱早睡勿过劳。

按 耳鸣、耳聋,须分新久虚实。《景岳全书·耳证》曰:"凡暴鸣而声大者多实;渐鸣而声细者多虚;少壮热盛者多实;中衰无火者多虚;饮酒味厚,素多痰火者多实;质清脉细,素多劳倦者多虚。"对本病的新久虚实作了扼要概括,临床可结合脉证,进行辨证论治可也。

十八、治外科、皮肤科病方

五仁消痈排脓汤

组成 瓜蒌仁15g,杏仁10g,桃仁15g,薏苡仁30g,冬瓜仁30g。

功效 消痈排脓,通腑止痛。

主治　急、慢性阑尾炎（肠痈），亦可治肺脓疡（肺痈）、肝脓疡（肝痈）。

方解　内痈乃气血为湿毒壅塞不通，气滞血瘀，痰瘀互结而成。治之总以气降为顺，以通为用。故方用瓜蒌仁润肺化痰，滑肠通便，消痈肿疮毒；杏仁降肺气，润肠通便；桃仁化滞散瘀，润肠通便；薏苡仁健脾利湿，清热排脓；冬瓜仁清肺化痰，利湿排脓。五仁共同达到腑通气降，消痈排脓之效。

加减　阑尾炎急性期者，加红藤、败酱草、白花蛇舌草；大便秘结者，加大黄、丹皮；腹痛甚者，加赤白芍、甘草；肺痈者，加芦根、鱼腥草、葶苈子；肝痈者，加柴胡、黄芩、白芥子；若转为慢性，苔白腻，寒湿重者，加附子、败酱草；气虚者，加黄芪、白术等。

案例　何某，男，56岁。1968年8月16日诊。

患者患急性肠痈，半年前经县医院外科手术治疗，当时恢复尚可，唯2个月来创口常有脓水流出，经检查，认为需要重新手术。患者无奈，只得同意，但两次手术后，情况未有改观，创口挤压，仍有少量淡黄色脓水流出。来诊时见患者面色萎黄，纳谷不馨，创口部隐隐作痛，大便不通畅，舌边暗，苔薄腻，脉缓无力。证属手术后气血受伤，痰瘀交结，壅阻肠道。治宜益气养血，利湿化瘀。拟五仁消痈排脓汤加味：生黄芪30g，当归12g，瓜蒌仁15g，杏仁10g，桃仁10g，薏苡仁30g，冬瓜仁15g，白芷10g，炒白芍15g，桔梗10g，甘草5g。7剂。药后大便通畅，隐痛已止，精神稍振，纳谷亦增，去桃仁、杏仁，加党参12g，炒麦芽15g，仙鹤草30g。又7剂。诸症继续好转，创口愈合良好，已无脓水外流。一年后相遇，述一切如常。

按　根据著名专家顾伯华先生治疗急性阑尾炎的经验认为，"病在六腑，以通为用。因此，对各型急性阑尾炎患者的整体治疗过程，均以通里攻下为治疗原则。绝大多数患者服用硝、黄通下之品后，症状和体征随泻下而得以缓解，但剂量不宜过大，药后得利即止。特别对阑尾炎疑变穿孔，或阑尾脓肿尚未局限者，通里攻下药更要酌情慎用。在辨治过程中，要重视舌象的变化，腻苔渐化，是病情好转的先兆，腻苔不化，要防生变端，尤其是年老体弱者，易发生早期坏死而并发穿孔，特别是舌质转红或见瘀斑,往往提示阑尾炎因血运障碍有并发穿孔致腹膜炎的可能。急性阑尾炎的辨证,虽以里证、热证、实证居多,但病转归有顺有逆,临床表现常寒热互见,虚实夹杂,临证必须根据正邪偏胜,阴阳转化,以及病情的变化,随时改变治则方药,以处常应变。"

五白止痒汤

组成 白鲜皮30g,白僵蚕10g,白蒺藜15g,白芷10g,白蔹10g。

功效 疏风止痒,清热解毒,抗过敏。

主治 荨麻疹,过敏性风疹,皮肤瘙痒症。

方解 荨麻疹是一种外感风邪,内蕴湿热,或气血虚弱等多种因素引起的、以风团时隐时现为主的、瘙痒性过敏性皮肤病。以皮肤骤发奇痒的红色或浅黄白色风团,发无定处,可泛发于全身,退后不留痕迹为特点。常在某些物质的作用下,引起皮肤变态反应而诱发。如进食某种异性蛋白食物、药物、动植物的粉尘或花粉、日光、虫咬等。可发生于任何年龄、部位和季节。方中白鲜皮清热解毒,除湿止痒;白僵蚕善解外感风邪,解毒疗疮,且具有抗过敏、抗应变,抗病毒等多种功效;白蒺藜祛风止痒;白芷祛风燥湿止痒;白蔹清热解毒散结。诸药配伍以达到清热解毒、疏风止痒、抗过敏之效。

加减 外感风寒者,加苏叶、荆芥、防风;外感风热者,加蝉蜕、银花、连翘;风湿重者,加土茯苓、地肤子、蛇床子;湿热重者,加薏苡仁、晚蚕砂、白头翁;血燥者,加生地、玄参、槐米;血瘀者,加当归、赤芍、丹参;血热者,加生地、紫草、丹皮;气虚者,加黄芪、党参、白术;大便秘者,加大黄、首乌、麻仁;顽固易反复者,加乌梢蛇、刺猬皮。

案例 童某,女,35岁。2003年11月4日诊。

患者皮肤瘙痒,搔后起条痕,已有年余,每遇气候变化时,即于颜面,四肢裸露部位起风疹块。近月来几乎每日均发,遍身搔痕累累,皮肤划痕试验(+),曾于皮肤科服抗过敏药物,注射钙剂,开始暂可缓解,后来不见效果。刻下舌质偏红,苔薄腻,脉弦细带数,诊为荨麻疹,治宜疏风清热,祛湿止痒,抗过敏。拟五白止痒汤加味:白僵蚕10g,蝉蜕10g,白鲜皮30g,土茯苓30g,白芷10g,白蒺藜15g,地肤子15g,苏叶15g,蛇床子

15g,白头翁15g,槐米15g,生甘草5g。7剂。嘱忌食荤腥、酒辣,保暖不受风寒。药后瘙痒缓解,然头面手臂部,仍有小复发,但可忍不搔,则不会遍及其他部位。原方加荆芥、防风各10g,又7剂。风疹已基本不发。后曾反复几次,均以本方加减治疗而愈。

按 本病宜注意致病的诱发因素,排除过敏原,在未找到确切的过敏原时,禁食鱼、虾、贝壳类水产品及辛辣、荤、酒、竹笋、芋艿、鲜黄花菜和芒果、菠萝、杏、桃等容易引起过敏的食物。

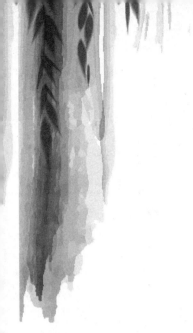

第三篇

用药体会篇

勤求古训，博采众长，师古不拘泥，继承又创新。

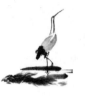

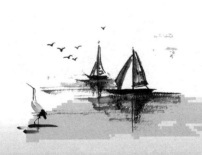

一、解表药

麻黄——为治一切外感表证的首选药

麻黄味辛、微苦,性温。归肺,膀胱经。具有发汗、解表、止咳、平喘、宣肺、利水、祛寒、止痛、活血、通络、通阳、升提、止痒、抗疲劳等主要功效。古人用麻黄时要去节,先煎,去浮沫,因其沫令人呕恶。今人用之,不去其节,亦不去其沫,故用量宜适当加重,并可加生姜数片,即可去其呕恶之性,又可助麻黄发表之力。

无奈有部分人一味拘于"麻黄发汗至猛"之说,而不敢轻用,甚或终身未曾一用！即使遇表寒实证,亦恒以荆芥、防风、豆卷以代之。且曰"轻可去实",其用量不过三五分而已。此遇症轻者,或可侥幸而愈,若遇症重者,外邪势必化热传里,此时则谓:"吾用小剂量荆防尚有化热之虞,若用麻黄岂不偾事哉！"几置麻黄无用武之地。为体验麻黄发汗之力,笔者曾用30g煎服,根本无"洒洒汗出不止"之象。笔者在临床上常用麻黄、桂枝各10g,甚或各用15g,从未遇到明显汗出,只有嘱其药后温覆,才能微微汗出,此时外邪亦往往因此汗出而解。邹润安认为:"麻黄气味轻清,能彻上彻下,彻内彻外,故在里使精血津液流通,在表则使骨节肌肉毛窍不闭,在上则咳逆头痛皆除,在下则癥瘕积聚悉破也。"

发汗解表　麻黄为发汗解表之主药,为治一切外感表证的首选药物,虚实皆宜,寒暑勿忌。一般实证、发汗、解表宜生用;虚证、止咳、平喘、小儿宜炙用。无汗可用,有汗亦可用,汗多可配麻黄根,以相辅相成。寒甚无汗配桂枝(如麻黄汤),兼内热者,再加石膏(如大青龙汤)。用量一般以10g为宜,症重者可适应加重,10岁以下的,每岁递减1g,但亦不得少于5g,婴幼儿可分多次温服,此亦属减量之法也。因小儿服药,半进半出,用量太轻,恐难以取效。

止咳平喘　麻黄能宣肺止咳,散风寒而平喘,配杏仁、甘草、即三拗

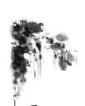

汤,可加强止咳平喘之力。咳嗽甚者,加僵蚕、蝉蜕、牛蒡子(如拙拟僵蝉三拗宣肺汤);证属热邪壅肺而致咳喘者,可加石膏,以清肺平喘(如麻杏石甘汤);兼内有寒饮者,可配细辛、干姜、五味子等,以温化寒饮而止咳平喘(如小青龙汤)。陈复正《幼科集成哮喘证治》中说:"哮喘为顽痰闭塞,非麻黄不足以开窍,放胆用之,百发百中。"

祛风活血,通络止痛 麻黄辛温,辛能发散祛风,温能行血通络,故集祛风、活血、通络、止痛于一身。对风、寒、湿,痹阻所致的痛痒之疾,顽固性腰、肢、关节疼痛,或胸阳痹阻所致的心绞痛,在辨证的基础上加用本品,常可明显提高疗效。如风寒湿痹,常配以附子、细辛、桂枝、川草乌等,(如拙拟加味麻附细辛汤);风湿热痹,常配以葛根、苍术、黄柏、薏苡仁、牛膝等(如拙拟四妙葛根汤);若治尪痹,中风偏瘫者,则可用大剂量的麻黄(20~30g)配地龙、地鳖虫、全蝎、蜈蚣等虫蚁收剔之味,水煎热服,温覆取汗甚效。

祛寒解痉挛 麻黄不但能解除支气管痉挛以止咳平喘,而且能解除胃肠之痉挛。如配细辛、白芷、吴茱萸、炒白芍、甘草,以治虚寒性胃痛;配山药、白术、白芍、桔梗,以治慢性结肠炎;配葛根、威灵仙、公丁香、柿蒂,以治呃逆等症。

退黄疸,疗风水 麻黄配连翘、蝉蜕、杏仁、赤小豆、茵陈蒿汤,治急性肝炎初起,比单独用茵陈蒿汤效果要好;治急、慢性肾小球肾炎,也很理想。因为麻黄既能发汗,使邪从汗而解;又能利小便(张锡纯先生说,发汗之药,其中空者多兼能利小便,麻黄、柴胡之类也);有时甚至可使大便溏泄(婴幼儿之咳喘,其痰不能自吐,服药后往往大便溏而多泡沫,此风痰从大便排泄,其时喉间痰鸣声即减),这些功效与"肺主皮毛,肺布津液,下输膀胱,肺与大肠相表里"等理论相吻合。

通阳气,抗疲劳,升提之良药 麻黄配人参、附子、细辛、桂枝、乌药等,可治疲劳综合征、心动过缓、嗜睡等症,因有兴奋作用,故运动员禁服;配黄芪、升麻、柴胡、桔梗、枳壳等,可治低血压、胃下垂、脱肛、阴挺等症。

在外科病中的应用 麻黄配白芥子、生半夏,能散阴疽、痰核、流注、无名肿块等积痰凝血之症,阳和汤为其代表方剂;配僵蚕、苏叶、蝉蜕、白鲜皮、地肤子等,温服覆被令周身微汗出,可治顽癣、荨麻疹等皮肤病。

在妇科病中的应用　麻黄配当归四逆汤,可治少女月经不潮,女性宫寒经闭、不孕、行经腹痛、产后受寒、恶露不净、血滞身痛等均有良效;配川芎、蝉蜕、蒲公英、白芥子等,以治急性乳腺炎,屡用屡验,愈者不知其数。

在男科病中的应用　用净麻黄研末,每晚临睡时用3g敷脐中,固定,连用一周,可治不射精,也可用麻黄(15~30g)配石菖蒲煎服;配补肾养阳之品,以治阳痿。

治遗尿,神经性尿频　用麻黄配黄芪、山药、桑螵蛸、益智仁等,煎浓汁,睡前顿服。药理研究证明,麻黄碱能兴奋膀胱括约肌,使排尿次数减少,如果用量过大,甚至可能造成尿潴留。

麻黄常用的配伍(药对)应用

麻黄/桂枝:发汗解表,祛风通络。用于表寒实症,无汗咳喘,风寒湿痹。

麻黄/杏仁:宣降肺气,止咳平喘。

麻黄/蝉蜕:祛风止痒,发汗利水。可用于过敏性皮炎,荨麻疹,急性肾炎。

麻黄/白术:得兼发汗,不致多汗,引表里之湿,下趋水道。

麻黄/石膏:清宣肺热,平喘止咳。用于外邪入里,发热咳喘,亦可用于急性肾炎浮肿。

麻黄/苍术:燥湿散湿,引湿出表。

麻黄/附子:温经散寒,化饮平喘,强心发汗,发中有补。可用于顽痹,心动过缓。

麻黄/黄芪:益气固表,升血压,抗疲劳。

麻黄/熟地:温通血络而不发表,消散阴凝。可治阳虚阴寒,痰瘀结滞之顽痹,痈疽,流注。

麻黄/乌梅:使宣肺而不过汗,敛阴而不留邪。

麻黄/酒军:宣上导下,提壶揭盖。

麻黄/石菖蒲:醒脾消胀开胃,亦可治不射精。

麻黄/麻黄根:麻黄发汗,麻黄根止汗,两者并用,发汗力缓,故虚喘

亦不忌麻黄。

麻黄/桑螵蛸:益气缩尿,以治遗尿。

麻黄/白芥子:通络化痰,消肿止痛,散阴疽,消痰核。可用于关节肿痛,关节腔积液。

桂枝——升大气,降逆气,散邪气

桂枝辛甘,性温。归心、肺、膀胱经。具有解肌助汗、调和营卫、温经散寒、通阳补中、活血化瘀、化气利水、温中散结、平冲降逆等功效。只因王叔和曾经说过"桂枝下咽,阳盛则毙"之言,有部分医家不解其实际含义,以为发热,即为阳盛,而不敢使用桂枝者。章次公先生说:"病属外感,即不敢用之解肌;病属内伤,更不敢用之以补中,不免有弃材之叹!"黄元御先生亦说:"凡润肝养血之药,一得桂枝,化阴滞而为阳和,滋培生气,畅遂荣华,非群药所能及也。"其实桂枝有汗可用,无汗亦可用;冬月可用,夏月亦可用;内科可用,外科亦可用;妊娠可用,产后亦可用;外感可用,内伤亦可用。张锡纯先生谓其"力善宣通,能升大气,降逆气,散邪气。仲景苓桂术甘汤用之治短气,是取其能升也;桂枝加桂汤用之治奔豚,是取其能降也;麻黄、桂枝、大小青龙汤用之治外感,是取其能散也。"本品毕竟辛温助热,而伤阴动血,故温热病化燥阶段,阴虚阳盛,血热妄行,嗜酒之人宜慎用之。

解肌发汗,调和营卫 桂枝本身原无发汗之功,但其辛散温香可助发汗药而作汗。用于外感风寒,表实无汗配麻黄,以助麻黄发汗解表(如麻黄汤);表虚有汗配芍药,桂芍同用以调和营卫(如桂枝汤)。

通阳强心补中 陈修园说:"桂枝振心阳,如离照当空,则阴霾全消,而天日复明也。"常配人参、黄芪、丹参、附子、细辛、炙甘草等,共奏益心气,复心阳,通心脉,以治心悸动、心动过缓、病态窦房结综合征、冠心病、心肌炎、心绞痛、心力衰竭、脉迟缓伴结代等症(如拙拟温阳强心饮,化瘀通脉饮),而其中关键是桂枝宜重用。根据朱良春教授的经验,一般从10g开始,逐步增至30g,服至口干时,将已用的剂量减3g续服,以资巩固。若治胸痹、胸痛、嗳气等证,则配瓜蒌、薤白、枳实(如枳实薤白桂枝汤);若治虚劳里急、腹中时痛、心悸、虚烦不宁、气血不足等,常配黄芪、当归、芍药、甘草、饴糖、姜、枣等(如小建中汤、黄芪建中汤、当归建中汤)。

温经通络 治风寒湿痹,常配麻黄、附子、细辛、苍术、薏苡仁、白芍、甘草等(如拙拟加味麻附细辛汤);治风湿热痹、骨质增生等症,常配四妙散、葛根、威灵仙、地龙、石膏等(如拙拟四妙葛根汤);如治肌肤麻木不仁、手足厥冷冻疮、腰腿疼痛等,常配黄芪、当归、白芍、细辛、姜、枣等(如黄芪桂枝五物汤、当归四逆汤);治半身不遂、口眼㖞斜、截瘫、雷诺氏病等证,则可用桂枝30g,黄芪60g,防风15g,地龙10g,地鳖虫10g,生姜15g。煎服,并用桂枝60g,黄芪50g,细辛20g,川乌10g,水煎取汁,温擦患处,以局部潮红为度,对肢体的恢复很有帮助。

散结降逆 平冲降逆,则桂枝大有用武之地。如肝气之逆的奔豚气、肺气上逆的咳喘证、胃气之逆的呃逆等。

化气利水 常配茯苓、白术、泽泻等,以治阳气不行,水湿内停的痰饮证、眩晕证(如苓桂术甘汤);或以膀胱气化不行,小便不利的水肿证(如五苓散)。

行瘀调经 常配四物汤以治虚寒血瘀的月经不调,行经腹痛;配桃仁、大黄、茯苓、丹皮、水蛭等,以下死胎、蓄血、子宫肌瘤、卵巢囊肿等。

综上所述,桂枝在临床中应用极广,只要掌握好用药配伍,组方规律,遵古而不泥古,临床可获得满意的效果。

桂枝常用的配伍(药对)应用

桂枝/麻黄:发汗解表,散寒止痛,祛风通络。

桂枝/芍药:调和营卫,建中和里。

桂枝/附子:强心通阳,温经止痛。

桂枝/茯苓:通阳行水,温阳化饮。

桂枝/人参:益气补虚,温中。

桂枝/黄芪:温补里虚,鼓舞卫阳。

桂枝/甘草:温中补虚,通阳。

桂枝/干姜:温化上焦水饮,温散下焦寒湿。

桂枝/生姜:辛散外邪,温胃化饮。

桂枝/白术:健脾化气除湿。

桂枝/苍术:治心阳不振,心性水肿。

桂枝/当归:养血散寒通脉。

桂枝/地黄:阴阳两补,阳生阴长。

桂枝/薤白:通阳宽胸。

桂枝/桃仁:通瘀活血。

桂枝/大黄:解表攻下。

桂枝/黄连:寒热并用,清上温下。

桂枝/石膏:解表清热,清透里热。

桂枝/龙蛎:复心阳而安心神。

桂枝/鹿角霜:散寒摄带,用于带多清稀。

荆芥——祛风解表,透疹止血

荆芥味辛,微温。归肺、肝经。具有祛风解表、宣毒透疹、散瘀止血之功效。风寒、风热均可应用,主要治疗感冒,咽喉肿痛,多种皮肤病。炒炭后功专止血。《本草纲目》云:"散风热,清头目,利咽喉,消疮肿,治项强,目中黑花及生疮阴颓、吐血、衄血、下血、血痢、崩中、痔漏。"

用于外感风寒 症见头痛发热、恶寒无汗等症,常配防风、羌活、苏叶、白芷等辛温解表。

用于外感风热 症见发热头痛、咽喉肿痛等症,常配银花、连翘、菊花、薄荷等辛凉解表。

用于风疹瘙痒 常配苏叶、防风、蝉蜕、僵蚕、牛蒡子等疏风透疹,抗过敏。

炒荆芥炭,有散瘀止血作用,可治吐衄下血,痔漏崩中,月经淋漓。

《普济方》中之"倒换散"具有"治癃闭不通,小便急痛,无问新久。荆芥、大黄为末等分,用开水送服三钱。小便不通,大黄减半,大便不通,荆芥减半。"著名男科专家王琦教授"善用此方以治前列腺疾病的尿频、尿痛、尿滴沥,甚或尿闭,且喜用制大黄与其他药同煎,以缓其泻下之力,取其活血祛瘀、泻毒排浊之功,并强调荆芥用量倍于大黄。常用量为荆芥15g,制大黄6g;并且常以荆芥配蛇床子、白芷等同用,以治疗慢性前列腺炎之阴囊湿痒或阴汗不止等症。"(《中医杂志》2004年第1期)。荆芥配大黄在淤热积滞，二便不通的病症中，如中风后二便不通、尿路结石二便不通、腹部术后肠粘连二便不通等，能起到上窍开则下窍通畅更为顺利之功，"治前列腺疾患，石淋，关格俱无恙"，可大胆用之，效如浮鼓。

防风——逐湿通脉，祛风圣药

防风气薄，味辛、甘，性微温。归肝、脾、膀胱经。具有祛风解表、健脾胜湿、止痛解痉等功效，有"祛风圣药"之称。可广泛应用于各种风证，无论外风还是内风，风寒还是风热，均可随症配伍使用。"为风药中润剂，润泽不燥，辛温轻散而不伤阴，虽属膀胱脾胃经药，然随诸经之药，各经皆至，逐湿淫而振奋阳气，宣通气机，条达气血，疏通血脉。"（《中医杂志》2003年第6期）。《本草汇言》说防风"主诸风周身不遂，骨节酸痛，四肢挛急，痿痹痫痉等症。又伤寒初病太阳经，头痛发热，身痛无汗，或伤寒咳嗽，鼻塞咽干……用防风辛温轻散，润泽不燥，能发邪从毛窍出，故外科疮痈肿毒，疮瘘风癫诸证亦必需也。"

祛风解表，抗过敏 防风解表，寒热皆宜。风寒配荆芥、羌活；寒甚配桂枝、麻黄；风热配桑叶、菊花；热甚配银花、连翘；高热惊搐配僵蚕、蝉蜕、三叶青；头痛配川芎、白芷；风疹身痒配苏叶、荆芥、白蒺藜；过敏性鼻炎，配辛夷、苍耳子、葶苈子；配苍术、甘草，即神术散，以治"内伤冷饮，外感风寒之邪而无汗者"。

健脾固卫，和肠胃 益气固卫，配黄芪、白术；治胃下垂，再加升麻、柴胡、桔梗、苍术，但黄芪、防风用量宜重，一般在20～30g；腹痛而泻，配白芍、白术、陈皮；久泻滑脱，配赤石脂、五倍子、石榴皮；治胃寒痛，配高良姜、香附、吴茱萸；胃酸过多，配乌贼骨、浙贝、煅瓦楞；气滞血瘀，配金铃子、延胡索、白芍、徐长卿。

胜湿疗痹，解痉挛 风寒湿痹，关节酸痛，配苍术、羌活、荆芥、薏苡仁、藿香、香薷、威灵仙；耳源性眩晕，配白术、半夏、泽泻、石菖蒲、独活；耳鸣，配黄芪、熟地、石菖蒲、泽泻、莪术、升麻；破伤风，配白附子、天南星、天麻、羌活；口眼歪斜，配蜈蚣、威灵仙、僵蚕、蝉蜕、鸡血藤。

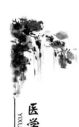

羌活——祛风胜湿止痛,补肾通阳助孕

羌活味辛、苦,性温。归膀胱、肝、肾经。体轻气雄,芳香苦燥,善于解表,散寒胜湿,宣行升散,通行全身,具有祛风解表、升清达阳、宣痹止痛、畅通血脉、补肾助孕等功效。《日华子诸家本草》云:"羌活治一切风并气,筋骨拳挛,四肢羸劣,头旋,眼目赤痛及伏梁水气,五劳七伤,虚损冷气,骨节酸痛,通利五脏。"

祛风解表,升清达阳　常配细辛、白芷、防风,以治外感风寒,恶寒身疼,各种偏正头痛;配葛根、泽泻、独活、仙鹤草,以治眩晕;配僵蚕、蝉蜕、木蝴蝶、凤凰衣,以治失音;配谷精草、蝉蜕、桑叶、菊花,以治迎风流泪。

散寒胜湿,宣痹止痛　常配桂枝、葛根、薏苡仁、威灵仙,以治风寒湿侵袭所致的关节疼痛,肩背酸痛,颈椎病,胸痹心痛;配乌头以治风湿热。

畅通血脉,息风解痉　配地龙、地鳖虫、胆南星、天竺黄,以治中风偏瘫,失语,且宜早用;便秘者可与大黄相伍,上疏下通,能调开阖,以利气血枢机之转,升清降浊,气血通畅,枢机得利,病自可愈。配当归、五灵脂,治证属寒滞心脉的冠心病有良效;配白附子,生南星,防风,白芷,天麻(即玉真散)以治破伤风,甚效。研细创口敷之,可促使创口愈合,不必换药,一周自愈,并可预防破伤风,效果甚为理想;配茯苓、僵蚕、蝉蜕等以治癫痫。

脾胃良药,治久泄泻　据其风药性燥能胜湿,性动能升发的特点,运用于食伤脾胃,湿困中焦,气滞肝脾等脾胃病中,加入羌活,常可取得意想不到的效果,李东垣在《脾胃论·调理脾胃治验》中指出:"今客邪寒湿之淫……故必用升阳风药即瘥,以羌活,独活……"又说:"若补脾胃,非此(羌活)引用不能行。"验证于临床,确有效验。笔者在临床对脾虚型泄泻,基本上用拙拟五白止泻汤(见效方实践篇·治脾胃病方)加味治疗。效欠佳、伴肠鸣不减者,加羌活,多可见效而愈。

补肾通阳,暖宫助孕　其气雄,能兴阳道,利精关,以治阳痿,早泄,常配淫羊藿、仙茅、菟丝子、韭菜子、白芷、熟地;亦能暖宫散寒,以疗痛经,常配细辛、白芷、吴茱萸、当归、白芍;宫寒不孕,常配紫石英、菟丝子、熟地、麻黄、肉苁蓉;补肾安胎,常配桑寄生、川断、菟丝子、阿胶。总之,羌活有"阳郁者,能通;阳陷者,能升;不孕者,能助其孕;已孕者,能保其长。"

本品气味浓烈,用量过多,以致恶心呕吐,故在使用时必须注意患者的胃部情况,掌握适当剂量。

羌活常用的配伍(药对)应用

羌活/独活:羌活发散力胜,善走气分;独活发散力缓,善走血分。

羌活/熟地:可升发肾中清阳之气,并能制约熟地滋腻之弊。

羌活/当归:活血通络,可助精液液化。

羌活/葛根:治颈椎病,治冠心病心绞痛(祝谌予先生喜用之)。

羌活/乌头:治风湿热。

羌活/大黄:治中风初起。

羌活/黄芪、白术:治慢性肾炎,因外感加重者。

羌活/艾叶、香附:条达肝气,暖宫助孕。

白芷——祛风止痛,消肿排脓,兴阳美容

白芷辛温,芳香。归肺、胃、大肠经。具有解表、祛风、散寒、燥湿、通窍、止痛、消肿、排脓、走窜、温通等多种功效。《本草汇言》称:"白芷上行头目,下抵肠胃,中达肢体,遍通肌肤以至毛窍,而利泄邪气。"说明其能行能散善通,可广泛应用于临床各科。

在内科病中的应用 ①因白芷芳香上达,善祛风止痛。如配川芎、细辛、羌活、防风等,以治外感身痛,寒湿痹痛,各种偏正头痛,眉棱骨痛;配辛夷、苍耳子、葶苈子、鹅不食草,以治鼻炎额痛;配麻黄、石膏、细辛、露蜂房,以治虚实牙痛;配白附子、羌活、天南星,以治口眼㖞斜;配鱼腥草、肺形草、葶苈子、大枣,以治肺痈。②因白芷能悦脾土,升胃阳,除湿浊,故善治各种腹痛、腹泻。如配川楝子、延胡索、吴茱萸、乌贼骨,以治脘腹胃痛;配柴胡、郁金、威灵仙,以治胆痛、肋间神经痛;配白术、白芍、桔梗、山药(即拙拟五白止泻汤)以治各种急慢性泄泻。

在男科病中的应用 ①白芷其气芳香,有兴阳起痿的作用,可治阳痿、早泄,可在辨证的基础上加用15～30g。亦可用白芷100g,菟丝子60g,韭菜子30g,羌活30g,僵蚕50g,蜈蚣10条,研细,分90包,每次1包

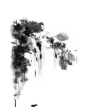

（约3g），一日2次。会饮酒者,加淫羊藿300g,白酒浸泡,每服30ml,一日2次。②治睾丸鞘膜积液:白芷15g,蝉蜕15g,车前子15g,小茴香5g,水煎服,亦可配合熏洗,一日2次。

在妇科病中的应用　《本草纲目》谓其主治女人漏下赤白,血闭阴肿等症。白芷芳香燥湿止痛,配川楝子、延胡索、红藤、败酱草以治月经不调、盆腔炎等引起的疼痛;配山药、土茯苓、乌贼骨以止带下;配地龙、王不留行子、漏芦以下乳汁;配白芥子、丝瓜络、八月札、老颧草,以治乳腺增生;配麻黄、蝉蜕、川芎、蒲公英,以治乳痈;配生半夏、石见穿、白芥子,以治卵巢囊肿。

在外科、皮肤科病中的应用　①白芷用于疮疡肿痛,未溃者能散能消,已溃者能排脓止痛,去腐生新,生肌长肉,可治各种疮毒。未溃者常配炙穿山甲、皂角刺、天花粉,已溃者,常配抽脓白、败酱草、薏苡仁、半枝莲、生黄芪;配红枣、丹皮、大黄、败酱草以治肠痈。②《本草纲目》谓白芷"长肌肤,润泽颜色,可作面脂",古代美容方中多用之。笔者用白芷饮片200g,剪除其棕色外皮,研极细,每日洗脸后搽面部,再上普通面油,可使皮肤柔嫩细滑,且有一定的增白作用。可用于黄褐斑(加菟丝子、葛根、白芷、白芥子煎服);治痤疮(加白花蛇舌草、蒲公英、野菊花、连翘煎服)。③用鲜苎麻根,去外皮加五加皮酒少许,捣烂,掺入白芷粉,调成糊状,包敷患处,可治关节炎积水(滑囊炎)、软组织挫伤、骨质增生、颈椎病、跟骨骨刺等。

僵蚕——祛风泄热,解毒散结,息风止痉

僵蚕味咸辛,性平。归心、肺、肝、脾四经。具有祛风泄热、透疹止痒、止咳平喘、利咽止痛、解毒散结、化痰软坚、息风止痉、安神定惊、抗病毒、抗过敏、抗变应等多种功效。《本经》谓其:"治小儿惊痫,夜啼,去三虫,灭黑䵟,令人面色好,疗男子阴疡病。"《本草纲目》云:"散风痰结核,瘰疬,头风,风虫牙痛,皮肤风疮,丹毒作痒。"朱良春教授谓:"僵蚕其功能散风降火,化痰软坚,解毒疗疮,故于风热痰火为患之喉痹喉肿、风疹瘙痒、结核瘰疬等症均使用之,且对温邪感染最为适宜。"

散风泄热,透疹止痒　僵蚕散风泄热之功甚著,对温邪感染最为适

用,故杨栗山先生之《寒温条辨》首推本品为时行温病之要药。临床常用于外感初起的头痛、目赤,配蝉蜕、川芎、白芷、桑叶、菊花;咽喉肿痛,配蝉蜕、牛蒡子、土牛膝、野荞麦根、桔梗、甘草;风疹瘙痒,配蝉蜕、牛蒡子、苏叶、荆芥、防风,过敏者再加红豆蔻、山楂肉、徐长卿;风虫牙痛,配麻黄、石膏、露蜂房、珠儿参;腮腺炎,配柴胡、黄芩、升麻、板蓝根、青黛、银花、连翘。

止咳平喘,利咽止痛 外感初起感冒,发热咳嗽,气急肺炎喘促者,可用拙拟僵蝉三拗宣肺汤(僵蚕、蝉蜕、牛蒡子、麻黄、杏仁、豆豉、甘草)加减治之:如恶寒无汗,脉浮紧,加桂枝、葱白;汗出恶风,脉浮缓,去麻黄加桂枝、白芍;但咳,身热不甚,加桑叶、菊花;发热咽痛,口微渴,加银花、连翘;喉痛甚扁桃体肿大,加野荞麦根、土牛膝;咳喘甚,加地龙、百部、葶苈子;声音嘶哑,加木蝴蝶、凤凰衣、玄参、薄荷等。

解毒散结,化痰软坚 《本草纲目》赞其善于"散风痰结核,瘰疬……"本品长于化痰软坚散结,诸凡痰核,瘰疬,淋巴结炎,肿瘤,子宫肌瘤均有佳效(配白芥子、浙贝、夏枯草、生半夏、黄药子、海藻、桂枝、茯苓等)。其他如疔肿、丹毒、带状疱疹、银屑病等,在辨证施治的前提下,加用本品常可提高疗效,尤其是治疗各种息肉(鼻息肉、声带息肉、胆囊息肉、宫颈息肉、肠息肉等),可与乌梅去核,酒醋炒炭,等分,研细(加锡类散更妙),每服5g,一日2~3次,开水送服。或炼蜜为丸,重5g,每次1丸,一日3次;也可用僵蚕、乌梅炭各15g煎服,或加于辨证方中,收效亦佳。

息风止痉,安神定惊 僵蚕善息风止痉,并兼化痰之效,故可用于肝风内动、痰热壅盛所致的抽搐惊痫,配天麻、钩藤、全蝎、胆南星、蝉蜕、地龙;口眼㖞斜,面部肌肉抽动,面神经麻痹,配白附子、羌活、全蝎、蝉蜕、威灵仙;高血压,配地龙、怀牛膝、龙骨、牡蛎、夏枯草;小儿夜啼,常配蝉蜕、茯苓、灯心草、谷麦芽、钩藤。

此外,僵蚕可降血糖,配荔枝核,等分研细,每次5g,一日3次。可治慢性肾小球肾炎,消除尿蛋白、血尿(配土茯苓、牛蒡子、六月雪、萹草、白茅根等)。

僵蚕常用的配伍(药对)应用

僵蚕/蝉蜕:疏风清热,利咽止咳,安神定惊,祛风止痒。

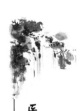

僵蚕/牛蒡子:利咽止咳,消蛋白尿。

僵蚕/荔枝核:等分,研细,每次5g,一日3次,降血糖,治糖尿病。

僵蚕/乌梅炭:等分,研细,每次5g,一日3次,治各种息肉。

僵蚕/白芥子、浙贝:消瘰疬。

蝉蜕——疏风透疹,利咽止咳,定惊解痉

蝉蜕为蝉科昆虫黑蚱羽化时的蜕壳,性凉味淡。归肺肝两经。具有疏风清热、透疹止痒、利咽复音、止咳平喘、明目退翳、通利耳窍、息风解痉、安神定惊、抗病毒、抗过敏、抗变应等多种功效。惟前人用蝉,要去头足,除杂泥,其用量虽轻,亦足以取效。奈目前均混以头足,虽经淘洗,泥质附而不净,故用量要适当加重,方能显示其效。

疏风清热,透疹止痒 蝉蜕轻清灵透而性凉,有以皮达皮之妙。善抗病毒、抗过敏,擅解外感风热,故"主疗一切风热证",如麻疹不透、风疹瘙痒、荨麻疹、过敏性皮炎、过敏性紫癜、银屑病等均可应用。

止咳平喘,利咽复音 蝉蜕具有缓解支气管平滑肌痉挛、抗过敏等作用,既可疏风泄热宣肺主外风,又可平肝解痉主内风,故善宣肺平肝,止喉痒而愈咳嗽,咳止则喘平。蝉久鸣而其声不哑,故善利咽复音。可治外感风热、喉痒咳嗽、气急而喘、久咳声哑等症。可广泛应用于小儿肺炎、急慢性支气管炎、大叶性肺炎、支气管哮喘等病症。

明目退翳,通利耳窍 蝉蜕能清散肝经风热,通利耳窍,聪耳平鸣,故能治耳鸣耳聋之症,且蝉性善蜕,故能治目赤翳障。

息风解痉,安神定惊 现代药理研究认为,蝉蜕有解痉,抗惊厥,降低横纹肌紧张度,并有阻断神经节的作用,故可治疗惊风抽搐、破伤风、面神经麻痹、痉挛等症。又蝉日唱而夜静,故可治小儿夜啼、成人失眠等症。

利小便而实大便 蝉吸天地之精华,只有小便而无大便,故可利小便以治急慢性肾炎、慢性腹泻、阴肿水疝等症。

蝉蜕常用的配伍(药对)应用

蝉蜕/黄连:香油浸治婴儿湿疹。

蝉蜕/麻黄、杏仁:止咳平喘、祛风止痒。

蝉蜕/老蝉、茯苓:镇惊安神,治失眠、小儿夜啼。

蝉蜕/蜈蚣、全蝎:息风止痉,治惊风抽搐。

蝉蜕/川芎、白蒺藜:治行经头痛。

蝉蜕/蛇退、土茯苓:疏风止痒,治癞癣瘙痒。

蝉蜕/僵蚕、牛蒡子:疏风清热,利咽止咳,主疗一切风热证。

蝉蜕/木蝴蝶、凤凰衣:利咽复音,以治音暗证。

牛蒡子——外透其毒,内泄其热

牛蒡子味辛苦,性寒凉。入肺、胃经。具有疏散风热、宣肺透疹、利咽止咳、消肿解毒之功。擅治外感咳嗽、咽喉肿痛、风疹瘙痒、疮毒痈肿诸疾。其性滑利,能通大便,故风热痰浊阻于上焦而腑气不通者,用之最宜。以其"外透其毒,内泄其热"故也。惟其甚为坚硬,宜妙香捣碎用之,不然药性不易发挥。

《药品化义》谓牛蒡子"能升能降,力解热毒。味苦能消火,带辛能疏风。主治上部风痰,面目浮肿,咽喉不利,诸毒热壅,马刀瘰疬,颈项痰核,血热痘,时行疹子,皮肤隐疹。凡肺经郁火,肺经风热,悉宜用此。"

用于外感病初起　无论风寒风热,证见恶寒发热、头痛项强、咳嗽咽痒、咳痰不爽、鼻塞流涕、风疹瘙痒、咽红肿痛、扁桃体肿大等,恒喜用之。常配僵蚕、蝉蜕、三拗汤为基础方(即拙拟僵蝉三拗宣肺汤)加减。如恶寒无汗,脉浮紧加桂枝、葱白;汗出恶风,脉浮缓去麻黄,加桂枝、白芍;但咳,身热不甚加桑叶、菊花;发热咽痛,脉浮数加银花、连翘;热甚或伴喘咳加生石膏、三叶青;咳喘痰鸣肺热者加地龙、百部、葶苈子;项强加葛根、羌活;头痛加川芎、白芷;鼻塞加辛夷、苍耳子;咽喉肿痛加野荞麦根,土牛膝;声音嘶哑加木蝴蝶、凤凰衣、老蝉;高热、局部红肿,或具传染性者,去麻黄,加石膏、大叶青、蒲公英、板蓝根、白花蛇舌草等。

利咽止咳,降逆平喘　近代名医张锡纯对牛蒡子的应用颇多发明,其谓"牛蒡子体滑气香,能润肺又能利肺"并能"降肺气之逆"。不仅用于外感咳嗽,亦可用于内伤咳嗽,故其在"资生汤""醴泉饮""参麦汤"均用之,特别是在"犹龙汤"方后曰"喘者、倍牛蒡子。"并谓"牛蒡子与山药并用,最善止嗽","与山药、玄参并用,大能止咳平喘。"以其"补散相济,则肺脏自安"也。

疏风透疹,抗过敏 《本草正义》谓"凡肺邪之宜于透达,而不宜于抑降者,如麻疹初起犹未发泄,早投清降,则恒有遏抑气机,反致内陷之虞。惟牛蒡子则清泄之中,自通透发。且温热之病,大便自通,亦可稍杀其势,故牛蒡子最为麻疹之专药。余如血热发斑,湿热发痦,皆以此物外透其毒,内泄其热,表里兼顾,亦无疑忌,非其他寒凉清降可比。"故麻疹初期、风热发疹、过敏性皮疹等必用之。

降血糖,消蛋白尿 据报道,药物实验研究证实,牛蒡子有较强的抗菌作用,抑制尿蛋白的排泄,并有显著而持久的降糖作用。在辨证的基础上重用牛蒡子,或用牛蒡子粉3g,一日2次,冲服,可治2型糖尿病、肾性蛋白尿,对糖尿病肾病尤为合拍;亦可治扁平疣。

缓下通便 牛蒡子具润燥滑肠之功,善缓下通便,于年老肠燥、产后血亏、病后津枯等大便干燥难行者,最为适宜。因其泻下作用平和,不伤及胃,易被接受,但用量宜适当加大(15～30g为宜)。

清热解毒 《用药法象》云:牛蒡子"散诸肿疮疡之毒",故可治急性乳腺炎,配瓜蒌、蒲公英等;治急、慢性盆腔炎,配红藤、败酱草等。

牛蒡子常用的配伍(药对)应用

牛蒡子/僵蚕、蝉蜕:利咽止咳,抗过敏,外感表证多用之。

牛蒡子/桑叶、菊花:清肝明目,以治外感病风热头痛,咳嗽。

牛蒡子/山药、玄参:治咳嗽日久,咳痰不畅,肺虚体弱者。

牛蒡子/银花、连翘:疏风清热、以治外感风邪发热。

牛蒡子/红藤、败酱草:治盆腔炎。

牛蒡子/木蝴蝶、凤凰衣:利咽复音,以治声哑。

牛蒡子/瓜蒌皮、蒲公英:治急性乳腺炎。

蔓荆子——疏散风热,清利诸窍

蔓荆子味苦辛,性凉。入肝、胃、膀胱经。具有疏散风热、镇静止痛、清利诸窍、舒肝和胃等功效。

治诸头痛 《珍珠囊》载蔓荆子"疗太阳头痛,头沉昏闷。除昏暗,散风邪,凉诸经血,止目睛内痛"。《千金方》记载:"蔓荆子浸酒服,可治头风。"故用本品以治诸般头痛,如偏头痛、三叉神经痛、颈椎病、眩晕等,具有良好的疗效。临床根据病情,辨证加味则效果更好。如风寒外袭加细辛、白芷、荆芥;火热内盛加菊花、夏枯草、薄荷;瘀血阻络加当归、川芎、赤芍等。如治顽固性头痛、三叉神经痛,可用蔓荆子100g炒至焦黄,研成粗末,入白酒1000ml内浸泡7日,取汁后备用。可根据患者酒量饮服,不会饮酒者,取少量,加凉开水冲淡后再服用,一日2次,1周为一疗程,一般1个疗程即可见效,二周可愈。

清利诸窍 蔓荆子功能疏散风热,因其气味芳香,质轻扬上,善清利头面诸窍,随症配伍,每能取得很好的疗效。如配桑叶、菊花、蝉蜕、白蒺藜、决明子,以治急性结膜炎,迎风泪出;配辛夷、苍耳子、白芷、葶苈子、鹅不食草,以治鼻窦炎;配生地、石膏、细辛、竹叶、露蜂房,以治牙周炎;配银花、黄柏、升麻、猫耳朵草、夏枯草,以治中耳炎;配黄芪、熟地、升麻、泽泻,以治脑鸣,耳鸣;用蔓荆子50g煎服,可治习惯性便秘,即开上窍而通下窍,实乃提壶揭盖之意也。根据吕慧英先生介绍:用蔓荆子粉5g,猪肉50g,剁细拌匀,炖熟,一次服完,一日1次,以治老年性白内障,笔者试治数例,确有效果,符合简、便、验,值得推广应用。

舒肝和胃 蔓荆子能明目、止目晴内痛、多泪等证,故有散肝经风热、舒肝气而和胃的作用,是治疗胃炎的良药。临床可在辨证的基础上加用本品30g,有明显的镇痛、消炎作用,从而提高疗效。如浅表性胃炎,配川楝子、延胡索、白芍、甘草;萎缩性胃炎,配生地、百合、乌药、乌梅;胆汁反流性胃炎,配柴胡、炒白芍、枳壳、威灵仙;肠上皮化生,配白花蛇舌草、木蝴蝶、凤凰衣、仙鹤草;胃溃疡配乌贼骨、煅瓦楞、儿茶、浙贝等。

蔓荆子常用的配伍(药对)应用

蔓荆子/猪肉:按法服用,治白内障。

蔓荆子/百合、乌药:治胃炎。

蔓荆子/葛根、独活:治颈椎性眩晕。

蔓荆子/辛夷、苍耳子:治鼻窦炎。

蔓荆子/儿茶、海螵蛸:治胃炎、胃溃疡。

蔓荆子/黄芪、熟地、升麻:治脑鸣、耳鸣。

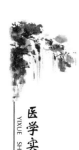
蔓荆子/川芎、白芷、细辛：治风寒引起的头痛。

蔓荆子/川芎、当归、赤芍：治瘀血阻络的头痛。

蔓荆子/桑叶、菊花、夏枯草：治风热引起的头痛。

葛根——解痉通脉，止泻止渴，是天然的植物雌激素

葛根甘、辛，平。归脾胃经。具有解肌退热、消斑透疹、解痉通脉、升阳止泻、生津止渴、升举元气、降糖降压等多种功效。

解肌退热透斑疹　葛根有发汗解热透疹的作用，故对太阳表证的项背强直或头痛的疗效最好。仲圣的葛根汤、桂枝加葛根汤为其代表方剂。配升麻等治疗麻疹透发不畅，亦为临床常用。对于急慢性荨麻疹、急慢性湿疹、接触性皮炎等变态反应性皮肤病的治疗效果很好，由于葛根内能清肺脾热邪，外能开泄腠理，发三阳之郁火，且具雌激素样的作用，故对痤疮的治疗有标本兼施之功。

解痉通脉疗痹痛　据现代药理研究，葛根所含葛根素和黄酮甙，能缓解肌肉痉挛，扩张血管，降低阻力，增加脑血流量及冠状动脉流量，从而降低血压，故葛根可用于因脑动脉硬化引起的脑梗死、高血压、冠心病、神经性耳鸣、耳聋，以及颈椎增生引起的项强头痛、眩晕、肢体麻木等症为主的颈椎综合征，以及痛风性关节炎、急性风湿热和各种痉挛（横膈肌痉挛，食管痉挛，面肌痉挛、肌肉痉挛拘急、支气管痉挛）等。无论有无外感，病程新久，都可适当选用。正如《本草正义》所说："葛根最能升发脾胃清阳之气，清阳上升则痰浊自除，且葛根蔓长，上通于天，下通于地，畅气机而利血脉，气畅血行则诸症自除。"有痛风发作史者，每日煎汤代茶饮，有预防复发之功。

升阳降浊止泻利　《本草纲目》载："干葛其气轻浮，鼓舞胃气上行，生津液，又解肌热，治脾胃虚弱泄泻圣药也。"泻利一证，临床分急、慢性两大类，急性多因湿胜合并风寒、热，或饮食不洁所致；慢性多以湿邪久留伴见脾胃虚寒，清气在下为多见。治疗常用健脾化湿之法，拙拟五白止泻汤（白芷、焦白术、焦白芍、桔梗、山药）一方，用于慢性过敏性结肠炎，肠道易激综合征及慢性痢疾经常发作者，屡获佳效。对顽固性久泻者，必重用葛根、仙鹤草，每获良效。泻利常伴腹痛，又因失水而口渴，葛

根对肠管具有罂粟碱样解痉作用,又能生津止渴,故加用葛根最为适宜。

升举元气治消渴 葛根始戴于《神农本草经》,列为中品。具有极高的营养价值和药用价值,常与人参相提并论,享有"南葛北参""南方人参"之美誉。具有升发阳气,鼓舞胃气上行之功,故可升举诸下陷之脏腑,如胃下垂、肾脏下垂、子宫下垂及脱肛。《本草纲目》谓葛根"生阳生津,脾虚作渴者,非此不除。"风药多燥,唯独葛根有生津止渴之功,故对热病津伤者,亦可用之。现代药理研究表明,葛根有降血糖治消渴的作用。

葛根在妇科病中的应用 "科学研究表明,葛根含有丰富的异黄酮物质,是一种天然的植物雌激素,它可对人体的内分泌进行调节,可防治雌激素下降而引起的诸多症状,如血脂升高、骨质疏松、更年期综合征等,并能增加中年女性血清中雌二醇的水平和血浆中高浓度脂蛋白含量,降低低密度脂蛋白和胆固醇含量,起到保护心血管的作用;而对雌激素水平偏高者,又表现为抗雌激素样活性,可有助防治乳腺增生、乳腺癌、子宫肌瘤、子宫内膜癌等,从而起到双向调节的作用。最重要的是,葛根所含的异黄酮系纯天然物质,没有人工合成雌激素的副作用,更易为广大中年女性所接受并安心使用(《浙江中医杂志医苑之窗》2002年第3期)。又因葛根有解痉通脉的作用,故能缓解子宫平滑肌痉挛而止痛经;通乳络,既可通乳而治缺乳,又可通乳而治乳痈初起。

此外,对抽动-秽语综合征(TS)在辨证方中加用本品,可提高疗效,配补肾益气药,治疗重症肌无力和眼睑下垂,均收到较好的疗效。用葛根、枳椇子各50g煎汤于饮酒前服可防酒醉,亦可用于酒醉后,醒酒解酒毒。治口疮甚效。

葛根常用的配伍(药对)应用

葛根/苍耳子:通督脉,疏经气,祛风湿,通鼻窍。

葛根/石菖蒲:通耳窍,治神经性耳鸣、耳聋。

葛根/枳椇子:醒酒醉,解酒毒,疗口疮。

葛根/威灵仙:治食管、胸膈之痉挛。

葛根/升麻、蝉蜕:透发麻疹、风疹。

葛根/僵蚕、白鲜皮:治过敏性皮炎。

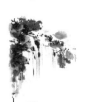

葛根/麦门冬、天花粉：复津液治口渴。

葛根/丁香、柿蒂：治呃逆。

葛根/羌活：治颈椎病、冠心病、心绞痛（祝谌予先生喜用此药对）。

柴胡——能升能降，能和能散，疏肝利胆

柴胡苦、辛，微寒。归心包、三焦、肝、胆经。具有升举阳气、通降肠胃、和解少阳、退热散邪、疏肝解郁、利胆和胃、振通心阳、利水消肿、抗疲劳、抗病毒、抗变应、抗过敏等多种功效。

升举清阳 柴胡主升，世所咸知，前人屡言之。李东恒有补中益气汤，张锡纯有升陷汤，均借柴胡轻清生发之气，与党参、白术、黄芪、升麻同用，振清阳而举下陷，不论大气下陷之短气不足以息，还是中气下陷之内脏下垂、滑泻、脱肛、阴挺诸证，柴胡为必用之品。

通降肠胃 柴胡为降药，论之则鲜，现参考《朱良春医集》简述如下：《本经》云柴胡"主心腹肠胃中结气，饮食积聚，寒热邪气，推陈致新。"可见柴胡具有疏通肠胃之功，虽未明指其可以通便，亦可于言外得其旨矣。柴胡的通便作用，可从小柴胡汤的适应证得到启发。《伤寒论》云："阳明病，胸胁硬满，不大便而呕，舌上白苔者，可与小柴胡汤。上焦得通，津液得下，胃气因和，身濈然汗出而解。"可见柴胡有通便作用，但柴胡汤所主之便秘，绝非燥屎内结，而是三焦气机不利，津液无以下输所致的"不大便"。若用柴胡剂以通热结津干之便秘，殊非所宜。其辨证之要点，是舌上有白苔，且多较垢腻，方可任柴胡之通降，此点不可忽之。

和解散邪 柴胡之和解之功，主要体现在少阳证的治疗上，一般和黄芩相须为用，共奏和解少阳、散热清里之功。张仲景论小柴胡汤以治少阳病，且"但见一证便是，不必悉具"，可用于各种发热病中，无论外感，内伤，其效皆佳。柴胡之散邪作用，亦备受张景岳的重视和发挥，其"新方八阵"中的散阵，共出15方，其中用柴胡的即占了13方之多，足见其对柴胡的散邪作用的青睐。

疏肝利胆 柴胡长于疏肝、利胆、和胃，张锡纯说："肝气不舒畅者，此能舒之。"又谓："善达少阳之木气，则少阳之气自能疏通胃土之郁，而其结气，饮食积聚，自消化也。"说明柴胡具有疏肝解郁、利胆和胃等作

用,其临床应用甚广。诸如肝气郁结型肝病、胆道疾病、胰腺炎、胃脘胀痛、胆汁反流性胃炎、月经失调、乳腺增生、行经发热、经行情志异常、产后发热、热入血室等,每多用之。

柴胡在临床上应用时,除配伍上的不同外,其剂量不同,作用有所区别,一般地说,升清阳用小剂量10g以下,疏散清邪用中剂量10～20g,下降用大剂量20～30g。并随症情及体质之异而灵活掌握,但血压偏高,舌质红绛者,不可与也。

此外对心动过缓、变态反应性皮肤病(湿疹、荨麻疹、过敏性皮炎、玫瑰糠疹)、带状疱疹及其后遗症、特发性浮肿、女童性早熟等,在辨治方中加用柴胡,均能提高疗效。

柴胡常用的配伍(药对)应用

柴胡/黄芪:益气升阳,升血压。

柴胡/升麻:能升提举陷,托毒外透。

柴胡/黄芩:相须为用,和解少阳,散热清里。

柴胡/葛根:升发散邪,透疹抗过敏。

柴胡/枳壳:疏肝理气,治肝胃不和。

柴胡/苍术:升清运脾,振奋气化,治内脏下垂。

柴胡/龙胆草:清肝泻肝,治带状疱疹,女童性早熟。

柴胡/香附:疏肝理气解郁。

柴胡/白芥子:疏肝散核,治乳腺增生。

柴胡/四物汤:疏肝养血调经。

升麻——发表透疹,升阳举陷,清热解毒

升麻味辛、甘,微寒。归肺、脾、胃、大肠经。具有发表透疹、升阳举陷、清热解毒、升清降浊等功效。因其叶似麻,其性上升而得名。《本经》列其为上品,并谓:"升麻解百毒,辟瘟疫瘴气,邪气蛊毒。"《本草纲目》云其"消斑疹,行瘀血,治阳陷眩晕,胸胁虚痛,久泄,下痢后重,遗浊,带下崩中。"《本草汇言》则谓:"升麻,……此升解之药,故风可散,寒可驱,热可清,疮疹可解,下陷可举,内伏可托,诸毒可拔。"

解表透疹,善解伏邪　可用于风热头痛,常配桑叶、菊花、蔓荆子;麻

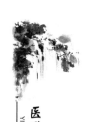

疹初期或疹发不畅,常配葛根、牛蒡子、僵蚕、蝉蜕;水痘,常配薏苡仁、竹叶、银花、连翘、六一散;痄腮,大头瘟,常配柴胡、黄芩、银花、连翘、僵蚕、蝉蜕;牙龈肿痛,常配生地、石膏、麻黄、细辛、露蜂房;口舌生疮,"升麻为口腔圣药",常配马鞭草、木蝴蝶、凤凰衣、葛根、枳椇子,生用10g为宜。

升阳举陷,升清降浊　可用于中气虚弱,大气下陷而引起的短气、乏力、低血压、眩晕、胸闷、时太息、久泻脱肛、会阴下坠、时欲临圊、子宫下垂、气虚崩漏、月经提前、产后乳少,常配黄芪、党参、白术、柴胡、桔梗等,如补中益气汤、升陷汤,炙用6g为宜。

清热解毒,托毒透邪　近世多视升麻为提升之良药,而鲜知其为解毒之妙品,即使有想用其解毒之功者,往往亦畏其升散之性而不敢轻用。其实历代医家对升麻的解毒作用论述颇多,如上所述的"解百毒,辟瘟疫瘴气,邪气蛊毒,诸毒可拔",张仲景的升麻鳖甲汤治阴阳毒等。著名中医药家方药中教授善用升麻的解毒作用,常应用之,以治肝炎取得了良好的效果,值得认真学习。他说:"十余年来,我曾重点对病毒性肝炎患者及其他药物中毒者,在辨证论治的同时,重用升麻进行治疗,其剂量一般均在30g,多时曾用到45g,效果很好,无一例有不良反应。(《辽宁中医杂志》1981年第5期)

　　升麻常用的配伍(药对)应用

　　升麻/黄芪:益气升提,透解毒邪,治低血压、白细胞低、口腔溃疡。

　　升麻/人参:补益脾气,升清降浊。

　　升麻/苍术:升清运脾,治内脏下垂,血小板、白细胞低下。

　　升麻/柴胡:升提举陷,托毒外透。

　　升麻/玄参:养阴解毒,治咽喉肿痛、口腔糜烂。

　　升麻/甘草:升阳解毒。

　　升麻/葛根:清热解毒,托毒透邪。可治麻疹透发不畅,降低转氨酶。

　　升麻/鸡血藤:补血升提,可治白细胞减少症。

　　升麻/生地、石膏:牙龈肿痛,口舌生疮。

　　升麻/苍术、荷叶:即清震汤,治雷头风。

青蒿——外感热病各个阶段均可选用

青蒿味苦、辛,性寒,气禀芳香。归肝、胆、脾、胃、肾经。具有透邪外出、和解少阳三焦、清解暑热、凉血退虚热、防疟截疟等功效。正如王天如先生所说:"芳香药物而具苦寒之性者,别无他药。其特异之性味,是提供各种用途的内在条件,亦即既退内伤骨蒸劳热,又清外感暑湿实热的客观依据……青蒿苦而不伤阴,寒而不碍湿,气芳香而化浊,质轻清而透邪,具有泻热、理劳、解暑三大功用。举凡温病邪在卫分、气分、营分、血分等各个阶段均可选用。(《当代名医临证精华·温病专辑·运用青蒿治疗温病的经验》)

恶寒表证期 此为外感病初期,邪在太阳卫表,治疗只宜表透为要,"青蒿质轻清而透邪,气芳香而化浊",故可用于卫分表证,特别是暑热外感,发热无汗或有汗,头昏头痛。本品有清暑解热之功,可配伍僵蚕、蝉蜕、牛蒡子、荷叶、绿豆、西瓜翠衣、车前草等。

邪在半表半里 外邪在表未解,逐渐入里,但又未完全入里,徘徊于半表半里,证见寒热起伏、胸胁苦滞、泛恶苔腻、邪留三焦者,治宜分消走泄,常配黄芩、半夏、陈皮、竹茹、碧玉散,如蒿芩清胆汤,拙拟柴胡青蒿和解汤;或见寒甚热微,身痛肢重,苔厚腻如积粉,邪伏募原者,治宜宣透募原,配槟榔、草果、厚朴、黄芩、荷叶梗,如达原饮;疟疾寒战,高热头痛,汗出而热退,休作有时,治宜和解表里,祛邪截疟,配柴胡、黄芩、半夏、常山、草果、槟榔、马鞭草,于发作前2小时温服。目前已从青蒿中提取物青蒿素,制成针剂,以治疟疾效果甚是理想,为人类防疟、抗疟做出了重要贡献,挽救了数百万疟疾患者的生命,为此"青蒿素之母"屠呦呦获得2015年诺贝尔医学奖。

入里化热期 外邪基本离表入里化热,证见发热恶热,烦渴引饮,此时,要大清阳明里热,但必须佐解毒透邪之味,可用本品配合银花、连翘协助大剂白虎汤清解之,如拙拟银翘白虎清热汤;或可用拙拟五青凉解汤(青蒿、青黛、三叶青、大青叶、小青草)加减治之。

入营动血动风期 邪热进入营血,标志着病情严重,所以必须设法截断扭转,防止其入营动血,见微防渐,护于未然。截断方法在于见入营

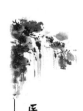

前驱证,如身热夜甚,舌红转绛时,即可在大剂的银翘白虎清热汤内加青蒿、丹皮、紫草、鲜生地、焦山栀等,此即叶天士所谓的"入营犹可透热转气"之义。

阴阳损伤期 热病后期,外邪虽去,但阴分亦伤,虚邪留恋阴分,症见夜热早凉,低热心烦,口干欲饮。治宜滋阴生津透热,可用青蒿鳖甲汤加减治之。

青蒿常用的配伍(药对)应用

青蒿/蝉蜕:透热解表,也可治失音。

青蒿/黄芩:清胆透热。

青蒿/栀子:芳香苦泄。

青蒿/香薷:祛暑解表。

青蒿/丹皮:清血中伏热。

青蒿/厚补:清热燥湿。

青蒿/石膏:清暑泄热。

青蒿/白薇:清营透热,善治低热。

青蒿/鳖甲:养阴透热。

青蒿/北沙参:扶阴清热。

二、清热解毒凉血泻下药

石膏——清热泻火,除烦止渴

石膏辛、甘,微寒。归肺、胃经。具有清热泻火、除烦止渴之功。主治肺热咳喘,高热不退,口渴,烦躁,脉洪大,甚至神昏谵语,热入营血均可应用。无论内伤、外感用之皆可取得理想的效果。

自仲圣倡白虎汤、白虎加人参汤、麻杏石甘汤、大青龙汤、越脾汤、小青龙加石膏汤、竹叶石膏汤、木防己汤等方剂以来,石膏的应用为历代医家所重视和运用,至近代名医张锡纯先生更是有很大的发挥。其在《医学衷中参西录》说："石膏,其性凉而能散,有透表解肌之功,为清阳明胃腑实热之圣药,无论内伤、外感用之皆效,即其他脏腑有实热者用之亦效……是以愚用生石膏以治外感实热,轻证亦必至两许;若实热炽盛,又恒重用至四、五两,或七、八两,或单用,或与他药同用,必煎汤三四茶杯,分四五次徐徐温饮下,热退不必尽剂。如此多煎徐服,欲以免病家之疑惧,且欲其药力常在上焦、中焦,而寒凉不致下侵致滑泻也。盖石膏生用以治外感实热,断无伤人之理,且放胆用之,亦断无不退热之理。惟热实脉虚者,其人必实热兼有虚热,仿白虎加人参汤之义,以人参佐石膏亦必能退热。盖诸药之退热,以寒胜热也,而石膏之退热,逐热外出也。"

笔者临床常用拙拟银翘白虎清热汤(银花、连翘、生石膏、知母、蒲公英、三叶青、竹叶、栀子、生草)以治壮热烦渴、汗出恶热等症,效果当属满意。

石膏常用的配伍(药对)应用

石膏/麻黄:清宣肺热,止咳平喘。

石膏/桂枝:清络止痛,用于热痹或风湿发热。

石膏/知母:清热生津,主治阳明胃热。

石膏/大黄:泻下清热,阳明经腑同治,存阴保津。

石膏/柴胡:能促进精液液化。

石膏/川乌:祛寒除热止痛,寒热互结之痹痛。

石膏/党参:助正气以增强退热之功。

石膏/代赭石:清胃镇逆止牙痛。

石膏/羚羊角:清热降火,息风定惊。

石膏/银花、连翘:清热解毒,退热效果更强。

栀子——解郁散结,善治胁腹诸痛

栀子苦、寒。归心、肺、胃、三焦经。具有泻火除烦、清热利湿、凉血解毒、利胆解郁、散结镇痛等功效。为常用的清热泻火解毒药,用栀子配方的名方亦很多,如栀子豉汤、茵陈蒿汤、黄连解毒汤、十灰散、越鞠丸、古今越桃散等。

泻心除烦,凉血止血 栀子泻三焦之火,既能入气分,清热泻火;又

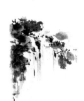
能入血分,凉血行血(清热泻火宜生用,凉血止血宜炒用),善于消泻心、肺、胃、三焦之火而除烦。用于热病心烦懊侬,每与淡豆豉合用,即栀子豉汤;若火毒炽盛,高热烦躁,则常配伍黄连、黄芩、连翘等泻火解毒除烦之品。若血热妄行,而见吐衄、尿血,则常配伍生地、黄芩、葛根、玄参、丹皮等凉血止血。

清热利湿,利胆退黄 用于肝胆湿热郁结所致的黄疸、急性肝炎、发热、小便短赤等症,常与茵陈、大黄合用,如茵陈蒿汤,以增强利湿退黄作用;若配黄柏,如栀子柏皮汤,可增强清除湿热的作用。

解郁散结,治胁腹痛 朱丹溪明确指出:栀子有"治热厥心痛,解热郁,行经气"的作用,可治胸胁、脘腹诸痛。包括心胸痛,常配附子、桂枝、瓜蒌皮、薤白、菖蒲、郁金;胃脘痛,常配干姜、半夏、白芍、甘草;胆囊炎,常配金胡萸卿芍甘汤、威灵仙、郁金;胆结石,常配五金化石汤;朱良春教授说生山栀治胰腺炎有特效,常配大黄、蒲公英、郁金、败酱草、薏苡仁、桃仁、红藤等;痛经,常配干姜、吴萸、当归、白芍、甘草、益母草、香附等。总之,栀子是一味值得选用的镇痛药,凡脏腑因火郁作痛者,均可斟酌应用。而对于寒热夹杂者,可适当配伍吴茱萸、干姜、附子之属,亦能解除寒热的搏结,使阴阳调和,气血运行,疼痛获得缓解。

栀子的外用法

(1)治痛经:栀子、吴茱萸各10g,白芍、干姜、甘草各5g,研细备用。用时以酒调敷神阙,半小时内可见效。

(2)治脱肛:栀子、五倍子、龙骨、升麻各等分,研细,醋调敷神阙。

(3)治跌打肿痛:栀子、桃仁、红花、地鳖虫,威灵仙各等分,研细醋调包敷患处,两日换药1次。

(4)口舌生疮:栀子、吴茱萸等分研细,醋调敷涌泉穴,每日换药。

(5)治痤疮:栀子、薏苡仁、白花蛇舌草、升麻各30g,大黄20g以白酒密封浸泡2周,过滤备用。用时用棉签涂患处,一日3次。

此外据朱良春教授介绍:"有一民间验方"栀子辣蓼汤"(栀子10g,辣蓼20g,甘草6g)加味治卵巢囊肿甚效。气虚者加黄芪30g,合并盆腔炎者加薏苡仁、败酱草各30g,腹痛者加香附、川楝子各15g,水煎分4次服,两个月为一疗程,月经期不需停药,总有效率100%,值得参用。"

夏枯草——安神散结，清肝解毒，肺科良药

夏枯草味辛苦，性寒。归肝胆经。辛能散结，苦能泄降，寒能胜热，为清肝胆之火，解郁散结之药。常用于肝火上炎，血压偏高，目赤肿痛，头昏头痛诸症；亦可用于痰火郁结所致的痰核瘰疬、肿痛等症。此外本品尚有以下独到的功效。

安神定魄，治失眠　失眠病因复杂，但皆由各种原因引起阴阳失调，阳不入阴所致。所谓"阴阳违和，二气不交"，脏腑气血失和而成。诱因多为情志变化，而致肝不藏魂，心脾失常，痰热内扰，阴血虚损。夏枯草"能补养厥阴血脉"，散郁火之蕴结，安神以定魄。现代药理提示夏枯草含多种维生素，能调节和改善人体自主神经的功能，若配以善于化痰之半夏，以治不寐，多获良效。正如《医药秘旨》云"盖半夏得阴而生，夏枯草得阳而长，是阴阳配合之妙也。"《重庆堂随笔》云其"散结之中兼有和阳养阴之功，失血后不寐者，服之即寐"，故其对肝郁化火，胆气郁结，肝阴不足者，最为适宜。（参见治失眠方·两夏龙琥安神汤）

止血宁络，肺科良药　现代药理研究证实，夏枯草煎剂于体外对金黄色葡萄球菌、肺炎链球菌、百日咳杆菌、大肠杆菌皆有较强的抗菌作用。临床实践亦证明夏枯草对肺结核、支气管扩张出血、百日咳等具有显著疗效，为肺科一良药。治肺结核配白及、鱼腥草、仙鹤草、葎草、狼毒鸡蛋枣（参见效方实践篇·治肺病方）；治肝炎上逆犯肺之咯血，则配伍泻白散、黛蛤散、仙鹤草，甚者合补络补管汤；百日咳配百部、地龙、葶苈子；渗出性胸膜炎，配白芥子、葶苈子、大枣等。盖夏枯草清肝热、泻肝火、平肝气，疏通气结，使肝平，肺金不受其邪，肺气肃降，脉络自通，咳嗽平复，血亦自止也。

清肝泻火，泄热毒　《本草备要》云："夏枯草补肝血，缓肝火，解内热，散结气……以阳和阴也。"具有清泄热毒之功，故可广泛用于多种热毒郁结之证。如用单味药10～30g煎汁或泡水当茶喝，或熬膏服，可治慢性咽炎、扁桃体炎、精神紧张等；配谷精草、密蒙花、青葙子，治目赤肿痛；配葛根、川芎、白芷，治头痛；配白花蛇舌草、鸭跖草，治尿路感染；配白花蛇舌草、败酱草、苦参，治盆腔炎（煎成浓汁，保留灌肠，其效更佳）；

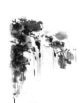

配川楝子、荔枝核,治睾丸炎;配泽泻、知母、黄柏,泻相火,治强中;配凤尾草、马齿苋,治痢疾;配槐米、地榆,治痔疮、肿痛等。

软坚散结,治热痹 《滇南本草》说:"夏枯草祛肝风,行经络,治口眼歪斜;行肝气,开肝郁,止筋骨疼痛,目珠痛,散瘰疬,周身结核。"具有清泄火热、通引经络、消释坚凝、破癥散结之功。为治疗各种颈、腋下、腹股沟等处的淋巴结肿、瘰疬、瘿瘤、子宫肌瘤、乳腺增生、纤维瘤之要药,亦为一味治热痹的佳药。

夏枯草因其能散结,善通心气而宣泄郁阻,疏通窒滞,以治胸膈之痞满,降血压,防治冠心病,延缓主动脉粥样斑块的形成,具防治动脉粥样硬化的作用。

夏枯草常用配伍(药对)应用

夏枯草/半夏、茯苓:治多种原因引起的失眠。

夏枯草/川芎、白芷:治多种头痛。

夏枯草/知母、黄柏:泻相火、治强中。

夏枯草/地榆、槐米:治痔疮出血。

夏枯草/葶苈子、大枣:治渗出性胸膜炎。

夏枯草/仙鹤草、白及:治肺结核、咯血。

夏枯草/地骨皮、桑皮:治肝火犯肺的咯血。

夏枯草/黄药子、海藻:治淋巴肿瘤。

夏枯草/白芥子、丝瓜络:治乳腺增生。

夏枯草/谷精草、青葙子:治目赤肿痛。

夏枯草/白花蛇舌草、鸭跖草:治尿路感染。

蒲公英——清热解毒,清肝利胆,清胃定痛

蒲公英性寒,味甘苦。归肝、胃经。具有清热解毒、消痈散结、清肝利胆、降酶退黄、清胃定痛、治痢排脓、利湿通淋、散瘀消炎、通乳明目等功用。《本草新编》云:"蒲公英至贱而有大功,惜世人不知用之。"但自"一把草药一根针"时代以后,它的临床应用有了很大的发展。

清热解毒,消痈散结 可用于一切感染性和化脓性疾病。诸如痈肿疔毒,配紫花地丁、银花、连翘、野菊花;急性扁桃体炎,配板蓝根、野荞麦

根、土牛膝;口腔炎,配生地、栀子、通草;口腔溃疡,配马鞭草、木蝴蝶、凤凰衣;肺痈,配鱼腥草、败酱草、芦根;肠痈,配大黄、丹皮、红藤;丹毒,配生地、丹皮、紫草、土茯苓;肿瘤,配猫人参、藤梨根、仙鹤草、白花蛇舌草等。

清肝利疸,降酶退黄 可用于急性黄疸型肝炎,配茵陈、栀子、大黄;慢性肝炎,配柴胡、黄芩、马蹄金、丹参;胆囊炎,配川楝子、延胡索、柴胡、威灵仙;胆石症,配金钱草、海金沙、鸡内金、郁金、滑石等。

清胃定痛,治痢排脓 可用于急、慢性胃炎,配柴胡、枳壳、香附、白芍、甘草,泛酸加乌贼骨、煅瓦楞、五灵脂,嘈杂加吴茱萸、乌梅、川连,气滞加八月札、甘松、佛手,久痛不愈加百合、乌药;慢性结肠炎,配焦白术、焦白芍、山药、防风、仙鹤草;痢疾则在清肠治痢方中加蒲公英,可以顿挫病势。

利湿通淋,散瘀消炎 可用于妇科炎症,如盆腔炎、阴道炎,配白花蛇舌草、败酱草、土茯苓、红藤;乳腺炎,配白芥子、丝瓜络、炙穿山甲、皂角刺;滴虫阴痒,配蛇床子、地肤子、白鲜皮、苦参,并可配合坐浴;尿路感染,配白花蛇舌草、鸭跖草、白茅根、泽泻。

外用 鲜蒲公英白汁,点用局部,可治扁平疣、寻常疣、痤疮等。

白花蛇舌草——清热解毒,为中药的"广谱抗生素"

白花蛇舌草微苦、甘、淡,微寒。归胃、大肠、小肠经。具有清热、解毒、利湿、通淋、消痈等功效。药性柔和,有清热解毒而不寒,除湿通淋而不伤正的优点。可广泛应用于各科多系统疾病。

用于肺系上呼吸道感染 可治感冒咳喘,常配僵蚕、蝉蜕、牛蒡子、三拗汤;肺炎,再加生石膏、地龙、百部、葶苈子;痰稠难出,加天花粉、天门冬、天竺子;痰中带血,加白及、仙鹤草、侧柏炭;咽喉肿痛、扁桃体炎,配伍土牛膝、野荞麦根、板蓝根、抽脓白;鼻窦炎,配辛夷、苍耳子、葛根、白芷、鹅不食草;口腔溃疡,配马鞭草、木蝴蝶、凤凰衣、葛根、升麻、枳椇子等。

用于消化系疾病 可用于消化性溃疡、糜烂性胃炎,常配乌贼骨、煅瓦楞、木蝴蝶、凤凰衣、浙贝、白及、仙鹤草、蒲公英;慢性胃炎,配百合、乌

药、甘松、川连、吴萸、佛手;结肠炎,配痛泻要方、白芷、山药、桔梗、仙鹤草;湿热痢、肠炎,配白头翁、黄连、黄芩、马齿苋、秦皮;急、慢性肝炎,黄疸、转氨酶升高,配茵陈蒿汤、马蹄金、泽兰、板蓝根、过路黄、升麻;乙型肝炎,配升麻(重用20~30g)、土茯苓、拳参、猫人参、苦参、丹参;胆囊炎,配柴胡、黄芩、威灵仙、徐长卿、郁金等。

用于泌尿系疾病　治尿道感染、膀胱炎、前列腺炎、热淋等,症见尿频、尿急、尿痛、小便不利,常配鸭跖草、车前草、石韦、萹草、萹蓄、鱼腥草、六一散;血淋,配白茅根、大小蓟、血余炭、焦山栀、仙鹤草;石淋,配金钱草、海金沙、鸡内金、六一散、威灵仙;急性肾小球肾炎,配麻黄、连翘、赤小豆、蝉蜕、鱼腥草、土茯苓、萹草、益母草;尿蛋白不消者,重用土茯苓(60~120g)、六月雪、萹草、乌梅、仙鹤草、大黄等。

用于妇科疾病　用于盆腔炎、附件炎、阴道炎、带下黄稠,常配白头翁、白毛藤、白槿花、白鲜皮(即拙拟五白消炎清带汤),伴腹痛者,加红藤、败酱草、赤芍、白芍;湿盛者,加龙胆草、黄柏、苦参;阴痒者,加土茯苓、臭椿皮、蛇床子、地肤子;卵巢囊肿,配白芥子、丝瓜络、海藻、昆布、黄药子、栀子、辣蓼、甘草等。

用于外科、皮肤科疾病　可用于各种痈肿疮毒癌肿,如配红藤、败酱草、大黄、丹皮以治急慢性肠痈;配瓜蒌仁、葶苈子、薏苡仁、冬瓜仁、鱼腥草、肺形草以治急慢性肺痈;配蒲公英、皂角刺、牛蒡子、王不留行子、白芥子、丝瓜络、娑婆子以治急性乳腺炎、乳痈;配柴胡、黄芩、白芥子、郁金、蒌仁、桃仁以治肝痈;配银花、连翘、紫花地丁、野菊花,以治疔毒;配生地榆、槐米、白头翁、赤小豆,以治痔疮肛裂出血;配藤梨根、半边莲、猫人参、醉鱼草、仙鹤草、人参、黄芪等,可试服于各种癌肿。配拙拟之五白止痒汤(白鲜皮、白僵蚕、白蒺藜、白芷、白蔹)可治荨麻疹、皮肤瘙痒症、湿疹、痤疮、粉刺等多种皮肤病。用本品水煮外洗、对头、面部各种瘢痕均有明显的消除作用;本品配苍术、苍耳子各60g,煎汁待温,用毛巾揉洗,每日数次,10天为一疗程,可除雀斑。

败酱草——清热解毒,消痈排脓,祛瘀止痛

败酱草辛、苦,微寒。归肝、胃,大肠经。具有清热解毒、消痈排脓、

利湿散结、祛瘀止痛等功效,可用于多种内痈、痢疾、泄泻、肝胆疾病、男女各种炎症、热毒疮疖疱疹等。

清热解毒,消痈排脓 败酱草善治各种内痈,如治肺痈,配鱼腥草、白花蛇舌草、荔枝草、野荞麦根、葶苈子、桔梗;肠痈,配红藤、白花蛇舌草、大黄、丹皮、赤芍等,若转为慢性,苔白腻,寒湿重,则配附子、薏苡仁、黄芪;肝脓疡,配柴胡、黄芩、白芥子、炙穿山甲;乳痈,配蒲公英、白芥子、丝瓜络、皂角刺、牛蒡子;鼻窦炎,配辛夷、苍耳子、白芷、黄芩;急性化脓性扁桃体炎,配银花、连翘、野荞麦根、土牛膝等。

利湿散结,祛瘀止痛 败酱草可治多种由于湿热蕴结引起的疾病。如痢疾,配川连、广木香;泄泻,配焦白术、焦楂肉、泽泻、车前子;慢性结肠炎,配山药、白头翁、仙鹤草、桔梗;胆囊炎,配柴胡、延胡索、川楝子、威灵仙、郁金;胰腺炎,配红藤、薏苡仁、蒲公英、栀子、徐长卿;急性前列腺炎,配马鞭草、白花蛇舌草、鸭跖草、石见穿、滑石;慢性前列腺炎,配薏苡仁、附子、荆芥、蛇床子、白芷;盆腔炎,配白花蛇舌草、白头翁、白英、苦参;输卵管不畅,配白芥子、路路通、水蛭、留行子、皂角刺;产后腹痛,配当归、炒白芍、炮姜。鲜汁外涂治扁平疣。

土茯苓——消蛋白,疗痛风,治淋病,止头痛

土茯苓甘,淡,性平,无毒。归肝、肾、脾、胃经。具有清热解毒、除湿通络、强筋骨、利关节、健脾胃、利小便、消除尿蛋白、消肿排脓、解汞粉及银朱毒等功效。可广泛应用于痹证痛风、肾炎水肿、脚气腹泻、淋浊带下、梅毒恶疮、痈肿疮癣等疾病。民间称为仙遗粮,《滇南本草》亦用此名,认为是神仙遗留下来的粮食,以拯救黎民百姓度过灾荒的。《救荒本草》云其"可以代粮。"中医界常书为"山奇良"。

治肾炎,消蛋白 任继业教授常重用土茯苓(100～200g)解毒除湿,治疗肾风蛋白尿。任老认为"土茯苓为治湿毒要药,归经脾胃,能通经透络,解毒除湿,它既能渗利湿浊之邪,又能正化湿浊而之归清,湿渗浊清毒解,精微固藏,尿蛋白自可消除。且土茯苓'败毒祛邪,不伤元气,并可以代粮',故长期大剂量服用,无明显毒副反应。"笔者遵任老之经验用之临床,疗效确切。

治痹证,疗痛风　痹证的产生,主要是由于正气不足,腠理不密,以致外邪侵袭,注于经络,留于关节,致使气血痹阻而成。临床主要分风寒湿痹与风湿热痹,可分别用加味麻附细辛汤和四妙葛根汤加减治之(见效方实践篇·治痹证方)。痛风性关节炎的发病机理较一般痹痛更为复杂,病情也更加深重,主要是肝肾受损,痹邪入侵,流注脏腑经络,耗阴伤血损髓,致使筋脉骨髓失养。现代医学认为痛风病是由于嘌呤代谢障碍,血尿酸产生过多引起组织损伤的一组异质疾病,多系湿浊瘀阻,停着经隧而致骨节肿痛而成。治宜搜剔湿热蕴毒,通络止痛。《本草纲目》谓土茯苓"健脾胃,强筋骨,去风湿,利关节,治拘挛骨痛",所以重用土茯苓(100g以上)治疗痛风,疗效显著。临床常配伍葛根、千年健、威灵仙、豨莶草、防己、晚蚕砂、滑石、薏苡仁、萆薢、山慈姑(因其鳞茎中含秋水碱,故治痛风有效)。临床体会,痛风的发作与季节、气候变化的关系不大,而与饮食关系密切,一般忌食鸡、海鲜、大豆及其制品、菠菜、酒、辛辣等。

治淋病,解药毒　《本草纲目》谓土茯苓:"治恶疮痈肿,解汞粉、银朱毒。"《本草备要》曰:"土茯苓治杨梅疮毒,瘰疬疮肿。"故本品对泌尿系感染、乳糜尿、尿浊、膏淋、热淋,以及因性生活不洁而引起的性病、梅毒等,均有较好的效果。特别是因梅毒而服汞剂以致使肢体拘挛者,常配伍白花蛇舌草、败酱草、萆薢、滑石、乌药、黄柏、薏苡仁等治之。土茯苓不但能解汞粉、银朱之毒,而且对其他药毒也颇有效果。如农药中毒之后遗症,激素撤减之困难者,均可用大剂土茯苓对症加味治之。

治头痛,愈狐惑　朱良春教授指出:"头痛病因纷繁,土茯苓所主之头痛,乃湿热蕴结,浊邪扰清,清窍不利而作痛。若延之日久,经脉痹闭,则痛势甚烈。斯时祛风通络之剂难缓其苦,唯有利湿泄热,祛其主因,配合祛风通络之品,始克奏功。"但用量上要突破常规,每日可用60~120g,随症配伍,多可获效。朱老用土茯苓治头痛,或可补前人之未逮也。

"狐惑"现代医学称白塞氏病,亦称口、眼、生殖器综合征,是一种全身受累的自体免疫性疾病。主要表现为复发性口腔溃疡,外阴溃疡和眼色素膜炎,目前西药采用激素及免疫抑制剂治疗,虽有暂效,但副作用较多。中医学认为本病乃湿热浊毒,蕴结肝脾,留于肝脾经所过之口、眼、生殖器等部位所致。《本草正义》载土茯苓"利湿去热,能入络,搜剔湿热之蕴毒"。《本草从新》谓"土茯苓甘淡而平,味甘能补、能和、能解毒,淡能渗湿,常用于湿热淋浊、带下、痈肿、疥癣、杨梅疮毒"。所以土茯苓之功效非常切合"狐惑"病的病机。临床可用大剂量的土茯苓内服外洗加味治之,如口腔溃疡甚者,加白花蛇舌草、木蝴蝶、凤凰衣、升麻、晚蚕砂,马鞭草、葛根、川连;如外阴溃疡甚者,加苦参、白鲜皮、蛇床子、槐米、地肤子、滑石、萆薢、薏苡仁;目赤肿痛者,加僵蚕、蝉蜕、夏枯草、密蒙花、青箱子;皮下结节者,加白芥子、山慈姑、莪术、王不留行子;虚热者,加生地、紫草、丹皮、玄参等。

土茯苓常用的配伍(药对)应用

土茯苓/乌贼骨:治慢性胃炎。

土茯苓/鱼腥草:治湿热带下。

土茯苓/鸡内金:治小儿疳积。

土茯苓/川萆薢:治痛风、蛋白尿、膏淋。

土茯苓/白花蛇舌草、苦参:治淋病。

土茯苓/车前子、浙贝:治痰喘。

土茯苓/山慈姑、滑石:治痛风。

土茯苓/六月雪、葎草:治蛋白尿。

土茯苓/仙鹤草、大枣:升血小板。

土茯苓/晚蚕砂、升麻:治口腔溃疡。

葎草——清虚热,抗结核,疗热痹,治肾炎

葎草味甘苦,性寒,无毒。具有清热解毒、利湿消瘀、宣痹通络、除蒸郁结、擅退虚热、止咳除疟、抗结核、利水通淋、止精溢等功效。

清热解毒,抗结核 本品不但适宜外感病初起的发热、咳嗽,尤其是夹有湿邪者,配藿香、苍术、薏苡仁、茯苓、半夏、杏仁;亦可治疗肺炎,配麻杏石甘汤、僵蚕、蝉蜕、牛蒡子;肺痈,渗出性胸膜炎,可用拙拟清金解毒消痈汤,鱼腥草、白花蛇舌草、败酱草、野荞麦、葡伏堇、葶苈子、桔梗、甘草;肺结核,配沙参、丹参、天门冬、麦门冬、黄精、天葵子,出血者酌加白及、仙鹤草、乌贼骨、黛蛤散,必要时可用抗痨狼毒鸡蛋枣,建功尤捷;

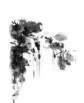

瘰疬(淋巴结核)、甲状腺肿大,可单味重用60g以上,亦可在辨证基础上加用;更擅退湿温后期,余热不清,虚火缠绵者,配银柴胡、青蒿、白薇、地骨皮、胡黄连;伴自汗恶风者,可配伍小剂量的桂枝汤调和之。

利湿消瘀,疗痹证 产生痹证的主要原因是由于正气不足,腠理不密,卫外不固,以致风、寒、湿、热之邪入侵,注于经络,留于关节,阻遏气血运行而成。一般说来,风寒湿痹以温经散寒,祛风通络为主(如拙拟加味麻附细辛汤,如麻黄、桂枝、附子、细辛、露蜂房、薏苡仁、苍术、当归、芍药、甘草),而湿热痹则当以燥湿泄热,宣通痹着为主,可用本品配合四妙散、虎杖、寒水石、土茯苓、萆薢等(参见拙拟四妙葛根汤)。

利水通淋,治肾炎 本品具有利水泄热通淋之功,故可治热淋、腹泻、痢疾、痔疮、痛毒、血尿、血精等症,而且可以治疗肾炎。急性肾炎,乃风水相搏,致使肺失宣肃,不能通调水道,下输膀胱,水邪泛溢肌肤而成。临床可用拙拟五草利水消肿汤(萹草、白花蛇舌草、益母草、鱼腥草、萹蓄)加减治之,使浮肿尽快消退,有助于肾功能的恢复。朱良春教授善用萹草治疗慢性肾炎,"必具备肾阴亏虚、湿热逗留之见症。斯时尿蛋白长期不消失,既有肾虚不足之本,又见湿热逗留之标,治本固为要务,而祛邪亦不可忽。盖湿热留恋,必然伤阴,病之淹缠,良有以也。"(《朱良春医集》)

马齿苋——清热解毒,治痢疗疮,凉血止血

马齿苋味酸,性寒,而有黏性,无毒。归大肠、肝经。以其叶绿、梗赤、花黄、根白、子黑,故有"五行草"之称。具有清热解毒、利咽消火、治痢疗疮、凉血止血、散血消肿等功效。

清热祛湿治痢 可用于湿热泻痢,里急后重,下痢脓血,配葛根、黄芩、黄连、广木香;急性肠炎,配藿香、苏叶、白芷、仙鹤草、白头翁;慢性结肠炎,配拙拟五白止泻汤;小儿单纯性腹泻,配山药、焦楂。

清热解毒疗疮 可用于各种火毒痈肿恶疮、疔毒,配二地丁、银花、野菊花;丹毒,配栀子、丹皮、赤芍;急性扁桃体炎,配僵蚕、蝉蜕、板蓝根、土牛膝;瘰疬,配海藻、浙贝、夏枯草、白芥子、半夏;肺结核,配天葵子、萹草、白及、狼毒;肺痈,配鱼腥草、白花蛇舌草、葶苈子、荔枝草;肠痈,配红

藤、败酱草、丹皮、大黄、冬瓜仁;乳痈,配蒲公英、白芷、鹿角、白芥子;盆腔炎、宫颈炎、赤白带下,配白花蛇舌草、败酱草、红藤、山药、仙鹤草、白英;软组织损伤、小腿溃疡、糜烂性渗出性皮肤病、带状疱疹、痤疮、黄褐斑、毒蛇咬伤、蜈蚣、毒蜂蛰伤等,均可内服配合外用进行治疗。根据福建兰友明医师的经验,用马齿苋40g,冰片10g,细研,用蜂蜜适量调成糊状(名曰:马齿苋膏),外敷患处以治烧烫伤,一日3~4次,效果很好,一般当日见效,7~10天可痊愈。笔者曾治2例,效果确切。

凉血散血止血 可治多种出血证,如治鼻衄,配桑皮叶、白茅根、代赭石、龙骨、牡蛎;血小板减少性紫癜,配仙鹤草、大枣、商陆、丹皮;月经过多、期长、崩漏、功血,配益母草、马鞭草、炒茜草、鹿衔草、乌贼骨、仙鹤草;热淋、血淋、急性肾盂肾炎,配生地、栀子、竹叶、白茅根、大小蓟等。

马齿苋入药,用量宜大,一般干品用30~60g,鲜品可用至200g。民间作蔬菜食用:本品可通利大便,可防痔疮、肛裂之疼痛出血。

红藤——清热消痈,活血止痛

红藤苦平。归胃、大肠、肝经。具有清热解毒、消痈散结、活血通经、散瘀止痛、消肿排脓、抗菌消炎等功效。以其味苦能泻能降,性平无毒,使用安全,适用范围广泛,为脘腹部急症首选之品,为治肠痈、腹痛之要药。现代药理研究证实,红藤煎剂对多种病原菌有抑制作用。

治脘腹部诸证 ①急性肠痈腹痛,常配大黄牡丹汤、败酱草、白花蛇舌草、蒲公英、赤芍、甘草等,治疗时既要遵"六腑以通为用",但亦要守"中病即止",以症状和体征随泻下而缓解为度,特别是对阑尾炎疑变穿孔,或阑尾脓肿尚未局限者,攻下药更要酌情慎用。一旦转为缓解期,则可配拙拟五仁消痈排脓汤(参见外科病方)加减治之。后期可酌加黄芪、白术等益气药;若见苔白腻,兼寒湿者,可选用薏苡附子败酱散。②急性痢疾,常配葛根黄芩黄连汤、马鞭草、刘寄奴、仙鹤草;慢性结肠炎,常配拙拟五白止泻汤、白头翁、仙鹤草。③胃溃疡、慢性糜烂性胃炎,常配四君子汤、黄芪、百合、乌药;胃酸过多加乌贼骨、煅瓦楞、浙贝;胃出血加白及、仙鹤草、血余炭;萎缩性胃炎伴肠上皮化生,配石斛、沙参、乌梅、木蝴蝶、凤凰衣;胆汁反流性胃炎,常配柴胡、延胡索、川楝子、威灵仙、徐长卿、郁金等。④胆囊炎、胰腺炎,常配大柴胡汤加减;肝囊肿,配海藻、昆布、黄药子、白芥子、皂角刺等。⑤淋证、尿路感染,常配白花蛇舌草、蒲公英、冬葵子、鸭跖草、滑石、白茅根、刘寄奴;各种结石,常配拙拟五金化石汤。⑥前列腺炎、前列腺肥大增生,常配拙拟五石前列汤(参见治男科方)。

治妇科病诸证 痛经、子宫腺肌症、产后腹痛者,常配拙拟金萸胡卿芍甘汤、益母草、香附、刘寄奴;急、慢性盆腔炎,赤白带下者,常配白花蛇舌草、刘寄奴、败酱草、蒲公英、土茯苓、白鲜皮;盆腔包块、附件炎性包块、卵巢囊肿、乳房肿块、乳痈肿痛者,常配白芥子、丝瓜络、八月札、老鹳草、海藻、昆布、夏枯草;产后缺乳者,常配黄芪、羊乳、通草、升麻、瓜蒌等。

用于痹证、痛风性关节炎 《荀易草药》云红藤"治筋骨疼痛,追风,健腰膝,壮阳事"。因其善"活血通络",故有大血藤、血通之名。临床常配四妙葛根汤、五藤舒筋通络汤(参见治痹痛方);跌打损伤,常配鸡血藤、毛姜、乳香、没药、伸筋草、活血丹等。

用于外科皮肤科 热毒疮疡,常配五味消毒饮;带状疱疹,常配龙胆泻肝汤;丹毒流火,常配马鞭草、焦山栀、丹皮、紫草、牛膝、黄柏、土茯苓;黄疸性皮肤瘙痒,常配四逆散,生军、丹参、千里光、徐长卿等。

青黛——清热解毒,凉血化斑,止痉止痒

青黛咸寒。归肝、肺、胃经。具有清热解毒、凉血化斑、息风止痉、消炎止痒等功效。《本草求真》言:"青黛大泻肝经实火及散肝经火郁。"《本草汇言》云:"青黛,清脏腑郁火,化膈间热痰。"著名儿科专家王鹏飞先生最善用之。可内服亦可外用(冲服比入煎效佳,外用以香油调抹)。

凉血化斑 可用于热毒发斑,常配生地、水牛角、丹皮、升麻、生石膏;血热妄行之吐衄,配侧柏、白茅根、生龙蛎、熟军;真性红细胞增多症,可配龙胆泻肝汤、知柏地黄汤。

息风止痉 可用于小儿惊风、发热、痉挛,配僵蚕、蝉蜕、地龙、钩藤、桑叶、菊花;癫痫,配硼砂、明矾、茯苓、半夏、胆南星;热咳气急痰稠,配海浮石、海蛤壳、瓜蒌仁、贝母、天竺黄。

清热解毒　可用于痄腮肿痛、热毒疮痈、食管炎、口疮、口腔溃疡、牙疳、牙龈炎、痤疮、带状疱疹、下肢丹毒、急性乳腺炎等。

消炎止痒　可用于急性湿疹、疮疡疱疹、银屑病、真菌性阴道炎、外阴白斑等。

青黛常用的配伍(药对)应用

青黛/蛤粉:即黛蛤散,按1:3配合,化痰止咳。

青黛/芦荟:按1:3配合研极细,治牙痛、牙龈炎(孙谨臣家传秘方)。

青黛/海浮石:清肺热,化老痰,消炎止咳平喘。

青黛/六一散:即碧玉散,清肝火,治口疮,口角炎,口唇炎。

青黛/寒水石、黄柏:解毒止痒,治过敏性皮炎。

青黛/寒水石、银杏:清热化痰,引热下行,善治小儿咳喘。

青黛/海螵蛸、煅石膏、冰片:即青黛散,收湿止痒,消炎退肿。

苦参——减缓心律,催眠平喘,清热燥湿

苦参苦寒沉降。归心、肝、胃、大肠、膀胱经。具有减缓心律、抗心律失常、安神催眠、止咳平喘、清热解毒、抗菌止痢、燥湿杀虫、利水退黄等功效。

减缓心律,延缓传导,抗心律失常　以治心动过速(包括窦性心动过速,阵发性室上速),各种原因引起的早搏。苦参尚有活血化瘀、散结之功,可扩张冠脉、增加冠脉血流量等作用,从而可抗心肌缺血,以治冠心病、心绞痛、心肌梗死等病症,尤其是痰热型的伴房颤、早搏者更为对症。

催眠安神,疗失眠　《别录》谓苦参"养肝胆之气,安五脏,定志益精,利九窍"。现代实验研究证实,苦参含苦参碱,有麻痹或抑制中枢神经的作用,如用法得当,可收到独特的催眠效果,尤其是肝郁化火、心热心烦、心神不安所致的不寐。

止咳平喘　可用于肺炎、支气管哮喘、肺气肿、肺心病伴见气喘证。

清热解毒、燥湿杀虫　《滇南本草》谓本品"凉血,解热毒,疗癫,脓窠疮毒,疗皮肤瘙痒,血风癣疮,顽皮白屑",故可用于各种急性炎症,如急性扁桃体炎、淋巴结炎、牙周炎、中耳炎、结肠炎、乳腺炎、感染性疖肿、湿疹身痒、肾盂肾炎、阴道炎、宫颈糜烂、外阴瘙痒等。

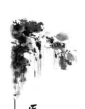

抗菌治痢,利水退黄 《日华子本草》谓本品"治肠风下血并热痢,"故擅长清下焦湿热以治痢疾、肠伤寒,及其他肛门病。《本经》谓本品"主心腹结气,癥瘕积聚,黄疸,"故可治胆囊炎、肝炎、肝硬化、急性肾炎水肿、膀胱炎、乳糜尿等。

苦参常用的配伍(药对)应用

苦参/参麦散:治心律失常。

苦参/三拗汤:治哮喘。

苦参/大黄、栀子:治肝炎、黄疸。

苦参/黄芩、黄连:治痢疾。

苦参/半夏、夏枯草:治不寐。

苦参/黄芪、龙胆草:治乙肝。

苦参/地肤子、蛇床子:治阴痒。

苦参/蛇食草、白花蛇舌草:治尿路感染。

白头翁——清热解毒,治痢止崩,消瘰疬,治紫癜

白头翁味苦性寒,归大肠、胃、肝、胆经。具有清热解毒、凉血消瘀、杀虫治痢的功效,为治疗热毒血痢之要药。因其气质轻清,可升散郁火,故有明目之功。苦泄之中寓有升散之意,是其不同于其他苦寒沉降之品。唐容川在其《本草问答》中云:"白头翁,无风独摇,有风不动,色白有毛,凡毛皆得风气,又采于秋月,得金木交合之气,故能息风。从肺金以达风木之气,使木不悔土是也,故功在升举后重,而止痢疾。"

苦泄升散,治泻痢要药 《药性论》曰:"白头翁止腹痛及赤毒痢,治齿痛。"白头翁汤(配黄连、黄柏、秦皮)用治热毒痢疾,证见发热,腹痛,下痢脓血,里急后重等症,确有其效,为历代延用不衰。白头翁不仅可用于急性热痢,亦可用于慢性痢疾,配四君子汤、山药、仙鹤草;慢性肠炎、结肠炎,配拙拟五白止泻汤(焦白术、山药、炒白芍、白芷、桔梗、仙鹤草)。

气质轻清,有明目之功 《长沙药解》云:"白头翁入足少阳胆经、足厥阴肝经。"故可泻肝胆湿热。又肝开窍于目,故可治急性卡他性结膜炎,即俗称"红眼睛"。常配夏枯草、龙胆草、谷精草、车前草、青箱子、决明子、桑叶、菊花等。

凉血散瘀,能固脱崩漏　《本草汇言》云白头翁有"凉血、消瘀、解湿毒"之功。张锡纯谓其"凉血之中大有固脱之力",故可用于因热或气虚引起的血崩、漏下、功血、带下等证。血热者常配生地、栀子、丹皮、地榆、红藤、白花蛇舌草;血瘀者常配五灵脂、蒲黄、益母草、马鞭草、茜草;气虚者常配黄芪、白术、仙鹤草、乌贼骨;湿热带下,常配红藤、败酱草、白花蛇舌草、黄柏;脾虚带下,常配山药、白槿花、白术、五倍子等。《药品化义》云:"白头翁,总治三焦诸经之火,心肺居上,脾居中州,肝胆居下,一切血结气聚,无不调达通畅也。气结散,热、瘀去,则紫癜消失。"故尚可治紫癜,常配僵蚕、蝉蜕、大黄、丹皮、紫草、商陆、仙鹤草、大枣(即拙拟加减升降散)加减。可治血小板减少性紫癜、过敏性紫癜。

此外,据《浙江中医杂志实用单验方》1989年第2期报道,河南杨峰医师重用白头翁120g(儿童酌减)以治瘰疬(淋巴结结核或急性淋巴结炎),均有较好的疗效,可参考运用。

白头翁常用的配伍(药对)应用

白头翁/秦皮:清热解毒,清肝明目。

白头翁/红藤:清解肠道热毒。

白头翁/山药:健脾清肠,治慢性肠炎。

白头翁/龙胆草:清泻湿热,止带下。

白头翁/仙鹤草:治月经过多。

天花粉——清热生津,消肿排脓

天花粉味苦微甘,性寒。归肺、胃经。具有清胃热、降心火、生津止渴、清肺化痰、消肿排脓、清暑解毒、散瘀血等功效。《本经》谓其"主消渴,身热,烦满,大热"。《日华子本草》谓其"通小肠,排脓,消肿毒,生肌长肉,消扑损瘀血,治时热狂疾,乳痈发背,痔萎疮疖"。

清胃热,降心火,生津止渴　可用于热病热邪伤津,口干舌燥,烦渴引饮之证,常配玄参、芦根、白茅根、麦门冬、女贞子、生石膏;亦可用于糖尿病的消渴,天花粉当重用(30g以上),可以缓解三多(饮水多、饮食多、小便多)的症状。张锡纯的玉液汤(黄芪、山药、天花粉、知母、葛根、五味子、鸡内金)可资参考。

泄肺热，润肺燥，降膈上热痰　可用于肺热咳嗽，燥咳痰稠，以及咯血等证。燥热伤肺，症见痰黏稠，不易咳出，口渴，面赤，舌红少苔，脉细数，常配全瓜蒌、浙贝、杏仁、桑白皮、鱼腥草、牛蒡子、枇杷叶等。

清暑热，散淤血，消肿排脓　可用于夏季性皮炎，疮疖，湿疹，兼见口渴，心烦，尿短赤（常配银花、连翘、蒲公英、青蒿、淡竹叶、绿豆衣、滑石、甘草等）；天花粉治疮痈功效卓著，著名的仙方活命饮即用它主治各种痈毒，包括皮肤疮疡、乳痈、肠痈、疔毒等。天花粉既有清热泻火之用，又有消瘀排脓之长，故十分合拍。

妇产科以天花粉针剂肌内注射，用于中期妊娠引产。天花粉能使胎盘绒毛膜滋养细胞变性坏死而引起流产，试用于恶性葡萄胎及绒毛膜上皮癌，也有疗效。现代药理研究证实，天花粉蛋白质能致流产及抗早孕。故孕妇不宜服，但在没有怀孕的情况下，因故（如适逢考试、外出旅游）需将月经推迟者，可用天花粉、仙鹤草、鹿衔草、生地各30g，连服7天即可延期。

此外，根据朱良春教授的经验，用天花粉10g，黛蛤散3g，加于辨证方中以治萎缩性胃炎伴肠上皮化生者，连服1～2个月，多能逆转消失。

天花粉常用的配伍（药对）应用

天花粉/葛根：生津止渴、降血糖。

天花粉/芦根：润肺燥，化稠痰。

天花粉/鱼腥草：治肺痈。

天花粉/生石膏：清胃热、生津止渴。

天花粉/红藤、丹皮：治肠痈。

紫草——凉血解毒，化斑透疹，通利二便

紫草性寒，味苦、甘、咸。色紫入血分。归心、肝经。具有凉血止血、活血化瘀，清热解毒、化斑透疹，宁心安神，滑肠通便，利水通窍等功效。且有凉血而不滞、活血而不散、止血而不塞之妙。

凉血止血　可治鼻衄、咯血、血淋、慢性胃炎有黏膜糜烂出血者（有良好的止血和修复胃黏膜的作用）及消化性溃疡病（对幽门螺旋杆菌有明显的杀灭作用）。

化斑透疹　可治过敏性紫癜性肾炎(有抗过敏作用)、血小板减少性紫癜(有升血小板作用)、红斑性狼疮(消退皮肤红斑有特效)、顽固性荨麻疹、风疹、带状疱疹及银屑病,根据朱树宽先生报道;用紫草四妙勇安汤(紫草120g,银花90g,玄参60g,当归30g,生草30g。水煎)治疗银屑病效果很好。认为紫草用量9～15g偏于清热透疹,15～30g偏于凉血活血,30g以上解毒化斑,治银屑病唯有用量在90～120g,其解毒化斑之力最捷。在进行期需用120g,在静止期则用90g,方为妥当。(《中医杂志》1996年第8期)

宁心安神　可治疗血分郁热的心肾不交、神经衰弱性失眠、精神分裂症等。

清热解毒降酶　可用于化脓性扁桃体炎,急、慢性咽炎,鼻炎,肝病瘀热证,恢复肝功能以治甲型肝炎、乙型肝炎、乙肝病毒携带者,以及肝硬化或伴有腹水者。

通利两便　可用于习惯性便秘、小便不利、尿道感染、前列腺炎、前列腺肥大增生、淋病尿道狭窄等症。

妇科病　能平衡内分泌失调,以治更年期综合征、闭经、崩漏、子宫内膜异位、乳腺增生,以及能抗儿童期性早熟。

紫草常用的配伍(药对)应用

紫草/荆芥、防风:治荨麻疹。

紫草/酸枣仁、远志:治失眠。

紫草/僵蚕、蝉蜕:治急、慢性咽喉炎。

紫草/生地、水牛角:治邪入营血的出血、发斑。

紫草/青黛、海蛤壳:治咯血。

紫草/浙贝、乌贼骨:治胃溃疡出血。

紫草/大枣、仙鹤草:治血小板减少性紫癜。

紫草/楂肉、红豆蔻:治过敏性紫癜。

紫草/辛夷、苍耳子:治鼻炎。

紫草/麻仁、生白术:治习惯性便秘。

紫草/白花蛇舌草、鸭跖草:治尿道感染。

紫草/土牛膝、野荞麦根:治急、慢性扁桃体炎。

玄参——清热凉血，滋阴降火

玄参味苦、甘、咸，性寒。归肺、胃、肾经。具有清热利咽、解毒消痈、清营醒神、凉血化斑、滋阴降火、生津增液等功效。《本草正义》云："玄参，禀至阴之性，专主热病，味苦则泄降下行，故能治脏腑热结等证。味又辛而微咸，故直走血分而通血瘀。亦能外行于经隧，而消散热结之痈肿。"是以苦寒能坚阴降火，甘寒能生津润燥，咸能软坚散结也。

清热利咽，解毒消痈 《医学传心录》曰："玄参治结毒痈疽，清利咽膈。"可用于咽喉肿痛，常配牛蒡子、薄荷、桔梗、土牛膝、野荞麦根，若内热所致，则配麦门冬、桔梗、甘草、木蝴蝶、凤凰衣；口舌生疮，常配生地、竹叶、栀子、木通；牙痛，常配生石膏、麻黄、生地、细辛、珠儿参、牛膝；瘰疬痰核，常配贝母、牡蛎、夏枯草、白头翁、黄药子。《玉楸药解》云："玄参清金补水，疮疡热痛，胸膈燥渴，溲便红涩，膀胱癃闭之证俱佳。"故上可治痤疮，常配薏苡仁、白花蛇舌草、黄花地丁、紫花地丁、徐长卿、千里光；下可疗痔疮，常配三黄泻心汤、生地榆、槐米；前列腺炎，常配黄芪、升麻、石韦、海浮石、滑石。

清营醒神、凉血化斑 适用于外感病邪热进入营血，伤阴劫液，症见身热夜甚，口干舌绛，苔黄少液。玄参清热滋阴凉血，且有滋阴不恋邪、凉血不留瘀、降低血黏度的优点，故用之最宜，常配水牛角、生地、丹皮、石膏、知母、银花、大叶青等。见有斑疹者，再加紫草、栀子、升麻；吐衄便血者，再加黄连、黄芩、地榆、白茅根；神昏谵语者，选加"凉血三宝"；动风抽搐者，加羚羊角、钩藤、僵蚕、蝉蜕、地龙，甚者用蜈蚣、全蝎等。亦可用于阴虚血瘀的冠心病、心绞痛、眼底出血、中风偏瘫属阴虚阳亢、血热火旺、津伤便秘者。

滋阴降火、生津增液 玄参善清热滋阴，热清则不耗阴，阴自足；阴足津生，火自降，风自息。故玄参善治风热头痛，常配桑叶、菊花、蔓荆子、白芷；肝阳上亢型头痛，常配生地、磁石、石决明、白芍、甘草、白蒺藜；高血压伴失眠症，常配生龙骨、生牡蛎、茯苓、半夏、夏枯草、琥珀；眩晕，常配石决明、怀牛膝、白芍、栀子、黄芩、钩藤、甘草。玄参善治消渴病，已为广大医者所熟知。张锡纯说："玄参，味甘微苦，性凉多液，原为清补肾经之药。"仇朝晖先生说："玄参同时入肺、胃、肾三经,取其性凉而不寒,且具有补性,可补肾阴之不足以治本;又可清热润肺,生津止渴,祛胃火以治标。标本兼治,是治疗消渴病的佳药。"(《中医杂志》2010年第10期)。施今墨先生治糖尿病的著名"两药对"即玄参配苍术和黄芪配山药,已为医家临床广泛应用。又玄参生津增液,故可治干燥综合征、习惯性便秘、老年性便秘,老年性皮肤瘙痒、产后大便不通、产后发热等症。

玄参常用的配伍(药对)应用

玄参/升麻:养阴解毒,可治咽喉肿痛,口腔糜烂。

玄参/薄荷:养阴疏风,可治咽喉干痛。

玄参/肉桂:引火归原,可治心悸不寐。

玄参/苍术:降血糖治消渴、糖尿病等。

玄参/黄药子:凉血降火,滋阴消瘿,可用于甲状腺功能亢进。

玄参/贝母、牡蛎:即消瘰丸,治瘰疬、痰核。

白薇——轻清虚火,透泄血热

白薇味苦咸,性寒。归肺、胃、肾经。其苦坚营阴,咸滋肾水,寒退诸热,具有清热凉血、利水通淋、解毒疗疮、透邪外达之功,既善清实热,又以退虚热为其所长。《名医别录》云："白薇疗伤中淋露,下水气,利阳气,益精,久服利人。"《本草纲目》谓其"风湿灼热多眠,及热淋,遗尿,金疮出血"。《重庆堂随笔》云："白薇凉降,清血热,为妇科要药,温热证邪入血分者亦宜用之。"

清热凉血 白薇苦寒清热,善清虚火,透泄血热,具有透邪外达之功。故善治外感热病邪热稽留在气营分,身热经久不退,或肺热咳嗽不已,甚或咯血,常配青蒿、僵蚕、蝉蜕、牛蒡子、浙贝、百部等;咯血者,加白及、仙鹤草、黛蛤散;或入营血,证见身热夜甚,舌红少苔少液,烦渴,常配生地、玄参、丹皮、银花、青蒿、生石膏等,以"入营犹可透热转气";或见阴虚内热、骨蒸潮热、盗汗等证,常配青蒿、鳖甲、地骨皮、桑叶、石斛、秦艽等;或见月经先期量多色鲜,或淋漓不净,常配桑叶、生地、丹皮等以清血海伏热;或产后(包括人流、小产)血虚烦热,常配竹茹、石膏、桂枝、丹参、甘草之竹皮大丸,以安中益气;亦可用于更年期综合征,在辨证的基础上,重用白薇,可取得理想的效果。

利水通淋　白薇性寒清血热,又具利水通淋的作用。故可用于小便灼热刺痛,溺色黄赤,尿频尿急的热淋,甚至溺血的血淋,常配生地、竹叶、白芍、栀子、白花蛇舌草、鸭跖草、木贼草、通草、泽泻、石韦等;也可用于各种原因引起的水肿,只要有血脉不利、血分郁热、营阴亏虚的病机者,均可在辨证的基础上加用之,诚有卓效。尤其对于更年期女性特发性水肿疗效卓著。

解毒疗疮　白薇有解毒疗疮之效,故可用于疮痈肿毒,配银花、连翘、天花粉、丹皮、赤芍;咽喉肿痛,配白僵蚕、蝉蜕、野荞麦根、板蓝根、土牛膝;口疮,常配马鞭草、木蝴蝶、凤凰衣、葛根、枳椇子;痤疮,常配桑叶、菊花、葛根、菟丝子、白芷、白芥子、蒲公英、大黄等.

白薇常用的配伍(药对)应用

白薇/青蒿:清虚火,透血热,退各种低热稽留。

白薇/秦艽:养阴清热,疏风通络,治阴虚湿热之痹症。

白薇/白芍:养阴血,清虚热,治热淋、血淋、月经过多、经期低热等。

白薇/桑叶:止盗汗,亦治月经过多。

决明子——有清、通、和、降四大功用

决明子甘、苦,微寒。归肝、大肠经。具有清肝明目、保护视力、润肠通便、而不泻下、调和肝脾、降血压、降血脂、降胆固醇等功效。《神农本草经》被列为上品。"现代药理研究表明,该药含美决明子素、决明素、大黄酚、大黄素-6-甲醚,对视神经有保护作用,对白内障、青光眼、眼结膜炎有治疗作用,对老年人来说,决明子不仅能保护视力,还能润肠通便,降血压,降低胆固醇。"(《浙江中医杂志医苑之窗》1989年第1期)

清肝明目,保护视力　歌曰:"愚翁八十目不瞑,日书蝇头夜点星,并非生得好眼力,只缘常年食决明。"常饮决明子茶确能保护视力,笔者得益匪浅,年已80,看病处方,尚不需要老花眼镜。方法很简便,用炒决明子15g,开水冲服,作茶饮服即可。

润肠通便,而不泻下　便秘是常见病,尤其以老年人发病率较高,虽非重症,却痛苦万分。当老年人临厕努责时,常卒然于意外,徐荣斋先生有脱气多数从大便之说。因此多数老年人常因便秘而紧张、焦虑、抑郁。决明子有疏肝、利胆之作用,因此服决明子能排焦虑,抗忧郁,缓紧张。又诸子多降,唯决明子气禀清阳,能降能升是其特点。因此决明通便而不泻下,降寓于升也。"《本草备要》载其"有益肾精之功",故决明子通便不同于大黄的荡涤脏腑,有别于番泻叶的导滞破结,及芦荟的大苦大寒(崔文琮,《中医杂志》1998年第12期)。

调和肝脾,以治慢肝 《药性论》谓决明子"利五脏,除肝家热"。故凡肝脾不和,气滞湿阻型慢性迁延性肝炎,症见食欲不振,脘腹胀满,纳呆厌油,体困乏力,两肋不舒,大便不爽,舌胖苔腻,脉缓,肝功能长期异常,可在辨证的基础上加决明子治疗,常可提高疗效。

降血压、降血脂、降胆固醇 因决明子善清肝热,润肠通便,故对肝热而致的高血压,或因精神因素、情绪波动以致血压升高,乃致引起的头痛、头晕、目眩、鼻衄等症,效果较好。因其有"降脂泄浊"之功,故可降低血清胆固醇、甘油三酯,从而可用于减肥,治脂肪肝等。

决明子常用的配伍(药对)应用

决明子/芦荟:泄热通便,疗口疮。

决明子/枸杞子:滋肝明目,保护视力。

决明子/桑叶、菊花:清肝明目,疗头痛。

决明子/生地、泽泻:治少年白发(决明子30g)。

决明子/石决明、牛膝:降血压。

决明子/山楂肉、泽泻:降血脂。

大黄——推陈致新,安和五脏,祛病延年

大黄苦寒,归脾、胃、大肠、肝、胆、心经。具有清热解毒、泻火攻积、活血化瘀、止血之功;有推陈致新、安和五脏、以通为补之用;享有"将军"之称。张景岳把大黄与附子、人参、熟地共称为"药中之四维",为历代医家所推崇,古往今来的医疗实践,不断丰富了本品的治疗内容,开创了大黄临床应用的新阶段。现摘录几则,以共同学习参考。

虚证不忌大黄 年老体虚者常服大黄,可以祛病延年。当前老年人群中,有相当一部分患有高血压、高血脂、高血黏度证、冠心病、胆结石、

胆囊炎以及前列腺炎、前列腺肥大等疾病。辨证分析,不少属于痰、湿、脂、瘀停聚,或兼有不同程度的虚象。因为大黄具有降脂、利胆、降低血清尿素氮、抗菌、抗病毒等作用,故坚持长期适量服些大黄,可使肠道通畅,痰脂减少,湿浊蕴毒下泄,肝肠疏泄畅达,增进食欲,血脉周流,促使人体产生干扰素,增强免疫力,继而增强体质,却病延年,防病益寿,具有积极的意义。所以气、血、阴、阳、脏腑等各类虚证,只要具备腹胀、便秘、肠中有宿粪者,都可配伍或单独使用。关键是应具备腹胀、便秘,同时应注意用量、用法。始服可从小剂2～3g开始,再按耐受情况逐渐调整,最高量可达30g左右,原则是以腑通为度。多数患者药后均能致溏、致泻,也有少数患者用至20g还不致泻,其耐受程度因人而异。致泻不明显者,可与消导、理气、润肠药物配伍应用。部分患者便前可出现腹痛,便后自行缓解,不必作特殊处理,腹痛甚者,可配伍白芍30g,甘草10g,同煎,使之减轻或不发生疼痛。

在临证中,不论内、外、妇、儿何科,何类虚证,凡见腹胀、便秘诸症,均喜投大黄,确可立竿见影。如心肺疾病,在心肺功能不全时,症见心悸、气短、呼吸困难、面色无华、肢体浮肿、脉象细软或虚数时,若兼便秘患者,临厕无力努责,此时不必为虚秘所囿,应放胆使用大黄,使腑通便行,全身症状随即减轻。再如慢性消化系统疾病,常出现面黄肌瘦、纳少腹胀、倦怠乏力等脾虚症候,使用大黄后可消除腹胀,增进食欲,改善脾虚症状。外科手术后,特别是年老体虚者,常出现腹胀纳呆乏力等症。多用于手术后血渗气漏,脾虚运弱。笔者常以大黄开路,配合厚朴、枳壳等行气之品,药后矢气一转,大便通解,腹胀旋消,脾醒纳进,体虚可以较快恢复。一些肾脏病患者,久之出现头晕腰酸、面色晦暗、纳少恶心等肾虚浊停征象时,氮质血症至尿毒症阶段,使用大黄,对促进浊气排泄、肾功能恢复有一定帮助。

长期服药者,病情稳定后不宜突然停药,应逐渐减量,否则易发生停药后的便秘。这种情况较多地见于习惯性便秘及服药半个月以上的患者。服药时间越长,越易发生停药后便秘,故应逐渐减量,部分患者易产生耐药性,则可逐步增量,少数患者有依赖性,则需不间断的服药,痊愈为止(姚永年,《中医杂志》1991年第10期)。

大黄用于妇科瘀热证　　大黄性寒趋下,泻热毒,破积滞,行瘀血。由于女子有经、带、胎、产的生理变化,大黄用于妇科临床又有其特殊性。用大黄主要取其通瘀泄浊的功效,用于妇科的血瘀证和瘀热证。如瘀热在上,症见倒经,经行头痛,瘀血神志异常;瘀热在中,症见胸乳胀痛有块,烦躁易怒,经前为甚;瘀热在下,症见腹胀坠痛,跳痛拒按,或月经色紫暗不畅夹有血块,淋漓不净或血膈经闭,带下黄赤秽浊,恶露不下,妇检两侧附件增厚或有肿块,压痛明显,以及宫颈糜烂等。特别对消除盆腔炎常见的下腹腰骶坠痛,疗效突出;对于子宫内膜异位症所致的痛经,更年期功能性子宫出血属于子宫内膜增生过长的下血瘀块明显淋漓不尽者,均可辨证加用大黄。为了避免使用生大黄引起大肠蠕动亢进的峻泻副作用和反射性盆腔过度充血可用酒熟大黄。煎服剂量一般病初实证10～15克,病久虚实夹杂者3～8克,酒熟大黄其泻下成分明显减少,但抑菌能力与生大黄相似而对绿脓杆菌的活性优于生大黄(姚石安,《中医杂志》1991年第10期)。

大黄治血证的体会　　大黄为苦寒药,具悍利性。拥将军之称,有推陈致新之能,利在速战速决,这里谈谈用大黄治血证的体会。由于大黄功能活血通瘀,瘀血祛则血得归经,如此则虽不止血而血必自止。大黄性专沉降,对于齿、鼻、耳、目诸衄等表现于上部的疾患,须以酒炒后用,借酒性之上升,趋瘀热以下。治面部诸衄,还可配升麻上行,一则与升麻共成高屋建瓴之势,再则又可利用升麻的散火毒、解火郁之功,从而起协同作用。治大量吐血崩漏诸证,可以炒用甚至炒炭后用,以减少其快利之性,而发挥其止血之功。用量方面,治火热内灼,阳络受损而血外溢的吐衄疾患,病初时证实体实,宜用10～15克较大剂量,以尽其斩关夺隘之能。若妇人经漏既久,崩中,或吐衄反复发作,证虽实而体已虚者,可用3～6克较小剂量,籍以化瘀磨积,缓图奏功。大黄固属苦寒攻逐之品,但通过适当配伍,则温清消补咸宜,实不拘一格。笔者在实践中温用配肉桂、炮姜,凉用配生地、黄连,补用配人参、龙眼肉,泻用配丹参、地鳖虫。此外欲升用则伍升麻,欲降用则合代赭石。这里拟略谈其温凉二用。

温用:通常多以大黄配肉桂,两者一寒一热,既相制于先,又相济于

后,从而使药性虽寒而不致血气暴凝,虽热而不致血气妄行。笔者常用此二药治寒热错杂之血证,尤其多用于50岁以上的缠缠难愈咯血患者,并根据证情,掌握两者的用量比例,例如,热重寒轻,实甚于虚,或实热真而虚寒假,有格拒之证者,大黄剂量应大于肉桂,用5:2或3:1,使药性偏凉,其功重在泻火化瘀。若寒重热轻,虚甚于实或虚实真而实热假之证,大黄剂量应小于肉桂,用1:1或1:1.5,使药性偏温,重在温补命火,引火归原。

凉用:多年来笔者用大黄配生地,取大黄苦寒直折,籍涤荡以祛瘀,生地甘寒育阴,凭凉营以止血。大黄泻其实,生地补其虚。大黄走而不守,生地守而不走,两药配用,则动静结合,开阖相济,且补且泻,亦填亦削。大黄得生地,则清泄而不伤阴,通瘀而少耗血之虑;生地得大黄,则养阴而不腻滞,止血而无留瘀之弊。相反而实相成,乃两者配用之特色(王少华,《中医杂志》1992年第1期)。

治各种急腹症 如胆囊炎、胆石症、胆道蛔虫症,胰腺炎、阑尾炎、肠梗阻等,以及急性肝炎、肠炎、菌痢、心肌梗死、中风、脑外伤、癫狂、高血脂、高血压、糖尿病、急慢性肾衰竭、肥胖症、前列腺炎、前列腺肥大、扁桃体炎、痈毒、蛇伤、银屑病、疝气、术后肠麻痹等。国医大师朱良春教授盛赞杨栗山评价大黄之功:"人但知建良将之大勋,而不知有良相之硕德。""苦能泻火,苦能补虚",可谓大黄之知音矣。大黄善于推陈致新,降阴中之浊阴,邪去正安,定乱致治。大黄对多种原因所致之急(慢)性肾衰竭或尿毒症,均有良效,因大黄善于降低血中尿素氮及肌酐,既可内服,又可灌肠,屡用得效。(《朱良春医集》)

总之,"大黄一味,能攻能守,有毒能解,有热能清,有滞能消,有结能散,有阻能通,出血能止,瘀浊能排,不管产前产后,是虚是实,只要具备'瘀、闭'之证,均可辨证配伍应用。"(陈彪,《中医杂志》1991年第12期)

大黄常用的配伍(药对)应用

大黄/芒硝:软坚通腑,用于正气盛,大便燥结之证。

大黄/枳壳(或厚朴):行气通腑,用于腹部胀满大便不通。

大黄/党参:益气扶正,泄浊排毒,用于气虚便秘。

大黄/当归:养血扶正,泄浊通腑,用于血虚便秘。

大黄/玄参:增液行舟,用于大肠干燥、便秘难行。

大黄/生地:凉营止血,泄热养阴,用于阴虚内热出血之证。

大黄/阿胶:泻下通腑,养血止血,用于各种血虚挟瘀之血证。

大黄/黄连:泻心火,止吐衄,治痢疾。

大黄/黄芩:泻肺火,治热咳、咯血。

大黄/地榆:凉血止血,以治便血。

大黄/栀子:清胆火,退黄疸,治急性胰腺炎,肝病急黄等急腹症。

大黄/荆芥:即《普济方》之倒换散,可治石淋、关格、前列腺炎。

大黄/石膏:泻胃火,直泄阳明经腑实热。

大黄/代赭石:泻下通腑,降逆止呕止血,用于气火上逆之呕血证。

大黄/三七:通瘀如扫,止血如神,中风便秘者最宜。

大黄/丹皮:活血化瘀,解毒通腑,以治肠痈等证。

大黄/桃仁:活血下瘀,以治少腹急结,行经不畅。

大黄/地鳖虫:活血破瘀,以治经水不利,或产妇瘀血内结腹痛。

大黄/水蛭:活血散瘀,涤瘀泄浊,对改善肾功能颇有帮助。

大黄/草果:泄热化浊解毒,以治肾功能不全,毒邪交阻而上逆者。

大黄/肉桂:一寒一热相济相制,以治寒热错杂之血证,引火归原。

大黄/附子:下不伤神、温阳泄浊,以治寒疝、鞘膜积液、慢性肾炎。

大黄/大黄炭:泻下排毒,降低肌酐、尿素氮,对急慢性肾衰竭、尿毒症有良效。

芒硝——润燥软坚,排石消炎,内外皆宜

芒硝,是皮硝(朴硝)经加工而得的精制结晶,其再经风化失去结晶水而成风化硝,即元明粉。其性寒,味咸、微苦。入胃、大肠、三焦经。正如张锡纯先生所说:"禀天地寒水之气以结晶,水能胜火,寒能胜热,为心火积盛有实热者之要药。疗心热生痰,精神迷乱,五心潮热,烦躁不眠。且咸能软坚,其性又善消,故能通大便燥结,化一切瘀滞。"《本经》说其"除寒热邪气,逐六腑积聚,结固留癖,能化七十二种石。"

润燥泻下　六腑以通为用,以降为顺,六腑一旦传导通降之职失司,则湿热瘀血、积滞腐败,宛陈壅塞于腑,不通则痛,则病作矣。芒硝在治

疗六腑病变所引起的是"去宛陈莝"的作用,"通则不痛"故多种急腹症,痈疽疗毒等急性感染而大便闭结不通者,如急性胆囊炎、急性胰腺炎、阑尾炎、肠梗阻等,在辨证论治的内服方中加入芒硝(不少于15g,加大黄粉3g更妙)立足于攻,着眼于通,一旦得泻,其痛立解,可大大减少手术率和病死率,尤其对年老体弱者,病情危急者,更显示出其明显优势(必要时可用开水冲服)。并且可用芒硝、大黄粉各50g,用醋调敷相应部位,其效更佳。

化石排石 用芒硝配伍拙拟五金化石汤(广金钱、海金沙、鸡内金、郁金、金铃子、延胡索、滑石)可治各种结石,如胆结石、肾结石、尿道结石、胃柿石及其他部位的各种结石。

消炎止痛 ①凡上焦热重、口舌生疮、咽喉肿痛、牙龈浮肿、牙痛、急性咽炎、扁桃体炎等可在对症的内服方内加入芒硝,更可用芒硝3g置患处含化服。②急性关节炎,跌打损伤,红肿热痛,可用芒硝50g,大黄30g,栀子30g,乳香、没药各10g,研细醋调敷患处。③丹毒、静脉炎,以及回奶,可用芒硝250g溶于500ml温开水中,用其溶液浸湿毛巾敷患处,保持湿润。④神经性皮炎、接触性皮炎、湿疹、脓疱疮等皮肤病,可用芒硝100g,凡士林适量调成软膏状涂敷患部,或用芒硝液湿敷或浸泡患处。

软坚散结 各种瘿瘤、癥瘕、积聚、前列腺炎、前列腺肥大可在辨证的基础上加芒硝5～10g,并可用芒硝液湿敷相应部位。

利水消肿 ①肝硬化腹水,患者形体未惫,初次腹水,二便俱实,病情单纯者,可用芒硝30g,生牛肉150g,文火炖至肉烂,饮汤食肉,每周1服,腹水消,即止。②尿潴留:用酒精消毒肚脐眼及周围皮肤,用硬纸片做成直径2cm的圈,放于神阙穴上,将芒硝、食盐等量的混合物敷于圈内,约2mm厚,用清水滴于药末上,保持湿润,以小便通为度。

可作肠道清洁剂 用芒硝20～30g,以开水300ml融化,于检查前3小时顿服,其作用优于番泻叶,服时可加少许果汁等矫味品,饮水量大,则泻下作用快。

芒硝常用的配伍(药对)应用
芒硝/大黄:软坚润燥通腑,用于大便燥结不通。

芒硝/乌梅：利胆安蛔止痛，用于胆道蛔虫症。

芒硝/鸡内金、硼砂：化石排石，用于各种结石。

三、祛风渗湿利水药

威灵仙——祛风湿，通经络，解痉挛，利胆排石

威灵仙性温气香，味辛咸，微苦。归膀胱、肝经。温能通，辛能散，咸能软坚化痰，气香善走窜，可宣通五脏、十二经络，无处不到。正如《本草正义》云："威灵仙，以走窜消克为能事，积湿停痰，血凝气滞，诸实宜之。"故具有祛风湿、通经络、利关节、消骨刺、解痉挛、止咳喘、开噎膈、定心悸、溶结石、散癥瘕、消乳癖等多种功效。

祛风湿，疗痹痛，治麻木　可根据不同部位，风、寒、湿、热的孰轻孰重，进行辨证加味。如上肢配桂枝、桑枝、秦艽、蚕砂；项背配葛根、羌活、独活、蔓荆子；腰部配桑寄生、续断、狗脊、杜仲；下肢配牛膝、木瓜、白芍、豨莶草；寒甚配附子、细辛、川乌、草乌；风重配麻黄、桂枝、荆芥、防风；湿重配苍术、防己、薏苡仁、徐长卿；热甚配黄柏、知母、石膏、忍冬藤；痛风，尿酸高（近于风湿热痹、好发于下肢关节）加土茯苓、山慈姑、萆薢、防己、木瓜等。为提高疗效，可配伍动物祛风镇痛药，如地龙、全蝎、蜈蚣、露蜂房等，亦可配伍益气化瘀和血药，如黄芪、当归、丹参、白芍等。

消骨刺，治骨质增生　随着人口老龄化的出现，颈椎、腰椎、跟骨骨质增生的患者日益增多，国医大师朱良春教授根据"肾主骨"的理论，对骨刺的治疗，皆以补肾壮骨治其本，活血调气、化痰、温经、泄浊治其标。常用熟地、淫羊藿、鹿角胶、穿山甲、萸肉、赤白芍、地鳖虫、骨碎补、续断、威灵仙等，病在颈椎加葛根、川芎，病在腰椎加杜仲、桑寄生，病在膝盖、跟骨者加牛膝。但威灵仙为必用之品，因为威灵仙不仅能通利关节，宣痹止痛，而且从其能治鱼骨鲠喉推论，它可能有使病变关节周围紧张挛缩的肌肉松弛作用（《朱良春医集》）。消骨刺治骨质增生可配合外治：用

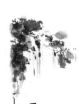

威灵仙粉、白芥子粉、鲜苎麻根、皂角（用白酒浸备用）用时同捣烂敷患处,3天换药一次。

解痉挛,止痛止咳 威灵仙善解痉挛,故能止膈肌痉挛之呃逆,配葛根、丁香、柿蒂、芍药、甘草;胃痉挛之胃脘痛,配乌贼骨、浙贝、吴茱萸;胆囊炎之肩背胀痛,配柴胡、延胡索、红藤、葛根;支气管痉挛的咳喘,配麻黄、银杏、苏子;百日咳之顿咳,常配地龙、百部、葶苈子;以及鱼骨鲠咽喉(非其能化骨,实有解除喉部痉挛,松弛紧张挛缩的肌肉作用故也)。

宽胸理气开噎膈,强心通阳定心悸 威灵仙民间称铁扫帚,能扫除一切瘀浊痰湿,结聚流注,气血痹阻走窜消克为能事,故能解食管痉挛,吞咽困难的噎膈之阻,配水蛭、仙鹤草、生半夏、代赭石等。至于心悸,是心血管病患者的一种自觉症状,查心电图,往往提示窦性心动过速、期前收缩、心房纤颤等,其实这亦是心脏痉挛的一种表现,因威灵仙既能宽胸理气,更能解痉挛,故治心悸有特效(配生脉饮、苦参加减)。

利胆退黄,排石止痛 可治湿热黄疸(配茵陈蒿汤)、肝炎、肝硬化、胆囊炎(配金铃子、延胡索、郁金),以及胆结石、输尿管结石、肾结石(配拙拟五金化石汤)以及结石引起的疼痛。

治妇科病 可治输卵管阻塞、欠畅通、异位妊娠,配水蛭、炙穿山甲、路路通、白芥子、石见穿等;子宫肌瘤,配桂枝茯苓丸、海藻、半枝莲;乳癖,配白芥子、丝瓜络、山慈姑、八月札;通乳,配通草、羊乳、地龙、王不留行子。

治少精无精症 常配苍术、五子衍宗丸,拙拟五仙益肾固精汤(见治肾病方)。

威灵仙常用的配伍(药对)应用

威灵仙/秦艽、蚕砂:祛风止痛,治肩周炎。

威灵仙/羌活、葛根:舒颈通络,治颈椎病。

威灵仙/红藤、延胡索:利胆通络,治肩背胀痛。

威灵仙/丁香、柿蒂:解痉挛,止呃逆。

威灵仙/麦门冬、五味子:强心通阳定心悸。

威灵仙/水蛭、代赭石:开食道,治噎膈。

威灵仙/萆薢、土茯苓:降尿酸,疗痛风。

威灵仙/水蛭、败酱草:祛瘀消痰,可通输卵管。

威灵仙/仙鹤草、生半夏:治食管癌、胃癌。

威灵仙/海金沙、鸡内金:消石、排石,治各种结石。

威灵仙/白芥子、丝瓜络:通络消癥,可治癥瘕、乳腺增生。

豨莶草——祛风湿,强筋骨,降脂活血

豨莶草味苦,性寒。归肝、肾经。具有祛风湿、通经络、强筋骨、平肝阳、清热解毒、活血消脂等功效。可用于风湿痹痛、中风不遂、面神经瘫痪、冠心病胸痹、高血压、高血脂、高胆固醇、肝炎、肠炎、更年期综合征等病症。

祛风湿,通经络,治风湿痹痛 《本草经疏》称本品为"祛风除湿,兼活血之要药"。可用于风湿痹证,骨节疼痛,四肢麻木,脚弱无力,中风不遂,口眼㖞斜,可单用,取50g,用温开水洗净,开水泡服。亦可以酒拌蒸晒,炼蜜为丸,即"豨莶丸"。或与臭梧桐合用,即"豨桐丸"其效更佳。朱良春教授重用豨莶草100g,配当归30g,治风湿性、类风湿关节炎,效果很好,能大大减轻症状,消肿止痛,随着风湿活动迅速控制,抗"O"、血沉每见下降。对于瘀血痰浊闭阻心脉的冠心病、胸痹,在辨证加入大剂量的豨莶草,每能取得理想的效果。

强筋骨,消血脂,以降"三高" 豨莶草长于走窜,为祛风湿要药,有强筋骨、降血压、降血脂、降胆固醇的作用。善治腰膝无力、四肢痿软、"三高"之证。俞青石教授认为豨莶草的降脂作用优于山楂、决明子。因山楂服后常有嘈杂饥饿感,有增进食欲的作用,这不利于高血脂患者节制饮食的原则。决明子则有润肠的作用,常会导致大便增多稀薄的副作用。而豨莶草降脂兼有补虚、安五脏、强筋骨的作用,既可达到降脂效果,又符合高血脂患者本虚标实的病机,降脂、补虚、化痰,故其降脂效果优于山楂、决明子。不过笔者认为山楂消食化积,治泻痢,健脾助胃,防治心血管疾病有其长处。对于肥胖而大便不畅者,决明子亦有其优越之处。

清热毒,平肝阳,疗黄疸肝炎 黄疸型肝炎,多系湿热结于血分所致。若黄疸缠绵不退,湿热疫毒稽留迁延日久,瘀热胶结难解,一般利湿

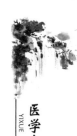

退黄之剂,很难中的,必须凉血活血,解毒护肝利胆,始为合拍。可用本品50g,配大剂量的茵陈治之。根据关幼波先生的经验,退黄疸时,茵陈用量要大,可用到120g,且不要与其他药同煎,可以后下,效果更好。其他如丹皮、丹参、赤芍、石见穿、泽兰、栀子、大黄均可随机加入,每能取得良好的疗效。

益肝肾,安五脏,善治更综征　《本草图经》曰:"豨莶草治肝肾风气,腰膝无力者,服之补虚,安五脏,妇人久冷(热),尤宜服用之。"妇人绝经前后,肾气渐衰,天癸渐竭,此本是正常的生理现象。但有部分人,常感潮热汗出,耳鸣眩晕,易怒烦躁,不能自制,咽干口燥,倦怠乏力,失眠健忘,此为更年期综合征。多为肝肾阴亏,虚热灼蒸所致。其本在肾,而标在肝,治宜肝肾同治,豨莶草入肝肾,安五脏,在辨证的基础上,加入豨莶草,能取得较好的效果。

豨莶草常用的配伍(药对)应用

豨莶草/海桐皮:祛风湿,通血脉,利关节,强筋骨。

豨莶草/臭梧桐:散风除湿,止痛降血压。

豨莶草/全当归:降血沉,治类风湿关节炎。

豨莶草/鸡血藤:祛风通络,治各种风湿痹痛。

豨莶草/马鞭草:治口舌生疮,牙龈肿痛,止鼻衄。

豨莶草/决明子:降血脂。

豨莶草/菟丝子:美容消斑疗痤疮。

徐长卿——祛风湿,通血络,止痛止痒

徐长卿辛温芳香、无毒。归心、肝、胃三经。具有祛风除湿、活血通络、止痛止痒、利水消肿、镇静、降血压、降血脂、抗菌、消炎、解毒、抗过敏等功效。可广泛应用于由风湿寒凝、气滞血瘀所引起的各种疼痛、风湿痹痛、隐疹瘙痒、肝硬化、冠心病、糖尿病、肾病、水肿、失眠、久咳,以及妇科痛经、月经失调、盆腔炎、输卵管炎、阴痒等病症。

行气通络祛疼痛　徐长卿是一味镇痛要药,治一切痹痛、疝气肚痛、胃脘痛、胁痛、胆囊炎、胆石症、胰腺炎、阑尾炎、术后疼痛、心绞痛、跌打损伤、腰痛、头痛、牙痛、月经痛等,在辨证论治的基础上,加用本品,见效颇速。民谣曰:"有人识得逍遥竹(即徐长卿),世世代代不痛腰。"

祛风止痒,消隐疹 徐长卿具有祛风透疹、活血止痒、抗过敏等作用颇佳,不论风盛、血热,还是过敏,其均可治之。湿疹、风疹、荨麻疹、疱疹及其后遗神经性疼痛、顽癣、神经性皮炎、阴痒,以及发斑、流火丹毒等,均可加用之。

止咳平喘,疗久咳 本品有较好的化痰、止咳、平喘的作用,对咳喘多痰或久咳不愈、慢性支气管炎、支气管哮喘等病证,加用徐长卿,常能提高疗效,缩短疗程。

益气延年,强心肾 《本经》谓其"久服强悍轻身",《本草纲目》谓其"久服益气延年"。现代研究证实,徐长卿能增加冠脉血流量,改善心肌代谢,减慢心率,减轻心脏负荷,并有消炎镇痛、降血脂、降低胆固醇的作用,故可治疗冠心病、心绞痛、风湿性心脏病、病毒性心肌炎,以及窦房传导阻滞等症。由于徐长卿有活血通络、利水消肿的作用,故本品可治早期肝硬化腹水,急、慢性肾盂肾炎,慢性前列腺炎出现的尿频、尿急、尿痛及急性肾小球肾炎之浮肿等症。对于糖尿病肾病及周围神经病变,无论气血阴阳之偏颇,均可加入应用。

活血通络,调月经 徐长卿有活血通络、抗菌消炎、芳香镇静作用,故可用于女性血瘀闭经、痛经、盆腔炎、输卵管炎、癔病脏燥症、失眠症及因情志抑郁引起的不孕、外阴瘙痒等病症。

徐长卿常用的配伍(对药)应用

徐长卿/延胡索:治顽固性失眠。

徐长卿/姜黄:宣痹定痛,对心绞痛有缓解作用。

徐长卿/乌梅:和肠止泻,治水土不服之泄泻。

徐长卿/白癣皮:祛风止痒,可治荨麻疹。

徐长卿/菖蒲、远志:可治眩晕。

徐长卿/蜈蚣、威灵仙:治阳痿。

桑寄生——祛风湿,疗胸痹,降血压,安胎圣药

桑(槲)寄生苦,平。归肝、肾经。具有祛风湿、补肝肾、强筋骨、降血压、止眩晕、通血脉、疗胸痹、抗病毒、治肝炎、养血安胎等功效。

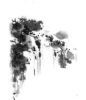

祛风湿，强筋骨，治痹痛痿证　桑寄生有祛风湿、舒筋络之功，故治风湿痹痛有良效。而其长于补肝肾，强筋骨，因肝主筋，肾主骨，故对于肝肾不足，腰膝酸软疼痛，虚人久痹者尤为适宜，且可用于痿症。常与独活、牛膝、杜仲、当归、白芍、桂枝、稀莶草、防风等同用，如独活寄生汤。

通血脉，疗胸痹，治心律失常　桑寄生有扩张冠状动脉血管，提高冠状动脉血流量的作用，为治疗冠心病的重要药物，通过辨证配伍，对胸痹心绞痛、胸部憋闷、期前收缩、心律不齐、心慌神疲遇劳则发等，均有较好的疗效。如气虚，配伍黄芪、太子参、麦门冬、五味子；阳虚，配附子、桂枝、淫羊藿、细辛；胸阳不振，心阳不宣，配瓜蒌、薤白、半夏；血瘀，配益母草、丹参、当归、川芎、三七；饮邪凌心，配葶苈子、苓桂术甘汤；脉结代，配炙甘草汤；病毒性心肌炎，配苦参、丹参、拳参、猫人参、玄参。

降血压，止眩晕，治高血压病　高血压病属中医眩晕范畴。"寄生得桑之余气而生，性专祛风逐湿，通调血脉"（《本经逢原》），且有补肝肾之效。故本品对肾精不足，气血亏损或肝阳上亢的高血压、眩晕均可获良效。前者常配伍淫羊藿、生地、枸杞子、杜仲、首乌、泽泻等滋养之品；后者常配伍代赭石、牛膝、夏枯草、地龙、稀莶草、臭梧桐、决明子等清降之品。为了能坚持长久服用，可用桑寄生30g泡服代茶饮。

清肝胆，抗病毒，治急慢性肝炎　现代药理研究证实，桑寄生对多种病毒有明显的抑制作用，含有齐墩果酸成分，具有保护肝脏、降低丙氨酸氨基转移酶（ALT）的作用，同时能促进细胞免疫及免疫因子产生，故在辨证施治的原则下，可治急性黄疸性肝炎，常配茵陈蒿汤、柴胡、黄芩、蒲公英等；慢性乙型肝炎，常配四逆散、白花蛇舌草、土茯苓、石见穿、苦参、升麻等，乙肝病毒携带者，常配白花蛇舌草、升麻、柴胡、僵蚕、蝉蜕、板蓝根、虎杖等。

补肝肾，安胎元，治胎动不安　桑寄生为安胎圣药。《本经》即有记载。《药性论》说，桑寄生"能令胎牢固，主怀妊漏血不止。"张锡纯《医学衷中参西录》有"寿胎丸（桑寄生、续断、菟丝子、阿胶）用于习惯性流产之预防与治疗，疗效甚佳。临床根据证情常配仙鹤草、生地炭、苎麻根、炒艾叶、太子参、杜仲、山药、萸肉、苏梗等，效果更为理想，且嘱卧床休息，忌酒辣，少洗头，禁电吹风这亦很重要。

防己——清热除湿利水，祛风解痉止痛

防己味辛、苦，性寒。归脾、肾、膀胱经。具有祛风湿、止痛、利水等功效。《本草求真》认为："防己，辛苦大寒，性险而健，善走下行，长于除湿，通窍，利道，能泻下焦血分湿热，及疗风水要药。"《本草拾遗》认为："汉防己主水气，木防己主风气，宣通。"故一般认为汉防己利水消肿作用较强，木防己祛风止痛作用较好。两者功能大同小异，可以通用。但许嘉坤先生认为"汉防己和木防己有许多方面不同：①不同科，汉防己为防己科多年生藤本植物粉防己的根，木防己为马兜铃科藤本植物广防己的根。②所含成分不同，汉防己根茎中含有汉防己碱，木防己根茎中含有木防己碱、木防己胺及木兰花碱。③药理作用不同，汉防己有明显镇痛、解热、消炎、抗过敏、降压、肌肉松弛等多种作用，其利尿作用也很明显，小剂量可刺激肾脏而使尿量明显增加；木防己碱有降温、降压作用。对汉防己的软坚作用，古代医家早就有所认识，《别录》记录汉防己："疗水肿，风肿，去膀胱热，伤寒寒热邪中，中风手脚挛急，止泄，散痈肿恶结。"其"散痈肿恶结"的这一独特作用，是木防己所不具备的，故两者不可完全替代。"(《中医杂志》2004年第11期)

疗风湿热痹 常配葛根、苍术、黄柏、薏苡仁、牛膝；亦可治下肢丹毒，痛风，尿酸高，常配土茯苓、萆薢、木瓜、豨莶草、徐长卿、威灵仙等。

利水消浮肿 可用于急、慢性肾盂肾炎，急性肾小球肾炎之浮肿，常配麻黄、蝉蜕、白花蛇舌草、土茯苓；早期肝硬化，常配四物汤、益母草、马鞭草、干蟾、二丑；相代肿(晨起眼睑虚浮、午后下肢浮肿)，常配黄芪、天仙藤、葫芦壳、地骷髅；心源性下肢浮肿，常配黄芪、丹参、瓜蒌、薤白；汗出恶风，身重，小便不利之风水或风湿，可配黄芪、白术、甘草、姜、大枣，即防己黄芪汤；若皮水兼阳虚者，再加桂枝、茯苓，即防己茯苓汤。

解痉止疼痛 可治胆囊炎，常配柴胡疏肝汤、徐长卿、郁金；胆石症，常配五金化石汤、威灵仙、金铃子、延胡索；女性痛经，常配四物汤、少腹逐瘀汤；经前紧张症，常配四逆散、白芥子、丝瓜络等。

防己毕竟为辛苦大寒之品，羸弱疾患者殊不相宜。凡血失濡养或脾不健运引起的肢体拘挛肿痛、饮食劳倦、阴虚内热、元气已亏、病在上焦

气分者不可用。

苍术——芳香燥湿，行气解郁，可治胃下垂

苍术性温，气味辛、苦，浓香雄厚。入脾、胃经。具有芳香燥湿、健脾安胃、祛风辟秽之效。外可解肌表风湿之邪，内能化脾胃湿困之郁。不仅是解除脾胃湿困的专药，而且是治理感受四时不正之气的要品。李士材曰："苍术下气而消痰食水，开郁有神功……除诸病吐泻。"《药鉴》云："治风眩头痛甚捷。"故临床应用范围较广。

治感冒，祛风疹　苍术能除湿发汗，配三拗汤，以治湿家身烦疼；配防风、甘草，即神术散，以治"内伤冷饮，外感风寒之邪而无汗者"；配僵蚕、蝉蜕、苏叶、牛蒡子，以治皮肤风疹瘙痒。

行气解郁　苍术气味芳香，善行而不守，故有行气解郁之功。《丹溪心法》谓："苍术总解诸郁，随证加入诸药。"其越鞠丸，即用苍术配伍香附、川芎、神曲、栀子，以治气、血、痰、火、湿、食诸郁。

除痹证，疗痛风　《本经》谓"苍术治风寒湿痹，死肌。"有祛湿除痹、通利关节之效。其气味浓香，外能解肌表风湿，内能燥脾胃之湿，为治痹证要药。临床可根据风、寒、湿、热的孰轻孰重辨证加减，如风寒湿痹，以加味麻附细辛汤主之；风湿热痹，以四妙葛根汤加减，具体应用可参照效方实践篇之治痹证方。

升清气，治胃下垂　《别录》谓"苍术除心下急痛，暖胃消谷嗜食。《用药法象》也谓："苍术健胃安脾……为治痿要药。"故在辨证基础上加用苍术20g，治胃痛较好。根据朱良春国医大师的经验，用"苍术20g，泡茶饮服，以治胃下垂，服后并无伤阴化燥之弊，盖以其能助脾散精也。"

止吐泻，疗水肿　苍术健脾燥湿，芳香辟秽，具有和胃止呕，除湿止泻之功，尤为暑夏常用之妙品。《玉楸药解》云苍术"燥湿利水，泄饮消痰"。又能"泄水开郁，苍术独长"。故本品为"湿证圣药"，对顽固性水肿，予辨治方中参用之，颇收效验。用治心阳不振，心性水肿；脾阳不足，脾湿偏盛；以及肾阳虚损者，最为合拍。所谓治湿当以"温运利化"，非大剂苍术莫属。

降血糖，治糖尿病　由于苍术具"敛脾精、止漏浊"之功，与玄参合

用,一燥一润,善降血糖,此为施今墨先生治糖尿病的两药对之一(另一对为黄芪配山药,以降尿糖)"痰浊瘀血为糖尿病的病理产物,始终影响着血糖的生化和代谢,苍术不仅能促脾启中,使诸滋阴凉药不伤脾胃,而其主要功效在激浊扬清,使高血糖之浊脂化解,痰瘀分消,力助血糖下降。"(金亚美,《中医杂志》1997年第2期)

据报道,苍术尚可治疗眩晕症、软骨病、脚气病、皮肤角化、小儿厌食症,以及夜盲症、睑缘赤烂、湿翳、眼底视网膜黄斑肿胀等眼科疾病。

苍术常用的配伍(药对)应用

苍术/麻黄:肺脾气虚,痰湿内停,燥湿散湿,引湿出表。

苍术/桂枝:心阳不振,心性水肿。

苍术/干姜:温脾阳,疗水肿。

苍术/升麻:升清泄浊,治胃炎,胃下垂。

苍术/柴胡:升清运脾,治内脏下垂。

苍术/熟地:运脾生血,治再生障碍性贫血,白细胞、血小板减少。

苍术/玄参:降血糖。

苍术/黄柏:即二妙散,治湿热下注,足膝肿痛,痿软无力。

苍术/鸡内金:醒脾助运,治厌食症。

苍术/防风、甘草:即神术散,治"内伤冷饮,外感风寒而无汗者"。

茯苓——利水渗湿,健脾宁心,安神镇惊

茯苓味甘淡,性平。归心、脾、肾经。具有利水渗湿、化饮止咳、健脾助运、利湿消肿、宁心定悸、安神镇惊等功效。且本品药性平和,补而无碍胃之虞,利而无伤阴之忧,为利水渗湿之要药。凡小便不利,脾弱运迟,水湿停蓄,水肿,以及停饮所致的头眩、心悸、咳嗽、失眠均可适用之。《本经》列为上品,谓"茯苓气味平甘,主胸胁逆气,忧恚惊邪恐悸,心下结痛,寒热,烦满,咳逆,口焦舌干,利小便。久服安魂魄,养神,化饮,延年。"

茯苓其气清,其质重,其味淡,清能益金,重能培土,淡能利水,兼及肺、脾、肾三脏,故在通调三焦病症中起到关键作用。叶天士善喜用之,认为茯苓有"治上焦温通化饮,治中焦健脾渗湿,治下焦温肾利湿"的功

效。其在《未刻叶氏医案》800余首处方中,用茯苓者占370首之多,足见其善用之、喜用之的程度。孙思邈则推崇备至,列为养生第一要品,谓其"除万病,久服延年,主治虚损短气"。绮石先生在其《理虚元鉴》中说:"茯苓……精纯之品,无以过之,虚热虚火,湿气化痰,凡涉虚者,皆宜之。"黄元御先生在《长沙药解·茯苓》中说:"功标百病,效著千方……泄水燥土,冲和淡荡,百病皆宜,至为良药,道家称其有延年之功,信非过也。"至于六味地黄丸,人均称其药物配伍为三补三泻,笔者一直不以为然,当为五补一泻为妥。茯苓健脾利湿,安神宁心,百病皆宜,至为良药,有延年之功;泽泻《本经》谓其"久服耳目聪明,不饥延年,轻身,面生光。"非补耶,可谓泻乎!

化饮祛痰,止咳止眩　《世补斋医书》云:"茯苓一味,为治痰主药,痰之本,水也,茯苓可以利水;痰之动,湿也,茯苓又可以行湿。"故茯苓善祛痰化饮,以治咳嗽,常配半夏、陈皮、甘草、竹茹、枳壳等,如二陈汤、温胆汤;化饮止眩晕,常配白术、泽泻、猪苓、桂枝等,如五苓散、苓桂术甘汤。

健脾助运,利湿消肿　《药品化义》云:"茯苓最为利水,为除湿要药,书曰健脾,即水去脾自健之谓也。"脾弱运迟,水湿停蓄,发为水肿。茯苓既能利水渗湿,又能健脾,补而不峻,利而不猛,既可扶正,又可祛邪,实有标本兼顾之效。临床可根据水湿的性质配伍治之。如湿热配泽泻、车前子、薏苡仁、滑石、通草、石韦、大腹皮、冬瓜皮等;寒湿配附子、干姜、桂枝、葫芦壳,五加皮等。茯苓亦可用于体倦、食少、便溏的脾虚症,每与黄芪、党参、白术、山药、鸡内金、仙鹤草、甘草等配伍,如四君子汤。

宁心定悸、安神镇惊　"茯苓其禀木气而枢转,禀土气而安五脏",为精纯之品,宁心定悸,以治心悸、怔忡,常配党参、丹参、苦参、黄芪、黄精、远志、甘草;安神镇惊,以治失眠、躁动,常配半夏、夏枯草、龙骨、牡蛎、酸枣仁、合欢花;小儿惊吓、夜啼,常配灯心草、钩藤、僵蚕、蝉蜕等。

过去,带有松根的称为茯神,认为安神作用较强,现已不分。又加用朱砂拌,认为能加强安神的作用,但朱砂水煎可析出有毒的汞,所以现在亦不用了。

茯苓常用的配伍(药对)应用

茯苓/人参:益气健脾。

茯苓/白术：健脾利湿。

茯苓/桂枝：温阳化气，利水强心。

茯苓/生姜：平冲降逆。

茯苓/半夏、陈皮：化痰止咳。

茯苓/猪苓、泽泻：加强利水渗湿。

茯苓/车前、薏苡仁：用于湿热蓄水。

茯苓/附子、干姜：用于寒湿水留。

茯苓/龙骨、牡蛎：安神镇惊。

茯苓/酸枣仁、远志：宁心定悸。

茯苓/半夏、夏枯草：安神治失眠。

泽泻——泻有余之水湿，导过盛之壅滞

泽泻甘淡性寒。归肾、膀胱经。具有健脾利水、化痰饮、排石通淋、降脂、降糖、轻身减肥等功效。可广泛用于小便不利、水肿、泄泻、结石、淋浊、带下、痰饮、眩晕、耳鸣、高血脂、单纯性肥胖等症。《药品化义》认为泽泻"以此清润肺气，通调水道，下输膀胱……则脾气自健也。因能利水道、令邪水去。"沈建军先生将泽泻的功效概括为"泻有余之水湿，导过盛之壅滞"。（《浙江中医杂志》2002 年第 2 期）

健脾利水化痰饮　"泻有余之水湿。"《本草纲目》谓泽泻"渗湿热，行痰饮，止呕吐，泻痢，疝痛，脚气。"泽泻甘淡渗湿利水，性寒能泄肾及膀胱之热，下焦湿热者，尤为适宜。常与茯苓、猪苓同用，以增强利水渗湿作用。治泄泻及痰饮所致的眩晕，可与白术配伍，如泽泻汤。根据朱良春教授经验，泽泻用量大于 30g，也可通大便。这与重用生白术 30g，能通大便之理可以相通。《日华子本草》认为泽泻"主头眩，耳虚鸣"。眩晕除"无痰不作眩"外，尚有"无风不作眩""无虚不作眩""无瘀不作眩"。但不论何种眩晕，泽泻均可用之，并且泽泻为治脑鸣、耳鸣之特效药（参见拙拟加减益气聪耳汤）。

降脂降糖抗肥胖　"导过盛之壅滞"。《本经》认为泽泻"久服耳目聪明，不饥，延年，轻身，面生光"，说明泽泻有降脂减肥，轻身，延缓衰老的功效，并且有降糖、降低胆固醇、降血压、通淋排石泄浊等作用，可广泛用

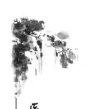
于肥胖症、高脂血症、脂肪肝、糖尿病、肾结石、乳糜尿、动脉粥样硬化等病症。

泽泻常用的配伍(药对)应用

泽泻/茯苓:增强利水渗湿作用。

泽泻/白术:治痰饮所致的眩晕。

泽泻/莪术:治耳鸣、脑鸣。

泽泻/独活:治风邪所致的眩晕。

泽泻/泽兰:活血利水消肿。

薏苡仁——健脾利水,除痹止痛,排脓消痈

薏苡仁味甘、淡,性微寒。归肺、脾、胃、肾经。具有健脾渗湿、利水消肿、舒筋除痹、缓急止痛、清热排脓、解毒消痈、消脂降糖等功效。同时具有微寒而不伤胃、益脾而不滋腻、舒筋除痹而不伤阴的优点,既可入药祛病,又可食疗养身,诚佳品也。唯本品力缓,用量须大(常可用60～100g),宜久服。健脾止泻炒用,其余生用。《本草纲目》云:"薏苡仁,阳明药也,能健脾益胃。虚则补其母,故肺痿、肺痈用之。筋骨之病,以治阳明为本,故拘挛筋急、风痹者用之。土能胜水除湿,故泄泻、水肿用之。"

健脾渗湿,利水消肿 《本草新编》云:"薏仁最善利水,不至耗损真阴之气,凡湿盛在下身者,最宜用之。视病之轻重,准用药之多寡,则阴阳不伤,而湿病易去。故凡遇水湿之症,用薏仁一、二两为君,而佐之健脾去湿之味,未有不速于奏效者也,倘薄其气味之平和而轻用之,无益也。"薏苡仁淡渗利湿,又能健脾,凡水湿滞留,尤以脾虚湿胜者,最为适宜。临床皆可用本品,配伍相应药物进行治疗之。如因脾虚湿胜之泄泻,配四君子汤、山药、楂肉、泽泻;慢性结肠炎,配苍白术、白芷、桔梗、仙鹤草;小便不利,配猪苓、茯苓、泽泻、桂枝;水肿腹胀,配黄芪、苍术、大腹皮、防己、益母草、乌药;肝硬化腹水,配大剂益母草120g煎汤代水,马鞭草、腹水草、升麻、牵牛子、黄芪、莪术;低白蛋白血症或蛋白比例倒置,配黄芪、白术、山海螺、丹参、山药、干蟾;蛋白尿,配土茯苓、六月雪、白花蛇舌草、石韦、蝉蜕、萹草等。

舒筋除痹,缓急止痛 《本经》将其列为上品,其谓薏苡仁"主筋急拘

挛,不可屈伸,风湿痹,下气。"《金匮》云:"病者一身尽疼,发热,日晡所剧者,名风湿,此病伤于汗出当风,或久伤取冷所致也,可与麻黄杏仁薏苡甘草汤。"临床如遇风湿热痹,膝关节积液可配四妙葛根汤加减;寒痹可配加味麻黄附子细辛汤加减(参见治痹证方);气虚血瘀可配补阳还五汤;类风湿关节炎,可配独活寄生汤加土茯苓、萆薢、山慈姑等。用薏苡仁煮粥,日日食之,可治久风湿痹、筋脉挛急、水肿、砂石热淋等症。

清热解毒,排脓消痈 薏苡仁可治各种内痈,如治肺痈(肺脓疡),配韦茎汤;肠痈(阑尾炎),配红藤、败酱草、大黄、丹皮、白花蛇舌草;肝痈(肝脓疡),配柴胡、升麻、白芥子、皂角刺、红藤、败酱草、白花蛇舌草等(参见治外科病方·五仁消痈排脓汤);急、慢性盆腔炎,常配白花蛇舌草、白鲜皮、白头翁、白英、白槿花(五白消炎清带汤)等。

化痰消脂降血糖 可治单纯性肥胖,常配炒莱菔子、泽泻、荷叶、海藻、决明子、山楂肉、豨莶草等;多囊卵巢综合征、脂溢性皮炎、皮下脂肪瘤、痤疮、湿疹、血糖偏高者,均可用薏苡仁100g煮粥吃。去寻常疣、扁平疣,可用薏苡仁研粉温开水调糊外敷。

此外薏苡仁配僵蚕、乌梅炭各等分,可治各种息肉;温邪在气分,湿邪偏胜者,常与藿香、厚朴、苍术、半夏、茯苓、杏仁、蔻仁等配合治之,如三仁汤、藿朴夏苓汤,均重用之。

薏苡仁常用的配伍(药对)应用

薏苡仁/附子:治寒湿性疼痛。

薏苡仁/川牛膝:治坐骨神经痛。

薏苡仁/望江南子:治腓肠肌痉挛。

薏苡仁/僵蚕、乌梅:各等分,可治各种息肉。

薏苡仁/桃仁、红藤:治炎性包块和腹腔术后粘连。

薏苡仁/辛夷、苍耳子:治慢性鼻炎。

薏苡仁/川楝子、荔枝核:治睾丸炎。

薏苡仁/白芥子、夏枯草:治痰核。

薏苡仁/益智仁、太子参:治小儿遗尿。

车前子——利水通淋，止咳，降压

车前子甘、寒。归肝、肾、肺经。具有利水通淋、止泻、清肝明目、降血压、清肺止咳、化痰平喘等功效。

利水通淋止泻　用于小便不利，水肿，热结膀胱而小便淋漓涩痛，分清浊而止泻，即利小便以实大便也。但以治湿盛引起的水泻为宜，它同白术一样具有双调节性，既可止泻（一般量）又可通便以治顽固性便秘（大剂量50～100g，文火煎，顿服）。

清肝明目降压　车前子擅长利水，上清头目，下通水道，引血下行，降低血压和颅内压。故可广泛治疗多种头痛、目疾赤痛障翳、眩晕、高血压、脑水肿、颅内高压症、痛风（它能促进尿酸、尿素、氯化物的排泄）等，用30～50g（布包）煎水代茶饮。方法简便，患者乐于接受，但其利尿时也能增加钾的排出，故对血钾偏低者应慎用，或同时适当补钾。

止咳化痰平喘　现代药理研究证实，车前子所含有效成分车前子甙，能促进气管及支气管内黏液的分泌，能使呼吸运动加深变缓，有显著的祛痰止咳作用，因其有"养肺强阴益精"（李时珍语）之功，且"能利小便而不走气"（王好古语），故不论寒热虚实，有痰无痰，均可放胆配用，一般咳嗽用10g，有痰者用15g，喘促者则宜加大剂量，可用至20～30g。

附：车前草的性味、功效与车前子相似，又能清热解毒，可用于治疗热毒痈肿、尿道感染等。

滑石——清热利湿，主热痹痛风

滑石色白味淡，性寒而滑。归胃、膀胱经。具有清热利湿，通利肺窍，解暑生津，调理脾胃，清除肠道之毒，使湿热从下窍排出。故多用于小便淋漓热痛、虚热烦渴、泻痢等症。正如《本经》所说："主身热泄辟，女子乳难，癃闭，利小便，荡胃中积聚寒热。"

用于小便不利，淋漓涩痛　滑石味淡性寒而滑，寒能胜热，滑能通窍，淡能利水，能清膀胱热结，通利水道，使湿热从下窍排出，为治湿热淋证的要药，常配甘草、通草、白花蛇舌草、鸭跖草、车前子、瞿麦等。

用于暑热烦渴，胸闷，泄泻　滑石既能利湿，又能清热，为治暑湿证不可或缺之味,常配藿香、川朴、半夏、赤芍、杏仁、砂仁、薏苡仁等。

用于风湿热痹,痛风 风湿热痹多由湿与热搏结所致,湿性黏腻,重浊走下,与热相结,流注关节,阻闭经络,郁于肌肤,最为缠绵难祛,滑石具清热解毒、利水渗湿之功,故配合四妙葛根汤(拙拟)加防己、寒水石等以治风湿热痹。又滑石能增加尿量,促进尿素、氯化物、尿酸的排泄,故可治痛风,常配伍土茯苓、萆薢、山慈菇、葛根、威灵仙等。

滑石常用的配伍(药对)应用

滑石/甘草:其量6:1,名六一散;又名天水散,利水通淋,清暑泻痢。

滑石/甘草、青黛:名碧玉散,清肝胆郁热,解毒降酶,可治肝炎。

滑石/甘草、辰砂:名益元散,清心祛暑,安神,蜜调可治口唇疱疹。

滑石/甘草、薄荷:名鸡苏散,疏风祛暑。

滑石/山药:上能清热、下能止泻,以治上焦燥热、下焦滑泻之症。

滑石/代赭石:善治因热吐血、衄血、反流性食管炎。

滑石/三拗汤:止咳喘。

四、理气消食温里药

川楝子——擅治一切胸腹痛

川楝子苦寒,有小毒。归肝、胃、小肠、膀胱经。成熟后其色金黄,故又名金铃子。具有疏肝利胆、行气止痛、清利湿热、利水化石、治疝杀虫等功效。唯本品生用浊臭有小毒,炒制后芳香则无毒矣,捣碎则有效成分易析出,止痛效果更佳。故临床宜炒制捣碎用为宜。

疏肝利胆,行气止痛 凡胸胁脘腹诸痛,如急慢性肝炎、胆囊炎、胆石症、胰腺炎、胃炎(胆胃不和)、奔豚症、心胸疼痛(神经性的胆心同病)、阑尾炎、行经腹痛等,均可在拙拟的金萸胡卿芍甘汤(参见效方实践篇·治肝胆病方)加减治之。

清利湿热,治疝杀虫 因本品能泻小肠、膀胱之火,既有导热下行,

又有理气止痛之功,故凡下焦之湿热蕴积所引起的疾病,如热淋(肾盂肾炎、尿道感染)、石淋(泌尿系结石)、膏淋(乳糜尿),以及前列腺炎、小肠疝气、蛔虫、蛲虫病等均可在辨证的基础上加用本品。

川楝子常用的配伍(药对)应用

川楝子/延胡索:一气一血,止痛作用更强。

川楝子/吴茱萸:寒热并用,相辅相成,寒热皆宜。

川楝子/白芍、甘草:缓急止痛,虚实皆宜。

川楝子/荔枝核、橘核:散核止痛、以治疝气。

川楝子/槟榔、使君子:下气安蛔杀虫。

甘松——行气止痛,开郁醒脾安神

甘松味辛、甘,气芳香,性温。归脾、胃经。具有行气止痛、温中醒脾、解郁安神之功效。甘松温而不热,甘而不壅,香而不燥,微辛能通,故兼温中理气之长。且以其芳香之气,大可开郁醒脾,芳香开窍,宁心安神。因其含芳香性挥发油,故入汤剂不宜久煎,后下为佳。

温中醒脾,行气止痛 《本草纲目》云:"甘松芳香,能开脾郁,少加入脾胃药中,甚醒脾气。"《开宝本草》谓甘松:"主恶气,卒心腹满痛,下气。"《本草正义》记载:"甘松,近东瀛医家谓此药善通经络,专治转筋入腹危急重症,极有捷效,知此物温运,活络通经,无出其右。此固向来治药物学者之所未知者也。"故甘松可用于思虑伤脾,或寒郁气滞引起的胸闷腹胀,不思饮食,胃脘疼痛,(配香附、陈皮、麦芽、苏梗、木香、良姜、芍药、甘草)及气滞血瘀和湿热交蒸所致的胸胁痛,肝胆结石(配川楝子、延胡索、柴胡、白芍、甘草、栀子,结石者配五金化石汤)。

解郁安神、开窍宁心 甘松善解郁安神,镇静,抗心律失常,对异位节律有明显的抑制作用。故对胸襟拂逆,肝失条达,自觉腹内有气冲逆,胸闷如窒者(用本品配桂枝、合欢花、郁金、香附、柴胡、白芍);或女性经前乳胀,善太息,无端悲伤者(配甘麦大枣汤、柴胡、郁金、八月札);心悸不宁者(配黄芪、生脉饮、丹参、苦参);寐不安者(配茯苓、半夏、夏枯草、龙骨、牡蛎、远志)。

乌药——理气止痛,解痉排石,抗疲劳

乌药辛开温散,归肺、脾、肾、膀胱经。其功善疏通气机,"是一味理气,解郁,散寒,止痛之佳品……对于客寒冷痛,气滞血瘀,胸腹胀满,或四肢胀麻,或肾经虚寒,小便滑数,皆用之最为合拍。……由于它上入肺脾,下通膀胱与肾,因此治疗肾及膀胱结石所致之绞痛,取乌药30g,金钱草90g,煎服有解痉排石之功。屡收显效。"(《朱良春医集》)《日华子本草》赞其"有理其气之元,致其气之用者……于达阳之中而有和阴之妙。"根据现代药理研究,证实乌药具有抗疲劳作用且安全无毒。

疏通气机,顺气畅中,散寒止痛 可用于寒郁气机所致的胸闷、胁痛,配香附、瓜蒌皮、薤白、郁金、延胡索;冠心病、心绞痛,配丹参、三七、石菖蒲、蒲黄、桂枝;脘腹胀痛,实证可配木香、吴茱萸、枳壳,日久不愈体弱或病后恢复期可配百合。

对水液代谢具有双向调节作用 既能缩尿,又能利尿。故既可用于肾阳不足、膀胱虚寒引起的小便频数,夜尿多,遗尿以及"肺寒或肾阳虚之涕多如稀水,咽际时渗清涎者"(配益智仁、山药、萆薢、补骨脂、淫羊藿),又可用于治疗水肿,尿潴留,肾积水(配泽泻、石菖蒲、黄芪、防己、茯苓),肝硬化腹水(配鳖甲、牵牛子、干蟾),输尿管结石,肾结石(配五金化石汤)。盖"水不自行,赖气以动,气行则水行,气郁则水停,故肾积水,肝硬化腹水,辨属气机郁结者,重用乌药每获良效。"(李延培,《中医杂志》1997年第3期)乌药既能缩尿,又能利尿,关键是其用量,缩尿宜轻用,10g以内;利尿要重用,20g以上。

在妇科病中的应用 "乌药辛温,理气散寒定痛,尤善行下焦之气,因其调气的特点是'散寒'和'趋下'……由于乌药能入脾肾二经,在妇科临床广泛用于经、带、胎、产病变。……临床可见患者畏寒甚于常人,面色晦暗,胆怯易惊,眼圈发黑,少腹胀滞而冷,月经后期而量少,乳房结块,苔白薄,脉沉细。常选用温肾解郁法:台乌药12g,鹿角片12g,巴戟天20g,肉桂6g,炒白芍10g,炙甘草6g,紫石英15g,八月札10g。用上方治黄体功能不全或伴有高催乳素血症的月经失调、不孕症患者,有很好的疗效。"(姚安石《中医杂志》1997年第3期)

在男科病中的应用 "乌药味辛性温,为行气、散寒、止痛之要药。余每以此为主,灵活配伍他药,治疗多种男科疾患,尝获效机。兹将其临床应用,略述于后(摘要):睾丸冷痛,配小茴香、细辛、甘草,温阳通络,祛寒止痛;若睾丸一侧坠胀疼痛,配香附、柴胡、川楝子、木香,调和肝络,通达阴器,理气止痛;附睾郁积症,配五灵脂、蒲黄、丹参、乳香,行气活血,散结止痛;睾丸鞘膜积液,配桂枝、茯苓、白术、车前子,温散化气行水;不射精症,配香附、王不留行子、石菖蒲、路路通,通郁闭,启精窍;血精,配黄柏、龟板、三七,滋阴降火,化瘀止血;慢性前列腺炎,配吴茱萸、栀子、黄柏、三七,行气止痛,坚阴化瘀;前列腺增生,配穿山甲、鸡内金、琥珀、桂枝、茯苓、丹皮、桃仁,散结消癥,通关启闭;男性乳房发育症,配木香、蒲公英、白芥子、贝母、乳香、柴胡、牡蛎、夏枯草,疏肝散结,化瘀止痛。总之,乌药气雄性温,故其快气宣通,疏散凝滞,无处不达,外而解表理肌,内而宽中顺气,中理脾胃,下温少阴,调肝肾之气滞,不仅为胸腹逆气之要药,还能温肾缩小便。"(王琦,《中医杂志》1997年第5期)

乌药常用的配伍(药对)应用

乌药/香附,理气止痛。

乌药/百合:和胃止痛。

乌药/延胡索:化瘀止痛。

乌药/厚朴:降气和中理冲。

乌药/丹参:各100g,为醒癫汤,治青少年初发癫痫。

乌药/泽泻:理气行水。

乌药/吴茱萸:散寒温经止痛,治妇人气厥头疼。

乌药/金钱草:解痉排石。

乌药/紫石英:暖宫散寒种子。

乌药/茯苓、桂枝:化气利尿。

乌药/瓜蒌皮、薤白:理气宽胸。

乌药/益智仁、山药:温肾缩尿。

莱菔子——行气消食化痰,降气降压通腑

莱菔子辛、甘,平。归肺、脾、胃经。具有行气化痰、消食化积、降压

通腑的功能。张锡纯先生说:"莱菔子,生用味微辛,性平,炒用气香性温,其力能升,能降,生用则升多于降,炒用则降多于升,取其升气化痰宜用生者,取其降气消食宜用炒者。究之,无论或生或炒,皆能顺气开郁,消胀除满,此乃化气之品,非破气之品,而医者多谓其能破气,不宜多服、久服,殊非确当之论。盖凡理气之药,单服久服,未有不伤气者,而莱菔子炒熟为末,每饭后移时服钱许,借以消食顺气,转不伤气,因其能多进饮食,气分自得其养也。若用以除满开郁,而以参、芪、术诸药佐之,虽多服、久服,亦何至伤气分乎。"(《医药中参西录·莱菔子解》)

行气消痰,止咳平喘 常配白芥子、苏子,即三子养亲汤,以治痰涎壅盛,气喘咳嗽,大便不畅之证。若加葶苈子、牛蒡子,即为拙拟之"五子降气平喘汤"(见效方实践篇·治肺病方)则治之范围更广,疗效更好,若小便不利者,则加车前子。

消食除胀,通利大便 常配山楂、神曲、陈皮等,如保和丸,以治食积不化,中焦气滞,脘腹胀满,大便不通之证。尤其对于婴幼儿之便秘者,更为适宜。用炒莱菔子去壳研细,取5～10g。加白糖适量,开水冲泡,待温频饮。或用白糖调成糊状,每饭前服,每日3次。若用太子参、山药、鸡内金煎汤送服,可治小儿疳积。单服炒莱菔子粉,一日3次,可治黄褐斑。

降气降压,治高血压 莱菔子性善降气,气降则血不上逆,气血冲和,血压自可下降。但量宜大(30g以上),辨证加味则效果更显。

消脂减肥轻身 常配泽泻、女贞子、决明子、荷叶、山楂、薏苡仁等减肥效果尚可,但疗程稍长,并且需与饮食宜忌,适当运动相结合。

外用 莱菔子炒熟,用纱布袋包之,置脐部,可治术后腹胀、大小便不通、肠梗阻等症。炒研,用香油调外敷,可治急性湿疹。

或曰 人参与莱菔子不能同用,认为人参补气,莱菔子耗气,莱菔子最解人参,并且将人参扩大到所有中药,莱菔子扩大到萝卜、莱菔缨、芥菜,所以凡服中药时均忌吃萝卜、芥菜。在诸多参的商标上,亦明确有"忌服萝卜"字样,更可笑者,有些成品药内有莱菔子,但在注意事项,也有"服本药期间,不宜吃萝卜"的提示!笔者认为这些禁忌,大部分是人云亦云罢了,根本没有深入研究使然。现摘录国医大师朱良春教授《辨人参与莱菔子并用无妨》一文,以供同道参考。"有谓人参补气,莱菔子破气,故服人参不宜同时服食萝卜及莱菔子者,此庸浅之见,不可认。人参补气,而补益药何止人参;莱菔子善消,而消伐药何止此一味! 即两者同用,也无非补消兼施之理,仲景之枳术汤,就以枳实、白术同用;厚朴生姜半夏甘草人参汤,即以人参、甘草与厚朴、半夏同用,同一理也。《本草新编》说得好:或问萝卜子专解人参,一用萝卜子则人参无益矣,此不知萝卜子而并不知人参者也。人参得萝卜子,其功更神。盖人参补气,骤服气必难受,得萝卜子以行其气,则气平而易受。"张锡纯也说,服莱菔子能多进饮食,气分自得其养。若用以行气开郁,正需要"参、芪、术诸药佐之"。可见两者不能同用之说不能成立。(《朱良春医集》)

　　附:萝卜防癌。常吃萝卜可以防癌,目前却并不被人所知晓。近年来,经研究发现萝卜的防癌作用是:①大量的维生素C是保持细胞间基质的必须物质,起着抑制癌细胞生长的作用;②萝卜中含有粗纤维,能刺激肠胃蠕动,保持大便通畅,预防大肠癌和结肠癌发生;③萝卜中含有一种能分解亚硝酸胺的"酶",可以减轻亚硝酸胺的致癌力;④萝卜中含有的木质,能使体内的巨噬细胞活动提高2～3倍,提高人体免疫力;⑤萝卜的轻微辣味,能增进食欲。此外,萝卜可降低体内的胆固醇,减少高血压和冠心病的发生,故多吃萝卜益处多。(《浙江中医杂志》1987年3期)

山楂——消食化积,散瘀消脂

　　山楂味酸、甘,微温。归脾、胃、肝经。具有醒胃理脾、消食化积、活血散瘀、通腑调经、降血压、降血脂、降胆固醇、防治动脉硬化等功效。《本草纲目》谓山楂:"化饮食,消肉积,癥瘕,痰饮,痞满吞酸,滞血痛胀。"《随息居饮食谱》云:山楂"醒脾气,消肉食,破瘀血,散积消胀,解酒化痰,除疳积,止泻痢。"张锡纯说:"山楂,味至酸微甘,性平。皮赤肉红黄,故善入血分为化瘀之要药。山楂能除疢癖癥瘕,女子月闭,产后瘀血作疼。其味酸而微甘,能补助胃中酸汁,故能消化饮食积聚,以治肉积尤效。其化瘀之力,更能蠲除肠中瘀滞,下痢脓血,且兼入气分以开气郁痰结,疗心腹疼痛。若以甘药佐之,化瘀血而不伤新血,开郁气而不伤正,其性尤和平也。"

健脾助胃、消食化积 本品味酸而甘,微温不热,功擅消油腻,肉食积滞,可用于食滞不化,肉积不消,配谷麦芽、神曲、炒莱菔子、鸡内金;兼脘腹胀痛,可加木香、乌药、枳壳、吴茱萸;泻痢,配木香、川连、葛根、仙鹤草、桔梗、山药。

活血散瘀,通脉调经 本品善入血分,为化瘀血之要药,能治月经闭止不行,行经腹痛(配桃红四物汤);产后瘀阻腹痛,恶露不尽(配当归、川芎、益母草、香附、炒白芍、炮姜);疝气胀痛(配荔枝核、小茴香、川楝子、延胡索),对肝炎、肝硬化、胆囊炎、胆结石、癥瘕等辨证的基础加用本品,均能提高疗效,取得满意的效果。

降"三高",延年益寿 本品具有降血压、降血脂、降胆固醇的功效,可防治高血压病、冠心病及高脂血症,防治动脉硬化,对老年心血管系统的疾病,有良好的防治效果,是延年益寿的良药。

附子——温五脏之阳,补火散寒止痛

附子气味辛甘,性温大热,有毒。归心、脾、肾经。附子的作用主要在于"温阳",而阳气在人体的重要作用,毋庸多言。《内经》云:"阳气者,若天与日,失其所,则折寿而不彰。"张景岳亦说:"凡通体之温者,阳气也;一生之活者,阳气也。"所以,"阳气在生理的情况下,是生命的动力;在病理的情况下,又是机体抗病的主力。"(徐仲才先生语)

附子辛热善走,能通达上下,可升可降,可表可里,既走气分,又走血分,随所伍而其用,正如虞抟在其《医学正传》中指出:"附子禀雄壮之质,有斩将夺关之气,能引补气药,行十二经,以追复散失之元阳;引补血药入血分,以滋养不足之真阳;引发散药开腠理,以解逐在表之风寒;引温暖药达下焦,以祛除在里之冷湿。"缪仲醇在其《本草经疏》云:"附子之性,走而不守,入补气药则温中,入补血药则强阴,并能搜逐风湿,为(治)百病之长。"可见附子的治疗价值很大,为历代医家所重视,但因其有毒,亦为某些医家所畏忌,无怪乎恽铁樵先生说"附子最有用,亦最难用。"

为了体会附子的毒性,笔者曾作品尝,开始用6g,煎半小时顿服,无丝毫感觉,第2天用10g,第3天用15g,亦无反应。第4天用30g,连服4天,不但没有出现毒副反应,精神反而较前充沛,笔者是热性体质,

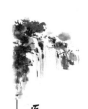

7天共服151g，无多大反应，如用于虚寒之体，则更何足虑哉！

孙真人说的好："胆欲大而心欲小，智欲圆而行欲方。"临证时既要小心谨慎，又要灵活变通。其实附子经过炮制，再入汤剂，尤经先煎，毒性已大减，但其有效成分却仍保存。故在辨证准确，配伍恰当的前提下可果断投药。

善用附子者，代有名家，其主要功用简括为"温阳"两字，因附子能上温心阳以通脉，中助脾阳以健运，下补命门以复阳，外固卫阳以止汗，内驱寒凝以镇痛，能"起机能之衰弱，救体温之低落"，有起死回生之功。故凡久病体弱，一切机能减退表现的症候，如神疲乏力、面色苍白、恶寒体弱、四肢不温、小便清长、夜尿频数、大便溏泻、舌质淡胖、苔白润滑、口干不喜饮、或喜热饮、脉沉细迟等，总之抓住"虚寒"两字，均可酌情选用。吴绶在《伤寒蕴要》中云："附子乃阴证要药，用之须早，若待阴极阳竭而用之，已迟矣。"朱良春教授亦说："热病用附子，要见微知著，如果出现四肢厥冷，冷汗大出，脉微欲绝，口鼻气冷而后用之，即置患者于姜、附桶中，亦往往不救。"然"附子性悍，独任为难，必得大甘之品，如人参、熟地、炙甘草之类，皆是以制其刚而济其勇，斯无往而不利矣。"（张景岳语）

笔者在临床上应用附子是比较多的，但均在辨证论治的原则下配伍应用，通常剂量是6～15g，一般先煎半小时，用于寒痹或虚寒较甚者，则用30g，或更多些。重用时采取先煎1小时，从未发生过中毒现象。但由于人体对于附子的耐受性及敏感性不一致，故临床时宜细心体会，除急证回阳救逆可用大剂量外，一般均宜以小剂量试用，有效时再逐步加大剂量为妥。万一中毒，出现的症状是头晕、心慌，口、舌、唇、四肢发麻，说话不爽利，此时可根据朱良春先生经验，用淘米水一大碗即服，然后用甘草60g水煎服，可以解之。

附子常用的配伍（药对）应用

附子/人参：益气回阳以治休克虚脱，"能瞬息化气于乌有之乡，顷刻生阳于命门之内"。

附子/黄芪：益气固表，以治气虚自汗。

附子/白术：增强温中之功，以治脾虚泄泻。

附子/茯苓：强心利尿。

附子/地黄:增强补血之功,以治血虚低热。

附子/当归:增强温经作用,以治血海虚寒的月经延期。

附子/丹参:治胸痹心悸脉结代,可直达心包络之邪瘀结所在。

附子/白芍:刚柔相济,开痹止痛,燮理阴阳,引火归宅。

附子/麻黄:强心发汗,发中有补,温经散寒,化饮平喘。

附子/桂枝:强心通阳,治风湿相搏肢体酸楚。

附子/干姜:附子无干姜不热,增强回阳之力。

附子/甘草:则性缓而绵长。

附子/肉桂:温补命门。

附子/生姜:温中发散。

附子/石膏:制炎而解热,挟阳而固本,治肺炎合并心力衰竭。

附子/大黄:下不伤中,温阳泄浊,以治寒疝、鞘膜积液、慢性肾炎。

附子/黄连:泻心护阳,上热下寒,湿温后期便溏。

附子/栀子:治寒热疝病,小肠疝气,心腹疼痛。

附子/知母:治心阳不振而兼口渴欲饮。

附子/磁石:兴奋加镇静,治神经衰弱之失眠。

附子/龙胆草:温养强肝,治慢性肝炎。

附子/龙骨、牡蛎、萸肉:回阳救脱。

细辛——散寒止痛,温阳开闭

细辛味辛温,芳香气浓,性善走窜。归肺、肾经。具有祛风、解表、散寒、止痛、温肺、化饮、行气、通窍、温阳、开闭等功效。《本经》列为上品,并说:"辛温无毒,咳逆上气,头痛脑动,百节拘挛,风湿痹痛,死肌,久服明目利九窍,轻身长年。"《本草正义》谓其"芳香最烈,故善开结气,宣泄郁滞,而能上达巅顶,通利耳目,旁达百骸,无微不至,内之宣络脉而疏百节,外之行孔窍而直透肌肤。""其性辛窜燥烈,上能开肺,中能暖胃,下能温肾,疏通经络,条达气机,味辛而体润,用之得当,可奏奇效"。唯因有"细辛不过钱"之说,历来医药家奉为圭臬,故用量一般偏轻。其实细辛不过钱是指单味、散剂而言,并不包括入煎剂之量,奈后世医家曲解其意,以讹传讹。试用一根须含服,其辛辣确实难当,但入煎剂,则其辛辣

大减,所以用散剂时仍遵"不过钱"之训,但入煎剂时,其用量可适当加大,量大效方宏,只要抓住寒水邪实和阳气痹阻的应用指征,取其辛散透达之功,慎防其燥烈伤阴助火之弊。一般治感冒、咳嗽、牙痛等症,可用小剂量(3～5g);治风寒湿痹之轻者、行经腹痛、跌仆损伤、头痛、喘逆等症,可用中剂量(6～10g);若治顽痹、阳气虚衰、心动过缓、心脑供血不足等症,则宜用大剂量(10～20g);特殊病种,如血栓闭塞性脉管炎,据刘亚娴报道(《中医杂志》1993年第6期)可用特大剂量(30～40g),以充分发挥其"疏其血气,令其条达,而致和平"的功效。但在用大剂量时要先煎,密切观察,逐步递增为宜。

祛风散寒,止痛见长 ①配川芎、白芷、蔓荆子,以治偏正头痛,眉棱骨痛;②配生地、珠儿参,以治牙龈肿痛,虚火牙痛,口疮,实火则配黄连;③配桂枝、瓜蒌、郁金,以治胸胁闷痛;④配麻黄、附子,以治阳虚感冒,风寒湿痹,关节疼痛,坐骨神经痛;⑤配川楝子、延胡索、吴茱萸、白芷,以治胃脘痛,行经腹痛;⑥加入活血化瘀药中,可治跌打损伤,增强其镇痛之效。

温肺化饮,止咳平喘 常配麻黄、桂枝、干姜、五味子,以治寒饮犯肺之咳嗽,顽固性肺心病。

行气温阳 ①重用细辛,配桂枝、附子、黄芪,以治心动过缓、慢性心律失常、心脑供血不足、高脂血症、冠心病等;②配阳和汤以治血栓闭塞性脉管炎;配当归四逆汤以治雷诺氏病。③用细辛10g,炙甘草30g,水煎,睡前顿服,可治阳痿或单味泡饮也可。

通窍开闭 ①配辛夷、苍耳子、鹅不食草以通鼻窍;②配四物汤、徐长卿通调月经不行;③配地龙、羊乳、漏芦下乳汁;④配猪牙皂、半夏或天南星各等分,研细,名通关散,储于瓶内备用。可治肝用失调之厥逆,暑厥,痰厥等,取少许吹鼻取嚏,可使苏醒。有尿闭者,亦可用之。嚏则上窍开,则下窍自通,亦即提壶揭盖之义也。

细辛常用的配伍(药对)应用

细辛/川芎:祛风散寒,治偏正头痛。

细辛/白芷:止痛见长,治各种痛证,尤其是胃脘痛、头痛。

细辛/黄连:清火止痛,治实火口疮。

细辛/牙皂、半夏：即通关散，开窍回苏，治气闭厥逆。

细辛/瓜蒌、薤白：宣痹通阳，治胸痹疼痛。

细辛/附子、麻黄：温通强心，治阳虚感冒。

细辛/附子、桂枝：通络止痛，治风寒湿痹，心动过缓。

细辛/熟地、萸肉：温补肝肾，治肾虚腰痛。

细辛/天麻、钩藤：平息肝风，治阳亢头昏。

细辛/生地、珠儿参：滋阴降火，治虚火牙痛。

细辛/干姜、五味子：化饮平喘，治寒饮咳喘。

细辛/辛夷、苍耳子：行气通窍，治鼻炎鼻塞。

吴茱萸——暖肝肾，温脾胃，止痛止呕止泻

吴茱萸味辛苦，性热。归肝、肾、脾、胃经。具有温经散寒、温中止痛、疏肝下气、降逆止呕、暖肾治疝、温脾止泻、燥湿解郁等功效。

由于受左金丸配伍之影响，用黄连6克，吴茱萸只能用1克，所以临床用吴茱萸之量普遍较轻，包括教科书，如《方剂学》中的吴茱萸汤，作为主药，括弧内的提示量亦只用了3克，为了充分发挥本品的治疗作用，临证用量，不妨适当加大些。

温经散寒止痛 吴茱萸可以治因寒凝而致的、从头至足的、从表及里的各种疼痛。如寒滞肝脉，浊阴上逆引起的厥阴头痛、目痛；寒浊之邪窃踞阳位的胸中痛，心绞痛，寒邪犯胃的胃痛；触冒外寒引起的腹痛，身痛，痹痛；寒凝下焦的少腹痛；冲任不调的小腹痛、寒滞肝肾的疝痛等。总之，凡因寒而引起的收引、痉挛之疼痛，吴茱萸皆可治之。

下气降逆止呕： 吴茱萸性热，味辛苦。辛热能散能温，苦热能燥能坚，取其散寒温中燥湿之功，温暖脾胃，而散寒邪，寒散则中州自温，上逆之气必自下行。故《本草便读》说"其性下气最速，极能宣散郁结。"对肝脾胃肠疾患，症见腹胀，腹痛，呕恶，痞满，嗳气，嘈杂，吞酸，多唾，肠鸣，消化不良，大便时溏时干，遇冷或生气加重，舌淡或胖，脉弱或沉细或弦，中焦虚寒、肝郁气逆者，均可放胆用之。如慢性胃肠炎、胃神经官能症、神经性嗳气症、脘痛嘈杂症、萎缩性胃炎或伴肠化生，或伴有腺体不典型增生等肠胃疾病，亦为必用之品，与黄连配伍，治寒(6:3)，治热(3:6)。

暖肾温脾止泻　吴茱萸温脾暖肾,有很强的止泻作用,特别对某些顽固性泄泻,疗效十分显著,为止泻圣药。如慢性结肠炎的久泻、湿困中焦的泻痢不止、下焦虚寒的五更泻、慢性胃肠炎的泄泻等。

引痰下行,扩张脑血管　可治脑积水,肝胃寒盛所引起的脑血管供血不足、排尿性晕厥等症。

外治法　吴茱萸除内服外,在外治法中应用颇广,现将其治常见病之法,简介如下:

(1) 敷神阙:利用其散寒止痛、温中止泻的功效,取吴萸末适量,热醋调敷脐中盖上薄膜,用胶布固定。可治消化不良,吐泻,流涎,胃痛(加中脘穴)肠梗阻,痢疾(合黄连),前列腺炎(加中极穴),阳痿、早泄(合龙倍散)。

(2) 敷涌泉:"吴茱萸其性虽热,而能引热下行。"故通过贴敷涌泉穴,可治耳鼻咽喉唇口诸病。如溃疡性咽炎、口疮、口腔溃疡、鹅口疮、麦粒肿、暴发性火眼、鼻衄、痄腮、耳鸣、耳痛(加大黄、乌头)、咳喘、高血压(敷脐亦有效,每3日换药一次)、癫痫、小儿流涎等。

(3) 治足跟痛:吴茱萸、补骨脂各10g研末,装入鞋跟大小的布袋中,垫于鞋内后根部,每5日换药一次,甚效。

吴茱萸常用的配伍(药对)应用

吴茱萸/黄连:即左金丸,肝郁化热,胃有烧灼感,重用黄连(3:6);胃中有寒,则重用吴茱萸(6:3)。

吴茱萸/党参:胃痛日久,胀满喜按,脾胃虚寒。

吴茱萸/白芍:泻肝之中有柔肝之功,治肝气犯胃之嗳气胃痛。

吴茱萸/香附:肝气郁滞,痛引两胁。

吴茱萸/肉桂:寒滞肝脉,少腹冷痛。

吴茱萸/白芷:治牙痛。

吴茱萸/生姜:温中健胃镇吐。

吴茱萸/金铃子:理气止痛,温中止呕。

吴茱萸/白豆蔻:止宿食酒类之痛。

五、活血祛瘀止血药

益母草——活血化瘀，消风平肝，利水消肿

益母草辛、苦，微寒。归心、肝、膀胱经。具有活血化瘀、消风止痒、平肝降压、利水消肿、清热解毒等功效。常用于女性经事不调、崩漏血证、产后瘀阻腹痛、荨麻疹、肾炎水肿、血尿、肝硬化、肝腹水、高血压及疮疡肿毒等症。

活血化瘀 《本草汇言》云："益母草行血养血，行血不伤新血，养血而不致瘀血，诚为血家圣药……然性善行走，能行气通经，消瘀逐滞甚捷。"《本草正》亦云：益母草，性滑而利，善调女人胎产诸证，故有益母之号。"故益母草为妇科良药，善调血滞经闭，痛经，常配桃红四物汤；产后瘀血腹痛，配少腹逐瘀汤；崩漏，功能失调性子宫出血，配拙拟之五草安冲汤；卵巢囊肿，配车前子、白芥子、海藻、贯众、半枝莲；早期乳痈，配蒲公英、麻黄、通草、川芎、蝉蜕。

消风止痒 《本经》早有益母草"主隐疹痒"的记载。朱良春教授认为："益母草的消风止痒作用，全在其能入血行血，盖血活风自散也。"风疹之疾，初起当侧重宣肺祛风，可配僵蚕、蝉蜕、牛蒡子、苏叶等，肺气开，风气去，则痒遂止；若久发营虚，风热相搏，郁结不解，当采用活血养营消风之品，可配伍四物汤、徐长卿、白鲜皮、地肤子、紫草等；鉴于益母草有抗过敏作用，故尚可用于过敏性咳嗽、过敏性紫癜等疾病。

利水消肿 "鉴于益母草具有活血、利水的双重作用，故对于水、血同病，或血瘀水阻所致的肿胀，堪称的对之佳品。"如治肝硬化腹水，急、慢性肾炎以及其他原因引起的水肿。但用益母草利水消肿，根据朱良春教授的经验，必须是大剂量的，在辨证论治的前提下，恒以益母草120g（煎汤代水煎药）加入辨证方药中，常可减缓胀势，消退腹水。

平肝降压 益母草之降压作用，已为现代药理实验所证实，朱良春

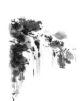

教授指出:"其主要适用于肝阳偏亢的高血压,因其有显著的清肝降逆作用,对产后高血压症尤验,但用量必须增至60g,药效始宏。当肝阳肆虐,化风上翔,出现血压升高、头晕肢麻时,或久病夹有痰湿、瘀血,伴见面浮肢肿、身体拘急者,均可适用。"

此外,益母草还可治冠心病、肺心病、慢性溃疡性结肠炎、前列腺炎、前列腺肥大、血栓性浅静脉炎、尿血、疮疡肿毒、毒蛇咬伤等病症。

益母草常用的配伍(药对)应用

益母草/蝉蜕、苏叶:疏风解毒,活血利水,治疗肾炎、肾病综合征。

益母草/黄芪:益气活血利水,治慢性肾炎、肾病综合征、肝硬化。

益母草/泽兰:活血利水,血瘀水停之四肢或大腹水肿,急、慢性肾炎。

益母草/川芎:治头痛眩晕及青光眼。

益母草/贯众:可治肾病综合征。

益母草/香附:调月经、止腹痛。

益母草/鹿衔草:可治功血、崩漏。

益母草/乌梅炭:治赤白痢、慢性溃疡性结肠炎。

益母草/车前子:泡服代茶饮,治卵巢囊肿。

益母草/蒲公英:治乳痈初起。

马鞭草——通经消癥,利水退肿,男科良药

马鞭草味苦辛,性凉微寒。入肝、脾、膀胱三经。具有清热解毒、止咳平喘、活血散瘀、通经消癥、利水退肿、消积杀虫、治痢截疟、抗过敏、止瘙痒等多种功效。

清肺止咳平喘 可治久咳、百日咳,配地龙、百部;肺脓疡,化脓性胸膜炎,用鲜草250g,捣烂,加温开水100ml,再捣,用纱布取汁,隔水炖,每次10ml,一日3~5次,也可配鱼腥草、肺形草、败酱草、葶苈子同煎服;热哮,配麻杏石甘汤,民间用鲜草200g,豆腐等量,同煮1小时,早、晚饭后服,病愈为止。

治乙肝、肝硬化 《本草纲目》有用马鞭草治鼓胀,烦渴,大腹水肿的记载。朱良春教授说:"根据其入肝脾及活血消癥,利水退肿双重作用,似吻合于肝硬化腹水'瘀结化水'之病机,故凡此病癥块癖积,水湿蕴阻,

腹大如箕之实证,可以选用。体虚者可与扶正之品同用,以消补兼行,往往既可见尿量增多,腹水渐消,又可见血活瘀行,癥块软缩之效。"

男科良药 《名医别录》谓马鞭草"主下部浊疮"。《本草纲目》谓其"捣涂痈肿及蠼螋尿疮,男子阴肿。"因男科疾病大多伴有湿热下注,邪毒蕴结,经络阻滞之病理变化,故用马鞭草的清热解毒、活血散瘀、利水消肿之功。配龙胆草、夏枯草、青皮、荔枝核、海藻、昆布等,以治睾丸炎;配石韦、瞿麦、石见穿、海浮石等,以治前列腺炎、前列腺增生;配生地、紫草、栀子、仙鹤草、二至丸等,以治血精;配苦参、白花蛇舌草、败酱草、黄柏、山药、白术等,以治白淫。

治妇科病 《大明本草》云:马鞭草治"妇女血气肚胀,月经不净,通月经。"马鞭草有活血通经、散瘀消癥之功,故可通经以治闭经(常配桃红四物汤)、痛经(常配金胡萸卿芍甘汤)、子宫内膜异位症(马鞭草50g,加水酒各半煎服)、输卵管积水欠畅(常配白芥子、路路通、皂角刺等)、月经淋漓(五草安冲汤,配仙鹤草、鹿衔草、益母草、茜草)等,因其有清热解毒杀虫之功,故可治阴痒阴道炎(常配白花蛇舌草、土茯苓、蛇床子、白鲜皮,内服加熏洗更妙)、乳痈初起(常配麻黄、蝉蜕、牛蒡子、全瓜蒌、蒲公英、白芥子)等。据研究报道,马鞭草有中止妊娠、抗生育的作用,故孕妇忌用。但亦为宫外孕非手术治疗提供了一味有效的药物。

马鞭草尚有止泻,治痢,抗疟疾等作用,以及治带状疱疹、湿疹、泌尿系结石、血尿、跌打损伤、关节疼痛、口腔溃疡(常配木蝴蝶、凤凰衣)等疾病。以上仅举例其应用之大概,临床可随症而用之。

马鞭草常用的配伍(药对)应用

马鞭草/豨莶草:治口舌生疮,牙龈肿痛,止鼻衄。

马鞭草/路路通:通经散瘀行水,以治闭经,输卵管积水,乳痈初起。

马鞭草/地龙、百部:治久咳。

马鞭草/干蟾、二丑:治肝硬化。

马鞭草/木蝴蝶、凤凰衣:治口疮、牙疳,乃修复口腔黏膜之良药。

马鞭草/龙胆草、夏枯草:治带状疱疹。

马鞭草/鱼腥草、葶苈子:治肺痈。

刘寄奴——活血通经,利水消癥,化积止痛

刘寄奴味苦,性温。归心、脾经。具有破血通经、散瘀止痛、除癥利水、消食化积等功效。

破血通经止痛 《本草经疏》谓:"刘寄奴其味苦,其气温,苦能降下,辛温通行,血得热则行,故能主破血下胀。"刘寄奴苦泄温通,善于行散,能破血通经,散瘀止痛,为活血祛瘀之良药。血瘀经闭,配桃红四物汤;痛经,配金胡萸卿芍甘汤;盆腔炎,配红藤、败酱草、白花蛇舌草、白英、赤白芍、龙胆草等;赤白带下,配五白消炎止带汤;早期乳痈,配通乳消痈汤;产后瘀阻腹痛,配生化汤;各种术后肠粘连,常配黄芪、木香、乌药、桃仁、红花、徐长卿、白芍、甘草;跌仆创伤伴出血疼痛,可研末外敷"而外伤后血尿腹胀,用之尤有捷效。"(朱良春语)

活血化瘀利水 《日华子本草》云:刘寄奴"治心腹痛,下气,水胀,血气,通妇人经脉、瘀结",明确提示可以治"水胀",但"刘寄奴的活血祛瘀作用可谓尽人皆知,而其利水之功则常为人所忽略。刘寄奴由于有良好的化瘀利水作用,因此可用于治疗瘀阻溺癃症,尤适用前列腺肥大症引起的溺癃或尿闭"(《朱良春医集》),从而也可以治疗肝硬化腹水(配健脾利水复肝汤)、黄疸型肝炎(配茵陈蒿汤加减)、尿道感染热淋(配五白利水通淋汤)等。

醒脾消食化积 刘寄奴气芳香而醒脾开胃,又有消食化积之功,故适用于食积不化之脘腹胀痛,两胁刺痛者,可配白术、枳壳、青皮、鸡内金、山药、谷麦芽等;慢性肠炎,配五白止泻汤;痢下赤白,配乌梅、川连、广木香、葛根、黄芩、马鞭草、仙鹤草。

鸡血藤——舒筋活络,行血补血

鸡血藤味苦微甘,性温。归肝、肾经。具有舒筋壮骨活络,行血活血补血之功。主治风湿痹痛、手足麻木、关节酸痛、肢体瘫痪、月经不调、血虚闭经、行经不畅、血瘀痛经等症。《本草纲目拾遗》云:鸡血藤"统治百病,能生血、和血、补血、破血;又能通七孔,走五脏,宣筋络,壮筋骨,止酸痛。和酒服……治老人气血虚弱,手足麻木,瘫痪等证;男子虚损,不能生育及遗精白浊；男妇胃寒痛；妇人经水不调，赤白带下，妇女干血劳及子宫虚冷不受胎。"

补血和血，以提升"三低" 鸡血藤为强壮性之补血药，能使血细胞增加，血红蛋白升高，血小板增加，故可用于各种原因引起的贫血，血友病出血，配黄芪四君汤、当归补血汤；白细胞减少，配白芍、白术、石韦、女贞子、升麻等；血小板减少，配仙鹤草、大枣、商陆、萸肉等。

行血活血，善调月经病 鸡血藤善调月经病，行经不畅，配四物汤，四逆散；血瘀痛经，配少腹逐瘀汤、金铃子散；血虚经闭，配当归补血汤、生地、熟地、枸杞子、黄精等；宫寒不孕，配淫羊藿、紫石英、菟丝子、葛根、鹿角霜、肉苁蓉、肉桂等。

舒筋壮骨，治风湿痹痛 鸡血藤舒筋活络，活血行血，善治风湿痹痛，配葛根四妙汤、豨莶草、乌梢蛇；手足麻木，配青风藤、海风藤、络石藤、石楠藤；腰腿疼痛，配桑寄生、千年健、杜仲、续断、地龙、牛膝；肢体瘫痪，配补阳还五汤、阳和汤、地龙、地鳖虫等。

鸡血藤膏 用鸡血藤1000g，加水4000ml，熬至2000ml，再加水1000ml，熬制500ml合并，浓缩后加红糖适量收膏备用。可用对症的药物煎汤送服鸡血藤膏20g，一日3次，或将对症的药物加入共同熬膏也可。治疗某些慢性病，如失眠、重肌无力、贫血、痹痛、阳痿、月经失调等，均可应用。

郁金——活血止痛，行气解郁，清心开窍，利胆化石

郁金味辛、苦，性寒。归心、肝、胆经。具有活血止痛，行气解郁，清心凉血，祛瘀开窍，利胆退黄，利水化石等功效。《本草备要》云：郁金"行气，解郁，泄血，破瘀，凉心热，散肝郁。治妇人经脉逆行。"

行气解郁，活血止痛 本品能疏肝行气以解郁，并能活血祛瘀以止痛。可用于肝气郁滞、瘀血内阻的胸腹胁肋胀痛，配柴胡、延胡索、枳壳、香附、威灵仙、徐长卿、丹参；肝郁有热，经前腹痛，配柴胡、白芍、延胡索、川楝子、乌药、甘草；经前乳房胀痛，伴小叶增生，配四逆散、白芥子、丝瓜络、八月札；胁下痞块癥瘕，配鳖甲煎丸、丹参、泽兰、干蟾、马鞭草；肝囊肿、肾囊肿、附件囊肿，配海藻、昆布、黄药子、白芥子、莱菔子；发痧瘀胀，

配石菖蒲、红藤、紫荆皮、藿香、砂仁。郁金"行气解郁，散肝郁"，故善治多种抑郁症、神经官能症（常配温胆汤、石菖蒲等）、疲劳综合征（配黄芪、乌药等）。正如《本草汇言》所言："郁金，清气化痰，散瘀血之药也。其性轻扬，能散郁滞，顺逆气，上达高巅，善行下焦，心、肺、肝、肾、胃，气血火痰，郁遏不行者最验。"因其能"清气化痰"，故能治咳嗽、哮喘；可"顺逆气"，故能治呃逆；为"散瘀血之药"，故可治不孕症。

清心凉血，化痰开窍　《新修本草》谓：郁金"主血积，下气，生肌，止血，破恶血，血淋，尿血，金疮。"且郁金"凉血而无凝血之弊，活血而无破血之忧，能够导心经之热从小便而出，肝胆郁热从大便而行"。故可用于心肝化热，迫血妄行所致的吐血、衄血、尿血，以及妇女经脉逆行等症兼有瘀滞现象者。常配生地、丹皮、栀子、牛膝、益母草和白茅根等。郁金能"破有形之瘀，散无形之郁"故可用于痰湿浊邪蒙蔽清窍，胸脘痞闷，神志不清，或时清时迷，甚或癫痫、癫狂之证，常配芳香开窍、功擅治痰的石菖蒲，清心的栀子、连翘，及豁痰的竹沥、天南星、明矾等。

利胆退黄，利水化石　郁金其性轻扬，能散郁滞，善行下焦，能行瘀通经，周流无滞，入肝经主疏泄，气行则血行，血行则水亦利也。故郁金实能利小便，治诸淋，——热淋、血淋、石淋、气淋、膏淋、劳淋不可或缺之味也；又郁金能促进胆汁的分泌和排泄，故能退黄疸，配柴胡、茵陈、马蹄金，黄芩、栀子以增强利胆退黄之功。郁金配金钱草、鸡内金、海金沙、威灵仙、滑石可化石、排石。

郁金配丁香虽为"十九畏"配伍禁忌之一，但临床应用并无不良反应，并且"畏药同用愈痼疾"。丁香气味辛香，辛能行散，香能开窍，具有开九窍，舒郁气的作用；郁金行气解郁，活血通络，两药合用，可行气通络，开窍醒脑。用于治疗中风后半身不遂、言语蹇涩，以及顽固性头痛、头晕方中，可增强疗效"（《朱良春医集》）治疗心血管系统的疾病、眩晕、呃逆等，均可辨证应用。

郁金常用的配伍（药对）应用

郁金/石菖蒲：化痰除秽，清心开窍。

郁金/威灵仙：利胆通络，治手臂疼痛。

郁金/柴胡：疏肝解郁，治胁痛。

郁金/生地:清心凉血,治吐衄。

郁金/乌药:善治疲劳综合征。

郁金/茵陈:利胆退黄疸。

郁金/鸡内金:化石排石。

郁金/泽泻:降血脂。

三棱、莪术——化瘀消癥,妇科良药

三棱、莪术,辛、苦,性微温。归肝、脾经。具有破血祛瘀,消癥瘕积聚,行气止痛之功。《本草纲目》谓:"三棱能破气散结,故能治诸病,其功近似香附,而力峻。"《本草经疏》谓:"莪术行气破血散结,是其功所长。"其功近似郁金。《日华子本草》谓:"三棱治妇人血脉不调,心腹痛,落胎,消恶血,补劳,通月经,治气胀,消扑损瘀血,产后腹痛,血运,并宿血不下。"莪术"得酒醋良,治一切气,开胃消食,通月经,消瘀血,止扑损痛,下血及内损恶血等。"张锡纯说:"三棱、莪术性近和平,而以致女子瘀血,虽坚如铁石,亦能徐徐消除,而猛烈开破之品转不能建此奇功,此三棱、莪术,独具之良能也。而耳食者流,恒以其能消坚开瘀,转凝为猛烈之品,而不敢轻用,几何不埋没良药哉!"

现就三棱、莪术治疗妇科疾病,谈点运用体会。妇女以血为用,"血液流通,痛不得生。"但因妇女有经、带、胎、产、乳的特点,各种致病因素的作用,其结果必然导致血液运行的失常,从而产生瘀血,日久形成"癥瘕积聚"的病理产物,其治当以破血消癥,以散有形之死血凝块;祛瘀生新,以疏阻塞之经络脉道。而三棱、莪术诚乃破气散结,化瘀血,消癥积之良药也。

治月经紊乱、崩漏 临床上常见有些患者,阴道反复少量流血,月余甚至数月不止,也有的每遇到经初期量少欠畅,旬日半月才净,虽经清宫止血,西药对症以及激素治疗,但未能根治,也曾服过不少止血中药,屡不见效。其实久漏多瘀,且往往伴有癥瘕积聚,如单纯收涩止血,容易闭门留寇,况且"瘀血不去,血不归经""瘀血不去,新血不生",则易引起贫血。笔者在临床常用拙拟的"五草安冲汤"(仙鹤草、鹿衔草、马鞭草、益母草、炒茜草)酌加三棱、莪术、乌贼骨;气虚者加党参、黄芪、白术、山药;

气陷者加升麻、柴胡、桔梗；崩漏甚者加龙、蛎、萸肉。"先止其血，以塞其流。"随后根据病情继续巩固治疗以复旧。

治子宫内膜异位症、痛经 内膜异位症是继发痛经的主要原因，异位内膜出血，即所谓"离经之血"，"痛经之血即为瘀血"，瘀血阻滞少腹，胞宫，冲任则"行经不畅，不通则痛"。临床可用拙拟"金莫胡卿芍甘汤"（金铃子、吴茱萸、延胡索、徐长卿、炒白芍、甘草），酌加肉桂、干姜、小茴香、三棱、莪术、当归、川芎、失笑散等，其中三棱、莪术可使内膜由大化小或碎，从而疼痛缓解。

治多囊卵巢综合征、不孕 本症是一种常见的妇科内分泌疾病，以雄性激素过多，持续无排卵和卵巢多囊改变为特征，主要表现有月经异常（稀发、量少、闭经、子宫出血）、肥胖、多毛、痤疮、不孕等，多属脾肾虚，痰湿内阻，气滞血瘀所致。治疗以健脾补肾，化痰祛瘀为大法，临床可用拙拟"五子补肾促排卵汤（菟丝子、蛇床子、枸杞子、女贞子、白芥子）加苍术、香附、淫羊藿、紫石英、三棱、莪术、水蛭等。

治子宫肌瘤、宫颈息肉 子宫肌瘤，属中医"癥瘕""肠覃""石瘕"范围，由于瘀血凝结胞宫，瘀滞流注于冲任所致。治疗均采取活血化瘀消癥之法，虽不能完全使肌瘤消散，但完全可以控制其生长，缓解各种临床症状，尽量避免手术的痛苦及其后遗症的发生，临床可用桂枝茯苓丸（桂枝、茯苓、桃仁、丹皮、赤芍）酌加海藻、贯众、半枝莲、水蛭、三棱、莪术加减治之。患有息肉者，再加僵蚕、乌梅炭。

治卵巢囊肿、附件炎性包块 本病在临床上极为常见，常反复发作，缠绵难愈，妇科检查或B超提示，多见单侧或双侧附件增厚，囊性肿物，此乃气滞或痰阻，故虽有积块，但不坚，推之可移，活动受限，多由气滞血行不畅所致，临床可用香棱丸（木香、丁香、三棱、莪术、枳壳、青皮、川楝子、茴香）酌加海藻、白芥子、丝瓜络、皂角刺等治之。

治乳腺增生、纤维瘤 乳腺囊性增生、纤维瘤的发生，与月经周期密切相关，临床多表现为发生于经前乳房胀痛和乳房肿块明显。多属肝气郁结，气血运行不畅所致。临床可用拙拟"五子疏肝散核汤"（娑罗子、白芥子、炒莱菔子、苏子、留行子）酌加柴胡、香附、丝瓜络、八月札、荔枝核、橘核、三棱、莪术等加减治之。

治产后恶露不绝 产后、人流后、药流后,阴道流血反复不止,妇产科医师一般选择清宫之法,但临床有时反复多次清宫加消炎等对症处理后,流血仍不止者,检查仍提示宫腔组织残留。这是因为产时损伤气血,产后流血日久,更使气血受损,无力缩宫排瘀所致,此时治疗,当以大补气血,佐以化瘀缩宫之品治之为宜。可用生化汤(当归、川芎、桃仁、炮姜、甘草)加大剂量黄芪、益母草、仙鹤草,酌配三棱、莪术、五灵脂、蒲黄、乌贼骨、茜草等,使气血复,瘀血去,而达到宫缩血止的目的。

据报道,从莪术含挥发油的成分中分离出抗癌有效成分莪术醇、莪术双酮,其抗癌作用,除直接作用外,还可使宿主特异性免疫功能增强而获得免疫保护作用,从而逆转胃黏膜腺体萎缩伴肠化、异型增生等病变,以治疗胃癌前期病变,值得重视和进一步研究(白玉昊,《中医杂志》2000年第5期)。莪术可治顽固性耳鸣(参见拙拟加减益气聪明汤(熟地、黄芪、升麻、葛根、蔓荆子、石菖蒲、泽泻、莪术)效果满意。

牛膝——补肝肾,活血化瘀,引血下行,喉科圣药

牛膝味苦、酸,性平。归肝、肾经。具有补肝肾、强筋骨、活血祛瘀、引血下行、利水通淋、清热解毒等功效。有怀牛膝、川牛膝和土牛膝之分。功用相似,怀牛膝以补肝肾见长,川牛膝以活血祛瘀见长,而土牛膝则以清热解毒,利咽消肿见长,有"喉科圣药"之美誉。

补肝肾,强筋骨,通血脉而利关节 以治腰膝疼痛,常配桑寄生、独活、续断、豨莶草;下肢萎软无力,常配龟板、熟地、黄芪、鸡血藤、鹿角霜;脚气肿痛,常配葛根、薏苡仁、苍术、黄柏;足跟痛,常配威灵仙、补骨脂、木瓜等。

活血祛瘀 以治瘀血阻滞的月经失调,血滞闭经,常配桃红四物汤;痛经,常配四逆散,金铃子散;产后瘀阻腹痛,常配益母草、徐长卿、少腹逐瘀汤;产后乳汁过多,或断奶,可配生麦芽、山楂肉。

引血下行 以降上炎之火,对上部血热妄行之吐衄,常配栀子,白茅根、桑白皮、黛蛤散;牙痛,常配生地、石膏、代赭石、露蜂房;口疮,常配马鞭草、木蝴蝶、凤凰衣、川连、细辛;咽喉肿痛,扁桃体肿大,常配野荞麦根、板蓝根、僵蚕、蝉蜕、炒牛蒡;阴虚阳亢而引起的头痛、眩晕,常配桑

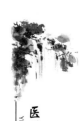

叶、菊花、天麻、川芎、蔓荆子;高血压,常配龙骨、牡蛎、代赭石、白芍、女贞子、生麦芽;大便秘结不通者,加大黄以助降上炎之火。

利水通淋　以治小便不利,尿道炎,尿血涩痛,常配白花蛇舌草、鸭跖草、木贼草、瞿麦、石韦、通草、白茅根、泽泻;泌尿系结石,肾结石,肾结水,常配金钱草、海金沙、鸡内金、威灵仙、滑石等。

水蛭——宜生用,破瘀血而不伤新血

水蛭性平,味苦咸,气腥、无毒。归肝、膀胱经。其乃血肉有情之品,具有破血、逐瘀、通经、利水、消尿蛋白等功效。

近代名医张锡纯先生应用水蛭有其独到的经验,他说:"水蛭,味咸、色黑、气腐、性平。为其味咸,故善入血分;为其原为噬血之物,故善破血;为其气腐,其气味与瘀血相感召,不与新血相感召,故但破瘀血而不伤新血。且其色黑下趋,又善破冲任中之瘀,盖其破瘀血者乃此物之良能,非其性之猛烈也。《神农本草经》谓'主妇人无子',因无子者多系冲任瘀血,瘀血去自能有子也。其味咸为水味,色黑为水色,气腐为水气,纯系水之精华生感,故最宜生用,甚忌火炙。凡破血之药,多伤气分,惟水蛭味咸专入血分,于气分丝毫无损,而瘀血默消于无形,真良药也。"(《医学衷中参西录·水蛭解》)

现将水蛭主要的功效归纳如下:①治疗中风脑出血,脑血栓,偏瘫。②治疗血栓性静脉炎,血管瘤,血小板增多症,瘰疬,痰核,结节性红斑。③治疗高脂血症,冠心病,心绞痛,肝硬化,脾肿大,降低胆固醇。④治疗慢性塞阻性肺气肿,哮喘,肺心病,久咳。⑤治疗慢性肾炎,癃闭,水肿,蛋白尿,慢性肾功能不全。⑥提高精子存活率,精液不液化,前列腺肥大。⑦治疗闭经,子宫肌瘤,卵巢囊肿,输卵管积液、阻塞不通,盆腔炎性包块,宫腔粘连,内膜异位症,不孕。⑧治胃癌、食管癌。

临床上水蛭很少单独使用,常在辨证施治的基础上加用之(为防其腥味,最宜研末,装入胶囊吞服,既增药效,又节省药材)。

水蛭常用的配伍(药对)应用

水蛭/大黄:改善肾功能(研2:1)。

水蛭/壁虎:治血栓性静脉炎。

水蛭/皂荚：治哮喘、多囊肾、肌瘤、囊肿、痰核(研1:2)。

水蛭/冰片：等份研粉，调凡士林外敷治颈淋巴结核、腮腺炎。

水蛭/鸡内金：加强破血消癥之力。

水蛭/淫羊藿：提高精子存活率。

水蛭/知母、黄柏：治精液不液化。

水蛭/人参、黄芪：益气助破血消癥之功。

水蛭/生半夏、威灵仙：治食管癌、胃癌。

水蛭/地龙、三七：此为朱良春先生的"通降散"活血化瘀，化痰通络。治高血脂、冠心病、脑梗死、中风后遗症。

白及——止血止咳，生肌消肿

白及味苦，性平、微寒，质黏而涩。归肺、肝、胃经。具有收敛止血、敛肺止咳、益胃止呕、涩肠止泻、凉血解毒、散结消肿、生肌疗疮、去腐逐瘀等多种功效。对久咳、咯血，胃和十二指肠溃疡、出血，结肠溃疡泄泻、出血，食管炎，放疗后黏膜损伤，肾炎尿血，妇科经漏，产后出血，以及疮痈已溃、久不收口、手足破裂等，均有显著疗效。实为内服，外用的生肌疗溃、止血、止咳、止呕、止泻之良药也。

生肌止血，愈合破损，善疗消化道各种溃疡、出血　《别录》说："白及味苦辛而气寒，故能消散血热之痈肿；性粘而多脂……主胃中邪气者，则苦寒之品，能除胃热耳。""白及苦降清热，甘缓和中，虽属胶黏之质，但涩中有散，具有吸附、收敛、止血、生肌、清热、护膜、消肿、散瘀等一物数效的作用……可广泛地用于胃和十二指肠溃疡、糜烂性胃炎、溃疡性结肠炎等病患。"(《朱良春医集》)白及有良好的局部止血作用，其原理是能促使血细胞凝集可缩短凝血时间，形成人工血栓，而达到止血目的，但不能阻塞较大血管内血液的流通，所以它既无收敛留瘀之弊，又无通瘀动血之忧，是一味既安全又有效的双向止血药，更能修补脏腑局部组织破损而促进愈合。

善治放射性黏膜损伤之食管炎、噎膈、反胃　噎膈、反胃属食管、胃有肿瘤，目前以放射治疗为主，但在放疗过程中，常出现呃逆咽痛，吞咽困难，恶心呕吐等并发症。而此等难以忍受的痛苦，往往被迫中断治疗，

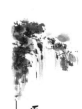

朱良春教授认为白及能保护食管、胃肠黏膜,减轻其充血水肿,修补受损组织,促进愈合,在辨证方中加用白及,或单用白及粉,能提高疗效,减轻咽痛呕吐等并发症,此实乃治疗放射性黏膜损伤之良药也。

肺科良药,止咳妙品 "白及对咯血有独特的功效,对痨咳、阴虚咳嗽、百日咳的止咳效果显著。缘于其"涩中有散,补中有收"的双向特性,涩则敛肺,散则逐瘀,顽咳久咳尤为适宜"(《朱良春医集》)。正如《本草汇言》所说:"白及敛气,渗痰,止血,消痈之药也。此药极黏腻,性极收涩,味苦气寒,善入肺经。肺叶破损,因热壅血瘀而成痰者,以此研末日服,能坚敛肺脏,封填破损,痈肿可消,溃败可托,死肌可去,脓血可结,有托旧生新之妙用也。"说明本品对肺系疾患所致的咳嗽,咯血有独特的功效,可广泛应用于阴虚咳嗽,肺热咳嗽,百日咳,肺气肿,肺结核,支气管扩张,肺痈,肺癌等所致的气胸咳嗽或咯血。

外用法 将白及(去杂质)研成极细粉,直接敷于患处,或用开水调敷,或制成涂敷剂(用熟猪油调成软膏状),形成保护膜,刺激肉芽组织生长,促进创面愈合,可治烧烫伤,慢性疮疡久不收口,外伤出血,乳头皲裂,手足皲裂,鼻衄,鼻窦炎,血管瘤,小腿溃疡,肛裂,妇产科术后出血等。据王心好介绍可治疗面神经麻痹,用白及30g,大皂角10g,甘草6g,共研细,用醋250ml,置火上煎去1/4量,将药面放入醋内,微火煎成黏膏为度,取出摊布上,外敷患侧,每3日换药一次。共治15例,均治愈。在敷药期间不可用冷水浸洗,但在换药时可用温水洗擦面部,洗净后,再敷药。(《中医杂志》1997年第7期)

据报道,白及尚可治疗乳糜尿、瘰疬、半身不遂、带下、漏胎、产后出血等病症,白及还有润肌肤作用,可美容。

由于白及的主要成分含白及胶和挥发油,入煎剂(特别是大剂量)药液极易浓缩成膏,影响药液滤出和服用,所以药煎成后,快速将药液倒出,并趁温服用,避免黏液成冻。一般用白及粉(5~10g)兑入对症药物的煎剂内调匀服用。

由于其性黏腻而收敛,凡湿热较盛,中焦不运,舌苔黄腻者,暂勿用之,或斟酌使用。

白及常用的配伍(药对)应用

白及/乌贼骨:治胃和十二指肠溃疡、出血、泛酸(等分研粉服)。

白及/熟大黄:治胃和十二指肠溃疡、大便偏干(研粉服)。

白及/仙鹤草:治各种咳嗽、咯血。

白及/蒲公英:和胃止呕。

白及/藕节炭:等份研粉吹鼻、治鼻衄。

白及/山药、萆薢:治乳糜尿。

蒲黄——行血通脉,化瘀止血,生肌敛疮

蒲黄甘平。归肝、心经。具有行血化瘀、止痛止血之功,又有生肌敛疮、除湿止痒之效,更有止血不留瘀、祛瘀不伤正之妙。

活血化瘀,收涩止血 本品甘缓不峻,性平而无寒热偏胜之弊,长于活血化瘀,收涩止血之功,可广泛应用于妇女闭经、痛经、崩漏、产后恶露不绝、咯血、吐血、衄血、尿血、便血、眼底出血、拔牙后出血不止,以及外伤性出血等。由于蒲黄有收缩子宫的作用,故可用于产后子宫收缩不良的出血,而不可用于先兆流产的出血,孕妇忌服。

行血通脉,降脂降压 蒲黄善入血行血,消瘀通脉,其特点是行血而不破血,祛瘀而不伤正,这对于胸痹的治疗甚为合拍,且有调畅血流降血压、降血脂、降低胆固醇等作用,并可抑制动脉硬化斑块的形成,改善血液的"浓、黏、凝、聚"状态,故而能防止冠心病、心绞痛、脑卒中等心脑血管疾病的发生。

消肿止痛,生肌敛疮 蒲黄具有良好的消肿止痛、祛腐生新、收敛生肌、除湿止痒等功效,可广泛应用于口舌生疮、口腔溃疡、咽喉肿痛、痄腮、湿疹、疮疡、臁疮、褥疮、皮肤感染化脓等症。可内服,亦可用蜜调局部外敷。

消炎利尿,疏利精窍 蒲黄可治疗由于前列腺炎、前列腺肥大而引起的小腹憋胀,小便涩痛,淋漓不畅,甚至尿潴留,以及由于精窍炎症所引起的精子质量差而造成的不育症,可在益肾填精、行气化湿剂中加用大剂量(20~30g)的蒲黄,疗效可明显提高。

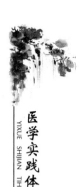

蒲黄常用的配伍(药对)应用

蒲黄/五灵脂:即失笑散,为止血止痛之妙剂,可治一切心腹痛。

蒲黄/乌贼骨:收敛止血,治胃脘痛,崩漏下血,月经期长。

蒲黄/生地榆:可治痔疮出血。

蒲黄/莲房炭:治功能性子宫出血,人流后出血淋漓,产后恶露不净。

蒲黄/马齿苋:治腹痛阵作,恶露不绝。

蒲黄/地骨皮:治排卵期出血。

蒲黄/代赭石:降逆止血,治倒经。

蒲黄/仙鹤草:缩宫止血。

蒲黄/吴茱萸:温经通络,治慢性盆腔炎。

蒲黄/肉桂:散寒定痛,治寒湿凝滞之痛经。

蒲黄/小蓟:利水止痛,治热结血淋。

蒲黄/炮姜:寒热并用,通经止血止痛,可用于人流,产后恶露不绝。

槐花——凉血止血,槐角润肝息风

　　槐花又称槐米,味苦,性微寒。归肝、大肠经。具有凉血止血功效,可用于各种出血证,本品性凉苦降,能清泄血分之热,故适用于血热妄行所致的出血证,尤善治下部之血证,如咯血、衄血、尿血、便血、痔疮出血、肛裂出血,以及赤白痢疾、月经量多期长、紫癜、丹毒、赤白带下。常配地榆、仙鹤草、白茅根。本品生用能降血压及改善毛细血管的脆性,故可用于高血压、高血脂等证。《本草纲目》云:槐米"炒香频嚼,治失音及喉痹。"故可用于口咽各类炎症。如舌炎、口疮、牙龈炎、牙周炎、咽喉炎等。

　　槐角,为槐树的成熟果实。性味,归经,功用与槐花相似,但止血作用比槐花弱,而清降泄热之力则较强,且能润肠。根据朱良春教授的经验,认为:"生槐角能入肝经血分,泄血分湿热是其所长。又能润肝燥,熄肝风。凡肝经血热,风阳鼓动之眩晕,悉可选用。槐角之清利湿热,有别于龙胆草、知母、黄柏之类的苦寒沉降,胃气弱者亦可施用;与川楝子相较,两者均能疏泄厥阴,但川楝子入肝经气分,槐实入肝经血分;肝气郁结不疏,川楝宜之;肝郁血热风动,槐实宜之,临证不可不辨。"

槐花(实)常用的配伍(药对)应用

槐花(实)/地榆:凉血止血,清利下焦湿热,以治便血、痔疮出血、肛裂出血、赤白痢疾、湿热带下、急性尿路感染、紫癜、丹毒。

槐花/仙鹤草、白茅根、侧柏:可治咯血、衄血。

六、化痰止咳药

半夏——祛痰散核,止呕止咳,生用效佳

半夏味辛、性温,体滑而燥,生咀有毒,煮煎后无毒。归肺、脾、胃经。具有燥湿化痰、止咳平喘、和胃止呕、消瘀止血、开结降逆、消肿散结、交通阴阳、安神镇痛、保护心脏、抗心动过速、抗早搏等多种功效。

半夏入药,首见于《灵枢·邪客篇》中的半夏汤,文中对"半夏汤"的用水、煎法、服法均作了详细的介绍,但未提出需要"炮制"。张仲景应用半夏,内服者计37方,只在半夏下注一"洗"字,即可入药,未见炮制。半夏炮制始见于《和剂局方》,之后则炮制名目繁多,有姜、矾、青盐、竹沥、半夏曲等。但张山雷认为"半夏治痰,惟取其诞而滑降,且兼取味辛而开泄……若浸之又浸,捣之又捣,药物本质,久已消失,甚至重用白矾,罢之悠悠,而辛开滑降之实,竟无丝毫留存。"笔者亦认为半夏不必多余的炮制,既保持其原来有效成分,亦可降低成本,并且生半夏的功效大大优于制半夏。其实半夏与芋艿同为天南星科植物,芋艿无人敢生吃,甚至剥皮也要引起手痒过敏,但一旦煮熟,吃它一斤无妨!可见芋艿生吃有毒,熟吃无毒,且其诞润滑可口。生半夏入煎剂煮熟了,也无毒了!为谨慎起见,采用先煎,加生姜三片,更无后患了。笔者曾用生半夏60g煎服,什么反应都没有(当时用生姜汤一大碗备用解毒,但未服用)。历来擅用生半夏者,大有人在,如张仲景、张锡纯、张山雷、曹颖甫、章次公、朱良春、颜德馨等前辈,从未有不良反应的报道,故半夏的炮制,该是改革的时候了,请有关部门重视之。

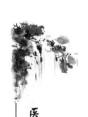

燥湿化痰止咳喘 《本经逢原》曰："半夏同苍术、茯苓治湿痰；同瓜蒌、黄芩治热痰；同天南星、前胡治风痰；同白芥子、姜汁治寒痰；惟燥痰宜瓜蒌、贝母，非半夏所能治也。"二陈汤为治痰止咳之通用方，临床可根据病症加减治之。

降逆和胃止呕吐 水湿内停，痰饮阻于中焦，以致胃失和降而引起的呕吐，或气机升降失常，导致心下痞，按之濡，胃脘部有物堵塞，时觉恶心欲呕，半夏燥湿化饮，下气散结，故可为之主药。偏寒配生姜、吴茱萸；偏热配黄芩、黄连；妊娠恶阻配赭石、竹茹、茯苓、砂仁、藿香、苏梗，呕止胃和，生化功能正常，气血充沛，则胎自安；幽门梗阻，噎膈、反胃者，配水蛭、威灵仙、代赭石，白及；慢性肾炎尿毒症，朝食暮吐，是谓关格，配人参、干姜、玉枢丹等。

祛瘀止血治吐衄 《素问·厥论》曰："阳明厥逆，喘咳身热，善惊，衄、呕血。"阳明即胃也，"六腑以通为用，以降为顺。"若胃气一旦逆行，失之和降，气逆则血逆，而吐衄作矣，是以治吐衄以降胃消瘀为第一要义。而降胃之品，以半夏最捷，故历代医家治吐衄恒喜用此味。近代张锡纯尤为推崇，他所制之"寒降汤""温降汤"，均以半夏、代赭石为主，随症制宜，其效不凡。故朱良春教授盛赞"张氏可谓善用半夏者矣。"并且进一步指出了血证用半夏的真谛："半夏用治吐衄诸证，不仅仅在于能降胃气，其本身即有良好的消瘀止血作用"。所以生半夏末外用可止刀伤出血，消挫伤后的瘀斑，瘢痕疙瘩等。

交通阴阳疗失眠 不寐之因较为复杂，但究其发病的根本原因，乃"阴阳违和，二气不交"，脏腑气血失和所致。因此治疗失眠的关键，重在调和阴阳，故用半夏配伍夏枯草，治之最妙。《医学秘籍》云："盖半夏得阴而生，夏枯草得阳而长，是阴阳配合之妙也。"所以两夏配伍，能化动为静，和阳养阴，交通阴阳。临床可根据病情，适当配伍，定能提高疗效。（参见治失眠方·两夏龙琥安神汤）

祛痰散结消痰核 痰之为病，变幻多端，袭于肺则咳；犯于心，则悸；侵于肝，则痛；留于皮里膜外，则结为痰核。其状如瘤如栗，皮色不变，不痛不痒，如结节病、淋巴结炎、甲状腺炎、乳腺增生、纤维瘤、肝肾囊肿、卵巢囊肿、无名肿块等。生半夏长于化痰，破坚，消肿散结，为治痰核、痰注、癥瘕之要药,常配伍白芥子、黄药子、天葵子、僵蚕、夏枯草、海藻、昆布、海蛤壳、牡蛎等治之。

生半夏虽有如许妙用,但终属温燥辛烈之品,临床应用,须取其长而避其短,凡阴虚、血枯、虚劳羸弱之人,应慎用,或对症配伍应用。《本草经疏》曰:"半夏,古人立三禁:谓血家、渴家、汗家。"其实只要适当配伍滋阴,生津、养血之品,如生地、沙参、天门冬、麦门冬、乌梅、石斛、天花粉、龙骨、牡蛎等,仍能取得良好的疗效。至于《本草经集注》谓:"半夏恶皂荚,畏雄黄,反乌头。"其实半夏配皂荚能加强涤痰化湿之功,配乌头则对寒湿痰浊流注关节引起的疼痛(如风湿性关节炎、类风湿)收效更佳。至于雄黄现药房已不备。

半夏常用的配伍(药对)应用

半夏/茯苓、陈皮:化痰止咳。

半夏/生姜、沉香:治眉棱骨痛。

半夏/茯苓、夏枯草:交通阴阳、治失眠。

半夏/生姜、吴茱萸:治胃寒呕吐。

半夏/黄连、竹茹:治胃热呕吐。

半夏/石菖蒲:开窍化痰,专化蒙闭心窍之痰,治癫狂。

半夏/制乌头:相反相成,搜风通络,以治面瘫、癫痫、痛风。

半夏/白芥子:化痰散结,治痰核。

半夏/麦门冬:治胃阴不足之呕吐、倒经。

半夏/生姜:半夏启一阴之气,生姜启一阳之气,两者同用,制其毒而增其效,对病态窦房结综合征、室性早搏、心动过速、心肌炎、风湿性心脏病均有殊效,但量宜重,在辨证的基础上各加30g。

贝母——化痰止咳,清热散结,消痰核

贝母有川贝母、浙贝母之分,川贝母价格昂贵,主要用于内伤咳嗽,肺虚久咳;浙贝母原产浙江象山,故又可称为象贝,其价廉物美,用途广泛,故本节主述浙贝母之功用体会。浙贝味苦、辛,性寒。归心、肝、肺、胃经。具有清肺化痰止咳、清热散结开郁、消痰核、破痰结、解热毒、利胆和胃、利水通淋等功效。正如《本草正》所谓:浙贝母"最善降痰气,散开

郁结,止疼痛,消胀满,清肝火,明耳目,除时气烦热"《本草正义》亦云:"象贝,味苦而性寒,然有辛散之气,故能除热,能泄降,又能散结。……而后人主郁,痰核等证,则辛散苦泄,开解散郁也。……至于治疽,治疡,清咽喉,主吐衄,疗痰嗽,通二便,种种功力,无非清热泄降四字足赅之,要之皆象贝之功用。"

清热化痰,软坚散结 以治肺热咳嗽,配僵蚕三拗汤;肺痈,配鱼腥草、败酱草、白花蛇舌草、葶苈子;喉痹,配土牛膝、野荞麦根、板蓝根、牛蒡子、射干;治瘰疬,配夏枯草、僵蚕、玄参、牡蛎;甲状腺囊肿,配海藻、昆布、黄药子、柴胡、半夏;乳腺增生,配柴胡、白芥子、丝瓜络、八月札、老颧草;卵巢囊肿,配海藻、昆布、白芥子、贯众、半枝莲等。

利胆和胃消脂 利胆以治黄疸,配柴胡、黄芩、栀子、茵陈、荷包草;胆汁反流性胃炎,配柴胡、枳壳、威灵仙、白芍、蒲公英、红藤、败酱草;浅表性胃炎,配广木香、乌药、吴茱萸、香附:慢性萎缩性胃炎,配生地、百合、乌药、木蝴蝶、凤凰衣;胃溃疡、胃酸过多,配乌贼骨、煅瓦楞,胃出血加白及、仙鹤草、三七;胃酸过少,嘈杂,配乌梅、五味子、吴茱萸、黄连;脂肪肝,配炒莱菔子、泽泻、荷叶、豨莶草、红楂肉、决明子、海藻等。

利水通淋以治小便淋漓 《本草经解》云:"淋漓者,膀胱有热也;邪气者,热邪之气也。膀胱以气化为主。浙贝母味辛润肺,肺乃主气之脏,肺化则气润及于洲都,小便通而不淋漓矣。"此外,亦有心热移于小肠而致淋漓者,浙贝母苦入心经,寒则除热,苦寒降泄,则小肠之热亦去,淋闭可利。若肺壅实,下窍不利者,应宣肺气而通下窍,即提壶揭盖法是也。常配以麻黄、杏仁、桔梗、蝉蜕、升麻治之;若心热移于小肠而致淋漓者,则清心以导赤,常配以生地、竹叶、栀子、通草、木贼草、滑石、生甘草等。

皂荚——祛痰开窍,降气平喘,散结消肿

皂荚味辛微咸,性温,有小毒。归肺、大肠经。具有祛痰开窍、散结消肿、降气泄浊的功能。皂荚性喜走窜,其力雄猛,上通下达,疏风通络,通利九窍。故可治痰涌气逆的哮喘病,尤以喘咳不能平卧,痰浊胶黏,难以咳出者,效果较好(配葶苈子等);络阻成痈的乳痈(配蒲公英);风痰壅盛,痰迷清窍的惊痫抽搐症、神昏厥逆症;因善祛头面之风,故为治疗头

面诸疾的良方妙药,如神经性头痛、三叉神经痛、面神经麻痹等症。唯内含皂甙,对胃黏膜有刺激作用,易引起恶心呕吐,因此用量不宜过大,且要用蜜炙透。

皂荚除内服外,研细成散(或同等量的天南星或半夏、细辛,即通关散)装瓶密封备用,用时取少许吹鼻取嚏即效。可治昏厥、不省人事、中暑、中风、癫痫、抽搐、血管性神经痛、口眼㖞斜(左㖞痛,吹右鼻;右㖞痛,吹左鼻)、骨鲠、食管异物、呃逆、过敏性鼻炎、尿闭等。

皂荚外敷,可治骨质增生 将皂荚浸于白酒中备用,用时将皂荚剪碎同鲜苎麻根、威灵仙粉、白芥子粉一同捣烂,敷于患处(颈椎、腰椎、膝关节、足跟)固定。3天更换一次,局部肿痛缓解后,继贴敷1次,以资巩固。

附:皂角刺有消肿溃脓之效,并有祛风杀虫之功。对于痈疽、疮毒、肿瘤、结石等病,均有迅速消散之功效。李幼安先生说:"大凡草木有刺者,均能攻坚,破瘀,通经络之闭塞,疗气血壅滞,而天丁为刺上之刺,迥异乎众,故其效也特殊快速而为他药望尘莫及。"

皂荚常用的配伍(药对)应用

皂荚/细辛、天南星(或半夏):即通关散,各等份研细装瓶密封备用。

皂荚/葶苈子:治痰涌气逆的哮喘病。

皂荚/蒲公英:治乳痈。

皂荚/明矾:可降脂减肥(用量为2:1)。

皂荚/水蛭:可治多囊肾、血管瘤、肌瘤、囊肿、痰核、哮喘。

皂荚/晚蚕砂:协调脾胃,升清降浊。上可治头晕,中可消脘胀,下可通润大便。

白芥子——搜剔内外痰结,善走善通

白芥子辛温、味厚气锐,性善走散。归肺经。内而温肺豁痰,下气行水,宽胸利膈,逐寒痰水饮,用于咳嗽气急,痰多不利,胸胁咳嗽引痛;外而搜痰通络,温经散寒,善走善通,消痰散结,止痹痛,除麻木,可广泛用于因寒凝,痰结,气滞血瘀所致的各种疼痛、麻木、囊肿、癥瘕、增生、肿瘤等,既可内服,又可外用,疗效确著,价廉物美。

治疗渗出性胸膜炎 《本草经疏》谓:"白芥子味极辛,气温,能搜剔内外痰结及胸膈寒痰,冷诞壅塞者,冷诞壅塞者,殊效。"渗出性胸膜炎,属中医的"悬饮""澼饮"之范畴,以胸腔积液,伴见发热,气急,胸胁胀闷,咳嗽,咳引胸痛等症状为主要表现。多数为结核性的,且多先求治于西医,经抗生素消炎、抗结核、抽脓液等治疗后,仍有残留少量饮邪不消,胸膜有炎性粘连,形成包裹性积液,久治难消。笔者基本上用五子降气平喘汤(白芥子、葶苈子、牛蒡子、苏子、炒莱菔子)五草祛痰化饮汤(荔枝草、仙鹤草、鱼腥草、白花蛇舌草、败酱草),加减治之,效果当属满意。

治疗皮里膜外窠囊留滞之痰 如结节病、淋巴结炎、甲状腺增生、乳腺增生、纤维瘤、肝肾囊肿等,当属中医学中的"痰注""痰核""瘰疬""乳癖""癥瘕"等范畴。《辨证录》说:"(治此等病)非多用白芥子断不能消,白芥子消痰而不耗气,且能助补血之药以生血,故始终之所必需,但其力少薄,是以必宜多用,而不可少用也。"《本草求真》亦谓白芥子:"书载能治胁下及皮里膜外之痰,非此不能达……盖辛能入肺,温能散表,痰在胁下及皮里膜外,得此辛温以为搜剔,则内外宣通,而无阻隔窠囊留滞之患矣。"临床常配伍生半夏、海藻、昆布、夏枯草、僵蚕、黄药子等,但正如朱良春教授所说:"治此等病,病程较长,非短期内所能见功,故医者患者,均须识'坚持'二字。"

治疗痹证 《本草纲目》谓白芥子可治"痹木脚气,筋骨腰节诸痛。"白芥子有辛散温通入经络,性善走善通,搜剔痰结之功,故在治痹证方中,加用白芥子,确能提高疗效。笔者所在地民间常用本品,炒研后,每服3g,开水或黄酒送服,一天2次,以治腰部扭伤,甚效。

外用 ①伏贴膏(见效方实践篇·治肺病方)。②白芥子研末,少加冰片,用食醋或姜汁调糊,外敷。可治皮下脂肪瘤、体表纤维瘤、瘰疬、鹤膝风、骨质增生、面瘫、阴疽、乳癖、各种囊肿等,贴敷于相应部位。如治痛经、尿潴留,可敷于神阙穴,每贴2小时,不起泡可隔日再贴;如局部起泡,不必处置,令其自行吸收,愈合后再贴敷,直至病灶消失或痊愈。孕妇不宜,过敏体质者慎用。

白芥子常用的配伍(药对)应用

白芥子/麻黄:为阳和汤的要药,通络化痰,消肿止痛,散阴疽、消痰核。

白芥子/葛根:治颈椎病。

白芥子/生半夏:化痰散结、以治皮下结节。

白芥子/苏子、莱菔子:即三子养亲汤,化痰下气,止咳平喘。

白芥子/川芎、白芷:治头痛。

白芥子/香附、乌药:治胃脘痛。

白芥子/桂枝、桑枝:治上肢痹痛。

白芥子/甘遂、大戟:名控涎丹,下痰逐水。

白芥子/丝瓜络、老鹳草:治乳腺增生。

白芥子/威灵仙粉、鲜苎麻根:同捣烂外敷治骨刺。

葶苈子——泻肺利水,强心抗衰

葶苈子味辛苦,性寒。归肺、心、膀胱经。具有泻肺定喘、逐水涤饮、强心抗衰、通窍抗过敏、利水通淋等功效,为治疗肺气壅实喘咳之佳品,抗御心力衰竭之佐品,凡涉及肺心两脏之疾患,均可投用此味。炒后可提高有效成分的析出,并可减少刺激,故临床用炒品为宜,布包入煎更好。

泻肺平喘,逐水涤饮　《本草纲目》谓:"肺中水气膹满急者,非此不能除。"《本草经百种录》曰:"葶苈子滑润而香,专泻肺气。肺如水源,故能泻肺,即能泻水。"仲圣的葶苈大枣泻肺汤治悬饮,已椒苈黄丸治饮留肠间,与热互结而腹满,口干舌燥之痰饮病,均以葶苈子为主药。故凡由痰浊,水邪上犯,气逆不降致肺气壅实,而见咳喘气阻、痰涎壅盛、呕吐痰水、面目浮肿、肠胃胀满、小便不利等,均可参用本品。如肺炎、肺痈初起、肺气肿、支气管哮喘、渗出性胸膜炎、胃肠功能紊乱等,用之确能提高疗效,缩短病程。

强心、抗御心力衰竭　葶苈子具有强心作用,因其有效成分中含有强心甙物质;《中药大辞典》载药物药理研究证明:"本品具有强心作用,能使心脏收缩加强,心律减慢,传导阻滞,对衰竭的心脏可增加输出量,降低静脉压。"《本草备要》称"葶苈子能泄阳分气闭。"因此对肺气肿,肺心病、风心病、心肌梗死等辨证为阳分气闭,有并发心力衰竭倾向者,如

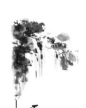

见心慌气短,动则加剧,自汗,困倦乏力,舌淡苔白,脉沉弱者,均可考虑用葶苈子,以助心脉正常运行,达到纠正心力衰竭的目的,但用量须大(15～30g)才能纠正心力衰竭。临床见心脾气虚者,可合黄芪四君子汤;兼瘀血者,合桂枝四物汤;阳虚者,合仙灵脾四逆汤;大汗淋漓者,加龙骨、牡蛎、萸肉等。

利水通淋,化石排石 热淋、石淋,乃湿热蕴结于下焦,膀胱气化失司所致,其治当通淋泄闭为要。肺为水之上源,通调水道,下输膀胱,肺气的肃降功能,对膀胱气化有直接的推动作用,葶苈子专泻肺气,"故能泻肺,即能泻水",小便通利,湿热方有出路,则淋证可愈,故在辨证的基础上加用本品,确能提高化石、排石的疗效,用量在12～20g为宜。

通鼻窍,抗过敏 《金匮》曰:"……鼻塞清涕出,不闻香臭酸辛……葶苈大枣泻肺汤主之。"肺开窍于鼻,肺实气闭,肺窍不利,故鼻塞流清涕不闻香臭酸辛。《景岳全书》曰:"大都常塞者多火,暴塞者多风寒。"葶苈子辛寒泻肺,清热降逆,破滞开结而荡浊,且有抗过敏作用。鼻塞之症,乃秽浊滞结所致,或过敏使然。葶苈子实为治鼻塞之妙药,故临床凡见鼻塞不通之症,如急慢性鼻炎、鼻窦炎均宜选用之。急性者配桑皮、黄芩、瓜蒌;风寒者,配辛夷、苍耳子、鹅不食草;过敏者,配僵蚕、蝉蜕、牛蒡子等。用量一般在10～15g,若量小则效不显。

葶苈子常用的配伍(药对)应用

葶苈子/大枣:即葶苈大枣泻肺汤。以治悬饮、胸腔积液、肺痈。

葶苈子/防己、川椒、大黄:即己椒苈黄汤,治痰饮留肠间。

葶苈子/山药、白术:泻肺除饮而体虚者。

葶苈子/附子、黄芪:治心肺病,心力衰竭,水肿,喘满(寒温并调,升降同施、补泻兼行)。

葶苈子/地龙、百部:止咳平喘。

葶苈子/肉桂、鹅管石:温化饮邪,涤痰定喘。

葶苈子/辛夷、苍耳子:通鼻窍,治鼻塞,急慢性均效。

地龙——清热息风,止咳平喘,通络利尿

地龙味咸,性寒。归肝、脾、肺、膀胱经。具有清热化痰、息风降压、止

咳平喘、通络止痛、利水通淋、下乳汁、消尿蛋白等功效。《本草纲目》云:地龙"其性寒而下行,性寒故能解诸热疾,下行故能利小便,治足疾而通络也。"《本草拾遗》谓:地龙"疗温病大热,狂言,主天行诸热,小儿热病癫痫。"

化痰止咳平喘 地龙能扩张支气管而有良好的止咳平喘作用,又有抗过敏作用。对风热咳嗽,配桑叶、菊花、牛蒡子、炙百部;支气管哮喘,配麻黄、杏仁、生石膏、葶苈子;过敏性疾病,配苏叶、荆芥、防风、地肤子等,都有良好的效果。

清热息风止痉 本品能息风止痉,又善清热,故可用于壮热惊痫、抽搐等症(配钩藤、僵蚕、蝉蜕、羚羊角)。兼痰者、加竹沥、胆南星;大便秘结者,加芒硝、大黄。地龙体滑性寒而下行,能降泄,故能降血压,引血下行,能防治中风。若中风既发,不论是脑出血,还是脑血栓形成,必有瘀血,地龙不但能使已离经之瘀血溶解而不伤新血,又能使已破裂的毛细血管从新补续,达到止血而不留瘀血,具有良好的化瘀活血和补络止血双相调节功能。能使颅内压下降,促使血肿吸收,从而改善各种症状。

通络止痛治痹 本品有通利经络、止痛治痹的功效。可用于关节红肿热痛,屈伸不利的湿热痹证(配忍冬藤、络石藤、拙拟四妙葛根汤);亦可用于寒湿痹痛(配拙拟加味麻附细辛汤);又可用于气虚血滞,经络不利所致的虚痹、半身不遂(配补阳还五汤)。

利水通淋化石 本品有清热利尿之功,故可用于热结膀胱、小便不利或尿闭不通之证(配石韦、通草、车前子、滑石、泽泻、冬葵子、白花蛇舌草、蛇食草);尿道结石(配拙拟五金化石汤)。

此外,本品尚有下乳汁(常配羊乳、通草、王不留行子、蒲公英)、消尿蛋白(常配土茯苓、黄芪、六月雪、牛蒡子、白果、仙鹤草)等功效。

地龙常用的配伍(药对)应用

地龙/百部:化痰止咳。

地龙/麻黄:清热宣肺,通络平喘。

地龙/葛根:舒络解痉,降压。

地龙/茯苓:化痰安神定惊。

地龙/钩藤:平肝息风,清热降压。

地龙/石膏：清热，解痉。

地龙/牛膝：通血络，降血压。

地龙/蜂房：祛风通络，解痉平喘。

地龙/鹿角：温阳通淋化石。

地龙/黄芪：消尿蛋白。

地龙/苍耳子：通络祛风，抗过敏。

石菖蒲——舒心气、畅心神、怡心情、益心志，功擅治痰

石菖蒲辛温，归心、肝、脾、胃、膀胱经。具有"祛痰秽之浊而卫宫城""宣心思之结而通神明"等作用。《本经》列为上品，认为该药"主风寒湿痹，咳逆上气，开心孔，补五脏，通九窍，明耳目，出声音，除烦闷，止心腹痛，治中恶猝死。久服轻身，不忘不迷惑，延年，益心智，高志不老"。李时珍谓："菖蒲者，水草之精英，神仙之灵药也……能治一切诸风，手足顽痹，瘫痪不遂，五劳七伤，填血补脑，坚骨髓，长精神……"诚为"祛痰化浊醒脑，治昏厥之妙品；强身健体补虚，治疲劳之圣药也"。

醒心脑，开心孔　以治痰浊内阻的冠心病、心肌炎、心肌梗死、心血管神经官能症、中恶猝死、中风昏厥、瘫痪不遂、多寐、嗜睡、痴呆，以及急性热病或杂病之痰蒙清窍之神昏等。此等症不外痰蒙清窍、痰湿中阻之病机，非石菖蒲之化浊辟秽入心，涤痰开窍醒脑不为功。"痰浊去，气血通，神明自复矣"。

补五脏，长精神　以治疲劳倦怠、精神萎靡、健忘、失眠、虚弱、神经官能症、更年期综合征等脏腑功能低下、机能衰弱之症。

通九窍，明耳目　以治耳鸣、耳聋。耳鸣为耳聋之渐，耳聋为耳鸣之甚，均为耳窍被蒙也，实则风火痰瘀毒，虚则精津气血不足，石菖蒲芳香走窜，除浊开窍，醒神健脑，故在辨证的基础上酌加本品，每获良效。

豁痰湿，出声音　以治失音、失语、梅核气等咽喉疾患。失音虽有"金实""金破"之别，但多系肺气上逆，壅滞咽喉所致；失语则多见肝阳化风，痰浊壅阻清窍而引起的中风，昏迷，舌强而不语，石菖蒲宣气通窍，化湿豁痰，故治之颇佳；梅核气多由情志抑郁，痰气交阻所致，菖蒲既长于治痰，又兼有理气之功，故用之甚为合拍。

主咳逆上气,祛痰平喘 以治慢性支气管炎、支气管哮喘,以及久咳不愈等症,服石菖蒲后,可使痰量锐减,因其挥发油,有较强的祛痰镇咳平喘作用,其专于治痰之功,于兹可见矣。

宣气散郁,开壅通窍 以治小便不通。"菖蒲启三焦之气闭,助膀胱之气化,对各种原因引起的小便艰涩,滴沥不通加用之,常有立竿见影之效。"(田逸之,《浙江中医杂志》1991年第4期)

除烦闷,止心腹痛 以治胃脘痛,胸腹胀满等证。六腑以通为用,以降为顺。胃失和降,则痛作矣。石菖蒲能促进消化液分泌,制止胃肠发酵,弛缓平滑肌痉挛,有较强的止痛作用,在辨证前提下,加用石菖蒲,能起到"阴虚可养,食积可消,气滞可行,瘀阻可化,且有较强的止痛作用,往往效如桴鼓。"(张书林等,《浙江中以杂志》1990年第10期)

利关节,除痹痛 《本经》谓其:"主风寒湿痹",李时珍谓其"能治一切诸风,手足顽痹。"故石菖蒲有祛风除痹,通利关节,缓解拘挛之效,对风寒湿邪留滞皮肉筋脉的痹痛,在辨证的基础上,加用本品,殊有佳效。

据报道,石菖蒲尚能治呃逆、神经性呕吐、遗精,以及妇科带浊经漏等证,总之"石菖蒲浓郁芬芳,疏散开达,用以升发清阳,宣化湿浊,醒神开窍,健脾开胃,有温而不热,辛而不燥之妙……清解药中用之,可去痰秽之浊,热毒之滞留,豁达透表;滋补剂中用之,则除滋腻之弊,养气血而添精髓;收涩药中用之,以其畅心神,益心志之功,能镇心而固涩;理气药中用之,以其疏散开达,芳香化浊之效,使正气升降出入各司其职。配伍得当,妙用无穷。"(张书林等,《浙江中医杂志》1990年第10期)

石菖蒲常用的配伍(药对)应用

石菖蒲/人参:开心孔、益心气,以治心气虚而夹痰湿之健忘等症。

石菖蒲/茯苓:通神窍,健中州,以治痰浊扰神的失眠多梦之症。

石菖蒲/郁金:化痰除秽,以治邪伏募原,清心开窍。

石菖蒲/远志:宁心化痰,调畅心气,以治耳鸣,健忘,痴呆。

石菖蒲/黄芩:泻火化痰,以治恶阻。

石菖蒲/鸡冠花:清热祛湿,以治带下黄浊。

石菖蒲/蛇床子:燥湿止痒,以治阴痒。

石菖蒲/白芥子:辟秽泄浊,以治痰湿不孕。

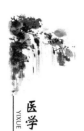

石菖蒲/半夏、厚朴：化痰利咽，以治梅核气。

石菖蒲/半夏、胆南星：化痰醒脑，以治湿浊蒙蔽清窍之神志昏乱。

石菖蒲/龟板、龙骨：补心肾，宁心神，以治精神恍惚，健忘，失眠。

七、补益药

黄芪——补气升阳，对血压有双相调节作用

黄芪味甘，微温。归肺、脾经。具有补气升阳、益卫固表、益气降糖、健脾止泻、利水退肿、蠲痹治痿、托毒生肌等功效。人体之病，多系气机不调所致，正如黄坤栽所说："人之中气，左右回旋，脾主升清，胃主降浊。在下之气，不可一刻而不升；在上之气，不可一刻而不降。一刻不升，则清气下陷；一刻不降，则浊气上逆。"喻嘉言亦说："胸中大气一转，其久病驳劣之气始散。"故调理气机是治疗疾病的重要一环，而调气之中，必重元气，黄芪能补气兼能升气，能充养脑中大气，调整肺、脾、肾三脏之功能，促进全身血液循环，具有强壮作用，能提高机体免疫力，为补气要药，推之为补药之长，故名之曰耆也。正如《珍珠囊》所说："黄芪甘温纯阳，其用有五：补诸虚不足，一也；益元气，二也；壮脾胃，三也；去肌热，四也；排脓止痛，活血生血，内托阴疽，为疮家圣药，五也"。

益气补肺，固卫表以敛汗　黄芪能益卫气，故有固表止汗的功效，如配白术、防风，名玉屏风散，以治卫气虚弱，不能固表，易感风邪，表虚自汗之症；或配牡蛎、麻黄根、小麦、名牡蛎散，以治诸虚不足，身常汗出之症；配当归、生地、黄连、黄柏等滋阴降火等味，以治盗汗，如当归六黄汤。

益气升阳，升举胸中大气　黄芪能补气，兼能升阳，善治胸中大气下陷(包括中气下陷)，如配升麻、柴胡、桔梗、知母、名升陷汤。以治胸中大气下陷，气短不足以息，眩晕乏力，心悸胸闷，善太息，甚或肛门下坠，时欲临圊，大便不畅，乃至脱肛，子宫下垂，气虚不能摄血的便血等症。

益气健脾，利水退肿止泻　黄芪有补气健脾，利水退肿之功效，故可

用于气虚失运,水湿停聚引起的肢体面目浮肿,小便不利之证。常配防己、生白术、葫芦壳、泽泻等,如防己黄芪汤;也可用于脾气虚弱,食少便溏或泄泻,常配山药、焦白术、仙鹤草、炒扁豆等。

益气活血,通络蠲痹治中痹 气为血帅,气行则血行,气虚则血滞,导致肢体麻木,关节痹痛,常配桂枝汤,即黄芪桂枝五物汤,以治肢体麻木;配羌活、防风、当归、姜黄等,如蠲痹汤,以治肩臂风湿痹痛;重用本品,再配当归、川芎、桃仁、红花等活血化瘀药,即补阳还五汤,以治中风半身不遂等症。

益气生津,降血糖止消渴 消渴之证,多由元气不升所致,故用黄芪益气升气,常配山药、玄参、苍术、葛根、天花粉等养阴生津之味,以治消渴。张锡纯先生治消渴证所拟玉液汤、滋膵饮,均用本品为之主药。施今墨先生治糖尿病著名两对药,即本品配山药降尿糖,玄参配苍术以降血糖。

托毒生肌,痈疽不溃不敛 由于气血不足所致痈疽不溃,或溃久不敛,黄芪补气而有良好的托毒生肌之功,故常配当归、皂角刺、炙穿山甲、抽脓白,以治痈疽不溃,如透脓散;配八珍汤益气养血,生肌敛疮,以治溃久不敛。

补气固摄,治乳泣止崩漏 乳泣一证,常发生在妊娠后期或产后,未经吸吮而乳汁自行流出,亦称乳汁自出。亦有发生在断奶后,或非妊娠、哺乳期,在排除乳房肿瘤,脑垂体瘤等外科疾病外,一般多因中气不足,无力固摄所致。黄芪擅长补气固摄,在适当配伍麦芽、山药、山海螺、仙鹤草等,自可止之;由于气虚不能摄血引起的崩漏,亦可用黄芪配伍仙鹤草、鹿衔草、乌贼骨、炒茜草等治之。

对血压有双相调节作用 黄芪善于补气升阳,通过强心和增加心搏出量,而提升血压,又因黄芪的补气作用,能促进全身血液循环,扩张血管而降低血压,并且这种双向调节作用与其剂量有关:小剂量(15g以下)则升血压;大剂量(30g以上)则降血压。当然与其他药物的配伍,亦很有关系。

黄芪常用的配伍(药对)应用

黄芪/人参:强强配伍,益气之力更大。

黄芪/当归：益气补血，气为血帅，当重用黄芪。

黄芪/生地：益气滋阴凉血，以治风湿热，类风湿，干燥综合征。

黄芪/知母：补气滋阴，甘温除热。

黄芪/山药：益脾气，养脾阳，降尿糖亦降血糖。

黄芪/磁石：温补镇摄治失眠。

黄芪/升麻：益气升清降浊，以治中气下陷，内脏下坠、眩晕、蛋白尿。

黄芪/川芎：益气活血，治气虚血瘀之中风偏瘫。

黄芪/地龙：益气开瘀，利水消肿，治慢性肾炎。

黄芪/莪术：益气化瘀，扶正消积，治慢性胃炎，消癥瘕积聚。

黄芪/丹参：益气通阳，活血通络，治胸痹。

黄芪/仙茅：益气温肾，以治乏力。

黄芪/菟丝子：补气益肾，固系胎元，治先兆流产。

黄芪/益母草：益气活血行水，治慢性肾炎，肾病综合征，肝硬化。

黄芪/刘寄奴：益气活血利水，治前列腺肥大之溺癃。

黄芪/白术、防风：运脾湿，固卫表，治气虚易感，表虚自汗，荨麻疹。

黄芪/防己、防风：祛风湿，行水消肿。

黄芪/桂枝、附子：治卫阳虚之自汗不止，为腠理开合之总司。

淫羊藿——补肾壮阳，燮理阴阳

淫羊藿，其根又名仙灵脾，味辛、甘，性温。归肝、肾经。具有补肝肾、助阳益精、强筋骨、祛风湿、止咳平喘之功。并有类糖皮质激素样作用，其性温而不燥，其效补而不峻，助阳而不伤阴，为燮理阴阳之佳品，无论阳虚还是阴虚，男士还是女子，皆可用之。

补肝肾，助阳益精　《本草备要》谓淫羊藿"补命门，益精气，坚筋骨，利小便。"善治男子阳事不举、尿频淋漓、腰膝酸软、不育、无精症、死精症、慢性前列腺炎等；女子宫寒痛经、闭经、不孕、功血、排卵期出血、慢性盆腔炎、更年期综合征等。

强筋骨，祛风除湿　本品能温肾阳，祛风湿，故可用于风寒湿痹、肢体麻木、腰膝酸软、经脉挛急、骨质增生、股骨头坏死、中风偏瘫、面神经麻痹等证。可以单味浸酒服，也可与仙茅、巴戟天、熟地、菟丝子、枸杞子、鹿衔草等补肾壮阳药同用。

益气安神,降压强心 《本经》记载淫羊藿"主阴痿绝伤……益气力,强志"。实验证明,本品有明显的镇静作用,故在辨证的基础上加用本品,可治疗顽固性失眠,神经衰弱,中年健忘,老人昏眊诸症。本品又能显著增加冠状动脉血流量,调节心律,能使周围血管扩张,有降血压的作用,故在辨证的前提下加用本品,可治冠心病、病窦综合征、胸痹、心悸、怔忡、老年高血压等症。

温肾助阳、止咳平喘 "久咳及肾""肾主纳气",肾虚则动而气喘,淫羊藿温肾助阳,有镇咳祛痰的作用,类似激素,故可治疗老年慢性支气管炎、支气管哮喘、肺气肿等老年性咳喘病。

温补脾肾,生血降糖 《本草纲目》云:"淫羊藿味甘、气香,性温不寒,能益精气,温肾阳。"本品补命门,助肾阳,先天生后天,后天养先天,故脾胃虚弱,运化无力引起的气血化生不足之证,疗效颇佳,有明显的降血糖作用,调节内分泌,提高机体免疫力。临床可用于贫血、白细胞减少症、再生障碍性贫血等症,也可治疗糖尿病及其并发症。

淫羊藿常用的配伍(药对)应用

淫羊藿/仙茅:补肾助阳,治阳痿不育。

淫羊藿/熟地:补肾纳气,治咳喘。

淫羊藿/枸杞子:补肾降糖,治糖尿病。

淫羊藿/水蛭:提高精子成活率。

淫羊藿/紫石英:温肾暖宫,治宫寒痛经、闭经、不孕。

淫羊藿/高良姜:治胃寒痛。

淫羊藿/吴茱萸、川芎:治寒厥头痛。

淫羊藿/制附子、黄芪:温补脾肾,治慢性肾炎脾肾阳虚者。

淫羊藿/夏枯草、半夏:治顽固性失眠。

淫羊藿/菟丝子、补骨脂:治股骨头坏死,骨质疏松症。

菟丝子——添精益髓,平补阴阳,擅治不孕不育

菟丝子辛、甘,平。归肝、肾经。具有补肾益精、养肝明目、补髓强筋的作用。助阴而不腻,温阳而不燥,性味平和,可重用、久用,且有激素样

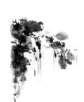

的作用,故善治男女不孕不育之证。

补肾益精,擅治不育 肾藏精,主生长发育、生殖,为先天之本。男性不育是最常见的原因是精子数稀少和活动率低,精子数少是肾精不充,活动率低是肾气不足所致。患者常有乏力、腰膝酸软、头昏耳鸣、阳痿早泄、遗精等表现,故求子必先充实肾精,补助肾气。菟丝子是一味阴阳并补之品,擅长补肾益精,益阴而又能固阳,实为治不育证必用之品。临床常配淫羊藿、仙茅、熟地、山药、枸杞子、黄芪、知母、苍术、白芷等施治。

补任调经,促孕安胎 肾为先天之本,主藏精气。肾中精气的盛衰,主宰着人体的生长发育及生殖功能的变化,如《素问·上古天真论》曰:"女子七岁肾气盛,齿更发长;二七而天癸至,任脉通,太冲脉盛,月事以时下,故有子……"一旦肾精不足,气血亏损,即可导致月经稀发,子宫发育不良,阴道干涩,甚至闭经,婚后不孕,或妊而胎漏,或产后缺乳。《本草正义》云:"菟丝子养阴通络上品……皆有宣通百脉,温运阳和之意。"又曰:"菟丝子多脂……其燥可润。"故取本品宣通百脉之功,促使月经来潮以治闭经。又因其药性润而多液,善滋肾阴,以治阴道干涩之症。现代药理研究证实,本品能加强性腺功能,增加子宫重量,具有雌激素样活性,故可治子宫发育不良,婚后不孕,或妊而胎动不安等症;又因经、乳同源,皆为肾精所化生,女子须待肾气充盛之后方能冲任脉通,平时则化为经血应时溢泄,孕时则闭其胞宫育养胎儿,产后则化为乳汁上溢以哺子,故对产后缺乳症,除用补气血通乳汁药外,应加入补肾精的菟丝子,可使乳汁大增,以治产后乳汁缺乏。总之,菟丝子对于妇女来说,用于平时可以调经,用于胎前有利受孕,用于妊娠期可以安胎,用于产时能够助产,用于产后可治缺乳,实为妇科不可或缺之圣药也。

补髓添精,强筋健骨 重用菟丝子30~50g,配鹿角胶、骨碎补、三七、萸肉、鸡血藤、仙鹤草、大枣等可治再生障碍性贫血等血液病,使之深入直达骨髓,刺激骨髓,从而血红蛋白,白细胞,血小板等随之上升,以改善贫血。在辨证治疗的基础上重用菟丝子,可治类风湿关节炎,有明显的消肿止痛作用,对类风湿因子的转阴也有明显的促进作用。配骨碎补、补骨脂、淫羊藿,可用于骨质疏松症、股骨头坏死。

此外,菟丝子尚有减缓心率,以治心动过速;清肝明目,以治目暗、白内障;固精缩尿,以治消渴、尿频、尿有余沥、老年以及习惯性便秘、妇人带下、黄褐斑等症。重用、久用时,有个别患者有轻微的致呕、致泻作用,减量或辅以和胃止呕或健脾止泻之品即可消失。

菟丝子常用的配伍(药对)应用

菟丝子/黄芪:治习惯性流产,妊娠期用之,可预防流产。

菟丝子/四物汤:治月经稀发、闭经。

菟丝子/杜仲、山药:治腰膝酸痛。

菟丝子/淫羊藿、仙茅:治阳痿、不孕不育。

菟丝子/白芥子、白芷:治黄褐斑。

菟丝子/淫羊藿、补骨脂:治骨质疏松症,股骨头坏死。

菟丝子/通草、丝瓜络、山海螺:治乳汁短少。

菟丝子/熟地、青箱子、密蒙花:治目暗不明。

菟丝子/桑寄生、川断、阿胶珠:治先兆流产,可安胎。

菟丝子/枸杞子、五味子、覆盆子:治阳痿遗精。

蛇床子——疗效独特,内外俱可,男女皆宜

蛇床子味辛、苦,性温。归肾经。具有温肾壮阳、祛风燥湿、杀虫止痒等功效。"常用于治疗男子阳痿,阴囊湿痒;女子带下阴痒,子宫寒冷不孕;风湿痹痛,疥癣湿疹。功用颇奇,内外俱可施治,在一些疑难杂症(如外阴白斑,脉管炎)的治疗中,常可出奇制胜。"(《朱良春医集》)

在男科病中的应用 蛇床子温肾壮阳,扶正固本,燥湿止痒。《本经》说:"主男子阳痿湿痒。"《别录》云:"温中下气,男子阴强。"具有性激素样作用,故可治男子阳痿、不育,常配淫羊藿、仙茅、菟丝子、羌活、白芷等;阴囊湿痒,常配白鲜皮、土茯苓、地肤子、苦参、川椒等;前列腺炎,常配石韦、石见穿、滑石、海浮石、海藻等即拙拟五石前列汤加减。并可配合坐浴。

在妇科病中的应用 《别录》说蛇床子"温中下气,令妇人子脏热。"《本经》说:"主妇人阴中肿痛,恶疮。"具有性激素样作用,对卵胞发育不良或无排卵性不孕,在辨证论治的基础上加用本品,具有明显的促排卵

作用,为治不孕症之良药,常配菟丝子、枸杞子、女贞子、白芥子、即拙拟五子补肾促排卵汤安胎,常配寿胎丸。此外,尚可治阴痒、湿疹、滴虫性阴道炎、宫糜、带下等症,常配白鲜皮、土茯苓、地肤子、白花蛇舌草、苦参、白头翁、白英、花椒;外阴白斑,常配熟地、当归、首乌、菟丝子、僵蚕、补骨脂、地肤子;并可结合坐浴与灌肠。

利咽止咳 蛇床子祛风止痒,咽喉炎则见咽喉不适,咽痒即咳,故凡见咽喉不适,咽痒咳嗽者,无论新久均可用之,常配合拙拟僵蚕三拗宣肺汤。

治脉管炎 脉管炎属脱疽范畴,因元气不足,脏腑功能失调,痰淤凝聚,阻滞经脉、肢端失养所致。朱良春教授认为在"常规大法乏效时,可重用蛇床子30～40g,每能取得逆转之功,此药实乃治脱疽不可多得的一味良药。"

补骨脂——补肾固精,缩尿止泻

补骨脂辛、苦,大温。归肾,脾经。具有补肾壮阳、固精缩尿、温脾止泻、降血脂、升白细胞、改善心脏缺血、祛寒湿、利关节等功效。临床多用于阳痿早泄、尿频遗尿、五更泄泻、脾虚冷泻、腰膝冷痛、虚寒咳喘、心悸、早搏等病症。

暖丹田,固精气,治阳痿早泄 本品具"通命门、暖丹田"(《本草纲目》),"壮元阳,缩小便"(《本草备要》)和"治肾冷精液"(《开宝本草》)的功效,故可治疗肾阳虚的阳痿、早泄、遗精、遗尿、尿频以及由脾虚下陷,肾虚不固的慢性隐匿性肾炎,长期无明显症状性的蛋白尿,常配土茯苓、乌梅、蝉蜕等,效果尚属满意。

治肾泄,通虚秘,可双相调节 本品用于脾肾阳虚的泄泻,众所周知,如四神丸,即由本品配肉豆蔻、五味子、吴茱萸所成,以治五更泄泻。但通过不同的配伍,如用补骨脂30g,甜苁蓉30g,生白术30g,麻仁15g。又可治老年性便秘或阳气不足的便秘。

助心阳,消痰脂,治肺心胸痹 补骨脂有温助心阳,化痰湿,消血脂,能扩张冠状动脉,增强心肌收缩力,增加冠状动脉血流量而不增加心肌耗氧量,故可治疗痰湿阻滞、心阳不振的冠心病,常配瓜蒌薤白半夏汤;病态窦房结综合征,常配麻黄附子细辛汤。又补骨脂入肾温阳以固元阳,上可纳气归根,下可促肾化气,开合肾关,助心行血,调畅经络,为调治肾、肺、心虚之主药,故为治慢性肺源性心脏病之要药(常配苓桂术甘汤)。

在妇科病中的应用 补骨脂有明显的雌激素样作用,故可用于妇科多种疾病,如痛经、带下、慢性阴道炎、产后腰痛、营养不良、外阴干涩症、功能失调性子宫出血、肾阳虚的先兆流产,以及更年期综合征,在辨证的基础上加用本品,大可提高疗效。

补骨脂常用的配伍(药对)应用

补骨脂/丹参:等分,改善心肌供应。

补骨脂/茴香:等分研,即破故纸丸,治肾虚尿频。

补骨脂/青盐:等分同炒为末,每服5g,治滑精。

补骨脂/吴茱萸:等分研粉,装入鞋跟袋,放入鞋底,治足跟痛。

补骨脂/黄芪、当归:升白细胞。

补骨脂/杜仲、胡桃:即青娥丸,治腰膝冷痛无力,虚寒喘咳。

补骨脂/豨莶草、泽泻:降血脂。

补骨脂/菟丝子、淫羊藿:治骨质疏松症,股骨头坏死。

补骨脂/菟丝子、胡桃、沉香:即补骨脂丸,治阳痿。

补骨脂/肉豆蔻、五味子、吴茱萸:即四神丸、治五更泄泻。

肉苁蓉——益精养血助阳,平补之良药

肉苁蓉甘、咸,温。归肾、大肠经。具有补肾益精、助阳强阴、润肠通便之功效。《本经》中记载:"主五劳七伤,补中,除茎中寒热痛,养五脏,益精气,多子,妇人癥瘕。"《药性论》说其:"益精悦颜色……大补壮阳……治女人血崩。"《日华子本草》谓其:"主男子绝阳不兴,女子绝阴不产,润五脏,长肌肉,暖腰膝,男子泄精,尿血遗沥,带下阴痛。"《本草汇言》说:"养命门,滋肾气,补精血之药也,男子丹元之虚冷而阳道久沉,妇女冲任失调而阴气不治,此乃平补之剂,温而不热,补而不峻,暖而不燥,滑而不泄,故有从容之名。"

治男子不育,遗精,阳痿早泄 肉苁蓉配淫羊藿、仙茅、巴戟天、熟地、补骨脂、山药等,用于肾虚之腰膝酸软,头昏乏力,阳痿,早泄,遗精,

不育等症;配黄芪、白术、党参、当归、黄精、菟丝子、淫羊藿等,先后天互补,精血互生,润五脏,濡养肌肉。

治女子不孕,癥瘕,乳腺增生 肉苁蓉配菟丝子、葛根、蛇床子、紫石英、淫羊藿、当归、熟地、枸杞子等,用于肾虚不孕;配白芥子、丝瓜络、八月札、柴胡、枳壳等,以治经前期紧张综合征;配锁阳、巴戟天、夏枯草、天葵子、白芥子、王不留行子、海藻、牡蛎等,以治乳腺囊性增生;配生地、黄精、乌梅、淫羊藿、萸肉、菟丝子、龙骨、白芍等,以治更年期综合征;配桂枝、茯苓、桃仁、丹皮、海藻、白芥子、三棱、莪术、水蛭等以治癥瘕;配炒莱菔子、泽泻、荷叶、决明子、山楂等降血脂,减肥。

治老年便秘,耳鸣,腰膝酸软 肉苁蓉配巴戟天、熟地、补骨脂、黄芪、山药、淫羊藿等;治老年阳虚之腰膝足冷、头昏耳鸣、神疲乏力等症;配生白术、生白芍、麻仁、全瓜蒌、熟军,治老年便秘;配淫羊藿、骨碎补、鹿角霜、鹿衔草、地龙、露蜂房等,以治肾虚型强直性脊柱炎,骨质增生,腰椎、膝关节退变性关节炎等。

鹿角霜——益肾助阳,散结消肿

鹿角霜为鹿角熬胶后所存之骨渣,味咸带涩,性温。归肝、肾经。具有益肾助阳功能,补力虽弱,但不滋腻,且有收涩止血,活血消肿的作用。可用于肾阳不足,脾胃虚寒,胃痛溃疡,呕吐少食,便溏尿频;妇女子宫虚冷不孕,崩漏,带下,乳腺小叶增生,卵巢囊肿;男子前列腺增生,阳痿,梦遗;外用对创伤出血,疮疡多黄水,或久不愈合,有收敛止血疗疮之功,对阴疽、淋巴结炎有散结消肿之效。总之,凡属脾肾阳虚体质之诸多见症,都可酌情配伍之,以提高体质增强免疫功能,扶正祛邪。其补力虽不如鹿角胶,但对不堪大补而又需补阳壮腰者,可以取此稍补不致过度,直到能大补时再用鹿角胶。

补脾之阳,温胃散寒 可治疗胃及十二指肠溃疡,改善胃部血液循环,促进溃疡愈合,配乌贼骨、浙贝、白及、百合、乌药;治疗五更泄泻,配四神丸、仙鹤草;治疗小儿遗尿,配山药、益智仁、萆薢、乌药等。

益肾助阳,固精暖宫 可治男子阳痿,配淫羊藿、仙茅、肉苁蓉、白芷、羌活;治疗梦遗,配龙骨、牡蛎、金樱子、芡实;治疗前列腺增生,配黄芪、党参、仙鹤草、石韦;治疗带下清稀,配露蜂房、小茴香、山药、乌贼骨、莲须、黄肉;治疗宫寒不孕,配熟地、肉桂、菟丝子、香附、淫羊藿、紫石英;治疗乳腺小叶增生,配柴胡、白芥子、丝瓜络、八月札、老鹳草;治疗卵巢囊肿,配海藻、荔枝核、桂枝、茯苓、留行子、白芥子、贯众、半枝莲等。

软坚散结,通络消肿 可治阴疽、淋巴结炎、乳房结节、乳腺小叶增生、皮下肿瘤以及不明原因的各种皮内赘生物。方法:取鹿角霜100~200g,研极细,用麻油调涂患处,敷料包扎,每日换药1次,以愈为度。

黄精——补中益气,滋安五脏

黄精味甘,性平。归心、肺、脾、肾经。具有补中益气、润肺强心、健脾滋阴、生津和胃、补肾养肝、填精强骨等功效。它不仅是一味气阴双补的治病良药,而且是一味性平质润滋补五脏的妙品,常服能增强体质,抗衰老,延年益寿。

滋阴养肝 黄精有补肝养阴的作用,凡因肝阴不足所致的眩晕,常配六味地黄丸、二至丸、仙鹤草;胸胁疼痛,常配一贯煎、延胡索、丹参;肝血不足,视物模糊,常配杞菊地黄丸、谷精草、密蒙花;阴虚阳亢的高血压,常配生地、磁石、怀牛膝、龙骨、牡蛎;胆囊炎、慢性肝病,常配柴胡、茵陈、威灵仙、马蹄金;高血脂、脂肪肝,常配莱菔子、泽泻、荷叶、决明子等,均可配伍应用。

养血补心 黄精有补血强心镇静作用,故凡因心血不足所致的贫血、心神不宁、神经衰弱、神经官能症、癔症等,常配仙鹤草、大枣、小麦、炙甘草、远志、合欢花;怔忡、健忘、失眠等症均可治之,常配茯苓、半夏、夏枯草、酸枣仁、百合,并且有防止动脉粥样硬化的作用。

健脾益胃 "黄精益脾胃",既补脾气,又滋脾阴,故常用于脾胃虚弱之纳呆、消瘦乏力之症,小儿脾疳、厌食症,常配以四君子汤、山药、鸡内金;中气不足,内脏下垂,血压偏低,常配黄芪、升麻、柴胡、桔梗;浅表性胃炎、慢性萎缩性胃炎、肠上皮化生、胃脘嘈杂症,常配沙参、麦门冬、吴茱萸、黄连、乌梅、木蝴蝶、凤凰衣等。

润肺生津 黄精具有润肺滋阴、生津止渴之功,故凡肺燥津伤之干咳、顽咳,常配沙参、百部、紫苑、僵蚕、蝉蜕、牛蒡子;耐药性肺结核、咯

血,常配白及、仙鹤草、天葵子、牛蒡子;肺气肿、肺心病,常配熟地、麻黄、葶苈子;肺炎恢复期,常配沙参麦冬汤;上消,常配山药、玄参、天花粉、麦门冬、五味子;自汗出,常配玉屏风散等。

补肾填精 黄精补诸虚,填精髓,有降脂、降糖、降尿酸的功效。故可用于肾不纳气的哮喘,常配以青娥丸、金匮肾气丸;阳痿不育、阴痿不孕,常配菟丝子、淫羊藿、仙茅、枸杞子、蛇床子、山药;遗精,常配知柏地黄汤、莲须、金樱子;高胆固醇、高血脂,常配海藻、莱菔子、冬瓜仁、山楂肉、薏苡仁;糖尿病,常配黄芪、山药、苍术、玄参、萸肉;尿酸高、痛风症,常配苍术、秦艽、二蚕砂、土茯苓、萆薢等。

治癣良药 据张子惠先生介绍,以黄精为主外用,治疗由皮肤真菌所致的手癣、足癣、甲癣、白癣等多种癣症,每获良效,兹摘要介绍如下,以资参考。

(1)手癣、足癣:生于手部者为"鹅掌风",生于足部者为"脚气",侵犯指(趾)甲者为"灰指(趾)甲",用黄精60g,蛇床子、地肤子、白鲜皮、苦参、石榴皮各30g,明矾15g,生大蒜3～4头(去皮打破),共放入瓷盆中,以镇江香醋3瓶(斤)浸泡2日后,每日将患部浸入药液中2小时(时间愈长愈好),连浸10天为一疗程,一般1～2个疗程即可痊愈,有效率达95%以上。治疗期间,每次用后必需盖好,冬季需适当加热,患部禁用肥皂、洗衣粉等碱性物品。

(2)甲癣:即"灰指(趾)甲",用黄精、生大蒜(去皮)各等份,共捣烂,再加食醋适量调匀如膏状,储瓶密封备用,治疗前先以温水浸泡患部,用刀修去枯灰之爪甲,每晚取药膏适量,敷于变甲上,外用塑料薄膜包好,翌晨去之,以清水洗净,1个月为一疗程,一般1～2个疗程可愈,有效率达86.5%,治疗期间,禁用碱性物品洗擦患部。

(3)顽癣:即"牛皮癣""神经性皮炎",用黄精、黄柏、紫草、土槿皮各等份,焙干研粉,备用。每取适量用醋调糊,涂敷患部,每日换药1次,15天为一疗程,一般1～2疗程可愈,有效率为82.6%,治疗期间,患部不宜搔、抓或热水烫洗,忌食鱼、虾、酒、辣等物(《中医杂志》2000年第9期)。

黄精常用的配伍(药对)应用

黄精/党参:益气滋阴,升血压。

黄精/黄芪:益气固表,治自汗。

黄精/酸枣仁:养血安神,治失眠。

黄精/山药、鸡内金:健脾助运,治小儿厌食。

黄精/百部、白及:补肺抗结核,治咯血。

黄精/川连、吴萸:治慢性胃炎嘈杂。

黄精/木蝴蝶、凤凰衣:治慢性萎缩性胃炎、肠上皮化生。

女贞子——安五脏,降脂、降压、降糖

女贞子味甘、苦,凉。归肝、肾经。具有养阴益肾、补气疏肝、凉血补血、滋阴清热、乌须发、聪耳目等功效。国医大师朱良春教授说:"当今人们膳食结构和环境污染引发的现代病,以及自身免疫紊乱导致的风湿病,如高脂血症、肥胖病、糖尿病、高血压等,同属代谢紊乱所致的疾病,对心脑血管构成严重的威胁,因而与心脑血管疾病的产生密切相关。《神农本草经》谓女贞子:'主补中,安五脏,养精神,除百病,久服肥(体)健,轻身不老。'女贞子确能降低血脂,改善心肌供血,是一味能清除体内垃圾、延缓衰老的天然绿色之品,长寿之果。"

安五脏,滋肝肾,扶正升白 以治头目昏眩、腰膝酸软、视力减退、目暗不明、白细胞低下、少精症、多发性口疮、老年便秘等。

降脂、降压、降糖 可以减肥,治脂肪肝、糖尿病,改善心肌供血,治心律失常。

清虚热,蠲痹痛 《本草正》曰:"女贞子养阴气,平阴火,解烦热骨蒸。""女贞子补阴,与生地不同的是补而不腻;女贞的清热,与黄连不同的是清中带润……女贞子既能除骨蒸劳热,又能清络中之郁热。对证中热邪炽,或阴热伏,出现的关节红肿疼痛,皮肤烘热或隐现红斑,或口干潮热,大便干燥等,女贞子有清热蠲痹之功,非苦寒之品所能及。"(《朱良春医集》)

女贞子常用的配伍(药对)应用

女贞子/石韦:升白细胞。

女贞子/肉苁蓉:治阳虚便秘。

女贞子/生白术:治气虚便秘。

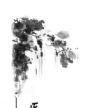
女贞子/旱莲草：即二至丸，柔养肝肾、凉血止血，乌须黑发。

女贞子/泽泻、山楂：消脂。

女贞子/地骨皮、生地：补肝肾、清虚热。

女贞子/枸杞子、熟地：补肝肾、聪耳目。

旱莲草——补肝肾，养血、凉血、止血

旱莲草甘酸，性寒。归肝、肾经。具有滋补肝肾、滋阴养血、凉血止血、清热解毒、消脂护肝、调节免疫功能、降低变态反应等功效。《本草纲目》谓其："乌髭发，益肾气。"《本草从新》曰："甘酸而寒，汁黑补肾，黑发乌须，赤痢变粪，止血，固齿，功善养血凉血。"

善治阴虚血热，肝肾不足之症。如肝肾阴虚之头晕目眩、神经衰弱、须发早白、再生障碍性贫血、吐衄、尿血、肾小球肾炎、便血、痢疾、崩漏、功能性子宫出血、更年期综合征等病症。

消脂护肝，降低血黏度，抑制血栓形成，调节免疫功能，降低变态反应，以治慢性肝炎、脂肪肝、心律失常、过敏性鼻炎等。

旱莲草常用的配伍（药对）应用

旱莲草/女贞子：即二至丸，柔养肝肾，凉血止血，乌须黑发。

旱莲草/枸杞子：养肝止血。

旱莲草/生地：治阴虚口干。

旱莲草/橘红：治疗气管炎。

旱莲草/百部：治细菌性痢疾。

旱莲草/泽泻、决明子：消脂。

旱莲草/藕节、白茅根：降低血黏度。

仙鹤草——神药

仙鹤，为神话传说中神仙的坐骑，取名仙鹤草，本身就含有神奇之意，就其临床众多的功效而言，确实有神奇的含义。仙鹤草为蔷薇科多年生草本植物龙牙草的全草，又名石打穿，民间称之为脱力草。味苦辛而涩，性平。一般方书列于止血药，其实当归类于收涩药，或者说归类于补益药更为妥帖。因为它的止血的功效，是通过其补益的作用而显示

的。如补脾即所以能加强脾的统摄之力,补肝即所以能加强肝的藏血之功,养心即所以能加强心的生血之机,更何况其止血之用,仅仅是其收涩功效的一个方面而已。其他尚有止汗、止泻、止带等作用,无不显示出其补、涩之功效。根据临床运用体会,将其主要的功效归纳为十个方面。

补血生血 可用于各种血虚,血小板、白细胞减少等病症。

案例1 何某,女,34岁。1999年12月3日诊。

三年前,剖腹产一女婴,当时出血较多,虽治后逐渐恢复,但一直虚弱乏力,面色萎黄,精神不振,纳谷不馨,夜寐不安,大便常溏,小便不畅,舌质淡胖,苔薄白,脉缓弱。血常规检查提示血红蛋白80g/L,血小板$64×10^9$/L,白细胞$3.5×10^9$/L。证属气血两虚,治宜益气补血,健脾温肾。黄芪、仙鹤草、大枣、石韦各30g,党参、焦白术、茯苓、山药、淫羊藿、商陆各15g,归身、炙甘草各6g。7剂。二诊:诸症好转,继以前法,去石韦,加炒谷芽15g,又7剂。三诊:血常规检查提示血红蛋白120g/L,血小板$140×10^9$/L,白细胞$4.8×10^9$/L,诸症大有好转,纳馨,寐安,精神亦振,面色红润,一去以往贫血之态。继以仙鹤草,大枣各30g常服,配归脾丸善后。

按 患者生产之时,伤血耗气,养育之期,伤神耗力,气血一时难以恢复,以致诸症显露,血常规检查提示"三低"。治宜益气补血,健脾助肾。方用四君子汤配黄芪、山药、大枣,益气健脾,少佐归身以补血,益气所以生血,脾健生化有源;用淫羊藿、山药补肾以鼓舞胃气;重用仙鹤草,一助党参、白术、黄芪、甘草以益气;二佐当归补血汤以补血;三辅茯苓、甘麦大枣汤以安神;四协石韦以升白细胞;五配大枣、商陆以升血小板。商陆一味,方书归类于峻下逐水药,其实民间称其为"土人参",常配猪瘦肉同煮,以抗疲劳,可见其有补益之功。笔者常用其配仙鹤草、大枣等加入对症之剂以治血小板减少、紫癜等症,疗效确切,并未遇到泻下之例。

养心安神 可用于多种失眠、焦虑、神经官能症,以及阵发性心动过速,房颤等心律失常之证。

案例2 王某某,女,19岁。2003年11月9日诊。

患者进入高三年级,学习本来就很紧张,常因思虑过度而夜寐不安。3天前,晚自修下课后回家路上,小弄转角处突然窜出一人而受惊吓。是夜心惊神慌,不能自主,更难以入眠,稍闭目入睡,即乱梦纷纭,如

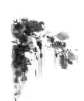

此3天,精神萎靡,心烦懊侬,茶饭不思,其母伴来就诊。见其面色憔悴带青,精神不振,郁郁不乐,喜叹息,舌偏淡,苔薄腻,脉缓弦。证属心脾两虚,胆气郁结,血不养心,神不守舍。治宜补养心脾,安神镇惊。归脾丸合二夏汤加减:党参、黄芪、白术、远志、酸枣仁、半夏、夏枯草各15g,仙鹤草、茯苓、龙骨、牡蛎、麦芽各30g,甘草6g。5剂。先煎茯苓、龙骨、牡蛎,后纳诸药,于睡前服头汁,二汁于第二天午饭后服。药后睡眠好转,心惊肉跳之感已消,食欲渐增,继以前法去龙骨、牡蛎,加大枣30g。7剂。诸症大有改观,几同常人。用仙鹤草、大枣各30g常服,加归脾丸善后巩固。嘱注意休息,劳逸结合,适度参加体育活动,次年顺利考入大学。

按 不寐一证,原因很多。本例属思虑太过,伤及心脾,又暴受惊吓,致使心虚胆怯,影响心神而导致的失眠。方中四君子汤配黄芪、大枣、麦芽,益气健脾养心;远志、酸枣仁、仙鹤草,补血养心安神;茯苓、龙骨、牡蛎,镇惊定魂;半夏配夏枯草,善协调阴阳以治失眠;仙鹤草、大枣配归脾丸,益气健脾,补血宁心,可长期服用,用于思虑过度伤及心脾者尤宜。

行血止血 可用于各种出血性疾病。

案例3 诸某某,男,31岁。2001年7月21日诊。

患者在建筑工地做搬运工,5天前中午鼻衄突发,流血不止,急送某院五官科处理后血暂止,但常复作,后来我处诊治。按脉细数带弦,舌质红,尿黄,便干,证属体力消耗较大,汗出多而阴津伤,阴虚则阳亢,虚火上炎则鼻衄作。治宜滋阴益气,引血下行。仙鹤草、生地、龙骨、牡蛎各30g,太子参、北沙参、生白芍、桑白皮、地骨皮各15g,大黄、甘草各6g。5剂。药后大便已畅,鼻衄未作。嘱注意休息,暂勿干重活。原方再服5剂,以资巩固。

按 方中仙鹤草配生地、两参、白芍、甘草,益气养血滋阴:助龙骨、牡蛎,补已破之血络:桑白皮、地骨皮、大黄,泻肺清热,引血下行。大便畅,虚火下行而归其宅,则衄自止。仙鹤草为止血要药,此为众人所知,可用于各种出血性疾病,如咯血、吐血、衄血、尿血、便血,妇人崩漏,男子血精等症。"但此药止中有行,兼擅活血之长,则为人所鲜知。"朱良春先生认为本品"味苦辛而涩,涩则能止,辛则能行,是以止涩中寓宣通之意……因此,本品不得以收涩止血视之,止血而不留瘀,瘀血去则新血生,故为血证要药焉。"

益气止眩 可用于多种虚弱,疲劳,眩晕,耳鸣,耳聋等症。

案例4 郦某某,女,56岁。2002年5月16日诊。

患者自述近年来,经常出现头晕耳鸣,时轻时重,虽多处治疗,未能根治。今晨起床时,突然眩晕发作,不能自行,由其家属陪伴而来我处诊治。见其双目紧闭,精神不振,面黄少华,舌淡略胖,苔薄白,脉缓无力,右寸尤弱,伴胸闷,善太息,血压90/60mmHg。证属气血亏虚,大气下陷,不能上承于脑,脑失所养,以致眩晕作。治宜益气举陷,养血荣脑。补气养血荣脑汤(自拟)加减:仙鹤草、黄芪各30g,党参、白术、泽泻各15g,半夏、天麻、独活各10g,升麻、柴胡、桔梗、甘草各6g。5剂。药后目已能睁,眩晕亦止,诸症好转,又5剂而安。

按 眩晕一证,常伴耳鸣、恶心、呕吐等症,轻则闭目静卧稍安,重则天旋地转,不能站立。本例属气虚且陷、脑失所养所致。方中仙鹤草,助人参、白术、黄芪、甘草,补气健脾,脾健则气血生化有源;更用升麻、柴胡、桔梗,助诸药升举下陷之清阳以养脑;其余泽泻、天麻、半夏、独活,均为治眩晕之要药。仙鹤草对链霉素及其他西药引起的耳鸣、耳聋,亦有佳效。

固腠止汗 可用于各种自汗、盗汗等症。

案例5 胡某某,男,70岁。1999年10月28日诊。

患者近期来寐则汗出,以胸背为甚,昨夜汗出甚而醒,临圊时冒风,晨起则觉背胀项强,汗出恶风,咳嗽无痰,鼻塞流涕,纳不知味,舌苔薄白,脉浮缓,T38.8℃。证属汗出冒风,外邪乘虚而入,致使营卫失调,腠理不固。治宜疏风解肌,调和营卫以固腠理。桂枝汤合玉屏风散加味:仙鹤草、桑叶各30g,桂枝、炒白芍、焦白术、大枣各10g,黄芪、葛根各15g,防风、炙甘草、生姜各6g。3剂。嘱服药后卧床覆被休息,避风,忌荤腥、油腻、生冷之物。服药1剂,患者第2天即来告曰:"恶风消失,背胀项强亦愈,胃纳已馨,昨夜盗汗未作。坦率地说,服药时我还担心,感冒要发汗,盗汗可能要因此加重,现在感冒基本好了,盗汗亦止了,先生医

术真神。"考虑患者年老气虚,且有盗汗之疾,嘱尽剂。

按 一般而言,自汗属阳气虚,盗汗属阴血虚,但正如张景岳所说:"自汗盗汗,亦各有阴阳之证,不得谓自汗必属阳虚,盗汗必属阴虚也。"本例盗汗似属老年气虚之例,故用玉屏风益气固卫以治盗汗,用桂枝加葛根汤调和营卫以治自汗、项强。更用仙鹤草,既助玉屏风益气固腠以止汗,又协桂枝汤调和营卫以止汗。故在治愈感冒自汗的同时亦治愈了盗汗之症。如盗汗甚,可酌加麻黄根、桑叶、糯豆衣、瘪桃干等。

护肺止咳 可用于各种原因引起的咳嗽、咯血。

案例6 赵某某,女,48岁。2001年11月23日诊。

患者2个月来咳嗽反复发作,咽痒难忍,咳则不畅,时而面红汗出,甚则小便失禁,多方治疗,未能缓解。见其眼睑虚浮,咽红而少津,舌质偏红,苔薄,脉弦细数。证属外邪未清,久咳伤肺耗津,治宜润肺生津,利咽止咳,佐以驱邪。僵蝉百龙汤合五天止咳汤加减:僵蚕、蝉蜕、牛蒡子、地龙、炙百部、天竺子、天竹黄各10g,天门冬、天花粉、天浆壳各15g,仙鹤草30g。7剂。嘱忌荤腥、香燥之物,药后咳嗽大有好转,加南北沙参各15g,又7剂而安。

按 用仙鹤草止咳,是在习医之初,用于治百日咳后得到的启发。当初是为了止血,想不到在止血的同时,而咳嗽大有好转。后来在辨证的原则下加用仙鹤草,用于各种咳嗽之症,均有良好的止咳之效。特别是咳嗽而兼大便溏泻者,最为合拍。因肺与大肠相表里,一般止咳之药大多有润肠通腑的作用,唯有仙鹤草不但能止咳,而且能止泻。又目前治伤风感冒,动辄用抗生素,尤其是小孩,使其免疫力大大减低,稍有不慎即感冒,此时用仙鹤草,既可以解表止咳,又可增强免疫力,实为不可多得之妙品也。一般咳嗽初起配僵蝉三拗宣肺汤,久咳则配五天止咳汤,两方均为自拟方(见效方实践篇·治肺病方)。

治痢止泻 可用于多种泄泻、痢疾之证。

案例7 柯某某,男,45岁。1998年12月25日诊。

患者在前年夏秋季节,因饮食不洁而患痢疾,经治缓解。但嗣后每饮食不慎,或吃油脂荤腥、生冷瓜果,则常可引起腹痛下痢。昨日因吃湖蟹而腹痛阵作,肛门热痛,里急后重,痢下赤白,带有黏液,舌红苔腻,脉数。证属休息痢。发作时按湿热痢辨治,拟葛根芩连汤加味:葛根、仙鹤草各30g,黄芩、黄连、制大黄、槟榔各10g,当归、白芍、苏叶各15g,木香、甘草各6g。3剂。药后诸症基本缓解,继用连理汤加减:仙鹤草、山药各30g,党参、焦白术、炒白芍、山楂肉、乌梅炭各15g,黄连、木香、炮姜、甘草各5g。5剂。诸症痊愈,一切近常。后用乌梅丸250g,每服3g,每日3次,以资巩固。注意饮食,防止复发,随访3年,未曾反复。

按 痢疾的治疗,务必"祛邪务尽",邪毒留伏肠间,每易反复发作而成"休息痢"。发作时,急则治其标,治宜解毒化滞,故用葛根、黄芩、黄连、清热解毒;当归、白芍"行血则便脓自愈";木香、槟榔"调气则后重自除";加大黄以"通因通用";苏叶、甘草以解鱼蟹之毒;仙鹤草则为治痢要药。休止缓解时,则宜固其本,故用山药、党参、白术、甘草、山楂健脾助运,理中汤温中健脾,香连丸理气清肠,芍甘同用,化阴止痛,姜连同用,辛开苦降,乌梅丸则主治久痢。用药对症,环环紧扣,数年之疾,亦奏全功。根据朱良春教授的仙桔汤治疗溃疡性结肠炎的临床观察中,证实仙鹤草对浅表性萎缩性胃炎伴肠上皮化生,也有非常明显的疗效。表明仙鹤草既有抗菌抗炎杀灭幽门螺旋杆菌,又有修复黏膜促进再生的双重作用。

治崩止带 可用于妇人血崩,漏下,月经过多、带下等证。

案例8 孙某某,女,38岁。2000年9月18日诊。

患者在某院妇产科治疗慢性盆腔炎,3个月来,时轻时重,未有根本性的好转,刻下带下绵绵,量多质稀,腰骶酸痛,腹胀下坠,甚则后重,欲便不畅,精神不振,面色少华,气短乏力,头晕胸闷,太息稍舒,月经赶前,色淡红,量尚可,淋漓期长,舌胖,苔薄腻,脉寸虚尺长。证属气虚下陷,脾虚带脉失约,肾虚冲任不固。治宜益气健脾束带,升阳补肾固涩。黄芪、仙鹤草各30g,熟地、菟丝子、狗脊、山药、焦白术各15g,鹿角霜、乌贼骨各12g,升麻、柴胡、桔梗、甘草各6g。7剂。嘱少辛辣,经期忌生冷。药后带下明显减少,诸症好转,去升麻、柴胡,加党参15g,又7剂。后以此方,根据月经周期,加减调治而安。

按 肾为先天之本,八脉隶属于肾,肾虚则任督不固,带脉失约,精不化血,反变为带,质稀量多,腰骶酸痛,故方中用熟地、鹿角霜、狗脊、菟

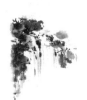

丝子、乌贼骨固肾振督、填补奇经;脾为后天之本,气血生化之源,脾虚则气陷,带脉失约,带下绵绵,腹胀下坠,故用黄芪、仙鹤草配山药、白术、甘草,益气健脾,燥湿止带;配升麻、柴胡、桔梗升阳举陷。仙鹤草治带下,虚实皆宜。虚证如本案所述,实证则配白花蛇舌草、败酱草、红籐、土茯苓等;或配五白清带汤(白鲜皮、白头翁、白槿花、白芷、白英)亦可。至于治疗崩漏,为众所周知,不必赘述(亦可参考拙拟五草安冲汤加减治之)。

降糖止渴 可用于消渴证、糖尿病

案例9 胡某某,女,60岁。2000年9月3日诊。

患者罹患糖尿病5年,开始服用达美康,效果尚可,后逐渐难以控制。先后曾服用消渴丸、二甲双胍、迪沙片等多种降糖药物,血糖控制不佳,空腹血糖徘徊在8～13mmol/L,尿糖常在(＋)～(＋＋＋)之间。后要求配合中药治疗,症见气短乏力,动则尤甚,头晕心悸,口渴多饮,夜尿频多,胃纳尚可,大便秘结时而稀溏,舌淡红略胖,苔薄白,脉沉缓。查空腹血糖12mmol/L,餐后2小时血糖21/mmol/L,尿糖(＋＋)。证属气阴两虚,脾肾两亏。治拟益气滋阴,健脾补肾,佐以活血化瘀。黄芪、山药、苍术、玄参、丹参、生地、仙鹤草、蚕茧、葛根各30g。15剂。药后空腹血糖下降至9.5mmol/L,尿糖(＋),诸症好转,后以此方加减,先后服50余剂。服药后查空腹血糖6～7mmol/L之间,尿糖(－),后以僵蚕、鸡内金等份研细,装成胶囊,每服6粒(约3g),一日2次,以资巩固。

按 笔者治疗糖尿病患者基本遵照施今墨先生的两对药,即黄芪配山药降尿糖,苍术配玄参降血糖。任继学先生擅用血肉有情之品的蚕茧,活血化瘀滋阴的丹参、生地;以及朱良春先生用仙鹤草治糖尿病的经验,组成基本方,随症加味,取得了满意的疗效。无蚕茧地区,可用僵蚕代替。当然适当运动与控制饮食,对糖尿病患者来说,是至关重要的。

散毒抗癌 可用于各种痈疽结毒,良性、恶性肿瘤。

案例10 华某某,男,59岁。1995年5月20日诊。

患者胃脘胀满常作,每自服和胃消胀之药可以缓解,今胀满甚,且有疼痛之感而来就诊。胃脘部可触及一较硬痞块,建议作胃镜检查,结果提示为占位性病变,家属怀疑,第二天即去杭州作进一步检查,确诊为胃癌而及时进行了手术。术后在化疗、放疗的同时,配合中药治疗。予益气养血,少佐解毒抗癌之味。黄芪、党参、沙参、猫人参、生地、山药、仙鹤草、大枣、白花蛇舌草、藤梨根等加减,其中仙鹤草常用至60～100g,如此3年,病情基本稳定,如同常人。现已超过10年,生活质量很好。

按　据明末蒋仪的《药镜》附篇的《拾遗赋》载:"滚咽膈之疾,平翻胃之哕,石打穿(即仙鹤草)识得者谁。""谁人识得石打穿,……穿肠穿胃能攻坚,采掇茎叶捣汁用,蔗糖白酒佐使全,噎膈饮之痰立化,津咽平复功最先。"又《本草纲目拾遗》引葛祖方,仙鹤草"消宿食,散中满,下气,疗……翻胃噎膈。"等记载,仙鹤草确有消肿瘤抗癌作用,笔者在20年前曾治2例胃癌患者(均在杭州上级医院确诊),除上述药物外,尚用过生半夏、生水蛭、半枝莲、醉鱼草等抗癌散毒之味,现均还健在。又曾治2例鼻咽癌,一例生存也12年了,一例生存26年,几同常人。

根据临床体会及有关报道,仙鹤草尚有护肝利胆消黄疸(包括新生儿高胆红素血症的治疗)、杀虫(滴虫、丝虫、钩虫、血吸虫)、止痒(滴虫性肠炎、滴虫性阴道炎、非淋菌性尿道炎)、抗疟、抗嗜睡、治腰椎间盘突出症等功用、可作临床参考应用。

三七——生血补血,化瘀止血,活血定痛

三七,又名田七,味甘微苦,性平。归肝、胃经。其不仅有活血、止血、定痛之功,而且有"止血无留瘀之弊,活血无出血之虞",更有较强的益气生血的滋补作用,故名参三七。

补血功著　三七补血,人人皆知,民间认为熟吃补血,生吃活血,所以常用三七炖鸡、鸭为补血妙品。现将赵棻先生的老师熟制三七服法转载如下,以供同道参考应用:"将田七浸泡于清水中,一二日后取出切成薄片,风干或晒干,或用干燥箱烘干。然后,另用健康鸡的肥油,文火熬成熟油,将备制三七片置入鸡油中煎炸,以微黄为度,取出待冷,研成细末,储于密封瓶中备用。服用方法:取童子鸡1只,宰后剖腹,去其内脏,将田七粉15～20g撒于腹内,加入适量清水,也可加黄酒少许,文火炖烂,即可食用。喝汤食肉,分二三次食完。又一法,取鸡蛋1枚,打成蛋花,加入熟田七粉3～5g,或10g,搅匀,炖熟食用,日服一次。余用此法治血虚之证,每获良效,对虚寒体,尤为适宜。"(赵棻,《中医杂志》1994

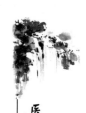

年第2期）

止血神药 张锡纯先生说："三七善化瘀血，又善止血妄行，为吐衄要药，病愈后不致瘀血留于经络证变虚劳……化瘀血而不伤血，允为理血妙品。"故可广泛应用于各种血证，如咯血、吐血、衄血、尿血、便血、崩漏、产后出血、跌打损伤、紫癜、再生障碍性贫血所致出血等，且有"有瘀血则化，无瘀则生新血"之妙。根据王德君先生报道，其止血作用随其用量增大而增强（30～50g）。用适量的开水浸泡三七粉的水浸液疗效更好，且便于服用，取效迅速。（《中医杂志》1994年第4期）

抗栓防衰 "三七既有促进血凝的一面，又有促使血块溶解的作用，兼具良好的止血和活血化瘀双相调节的功能。有止血而不留瘀，化瘀而不伤血之妙。……据现代药理研究，三七可直接扩张冠脉，降低冠脉阻力，增加冠脉流量，改善心肌供血，降低氧耗量，防止粥样斑块的形成和促其消退，调整血压，降低血脂，调节血糖，改善血液浓、黏、聚、凝状态，减少心脑血管及其他血栓栓塞性疾病的发生，从而达到延年益寿的目的。"对中老年人，特别是患有动脉硬化、高血压、高脂血症、冠心病、糖尿病的患者，小剂量（一日1.5～2g/日）常服些三七，保健用药，未病先防，有病可治，抗栓防衰，却病延年，远期疗效显著。"（吴道荣《中医杂志》1994年第2期）治疗中风，不论是脑出血，还是脑血栓，皆可用之。因其对心律有双相调节作用，为治心痹之要药，故可广泛应用于冠心病、心肌梗死、心绞痛、心律不齐等症。

消炎生肌 三七不但对外科创伤性的溃疡有生肌消炎作用，并且对消化道溃疡、出血，痢疾下血，肠中腐烂，也有很好的祛腐生新的作用，"因为三七一方面可以活血化瘀，促进血液循环，消除溃疡及其周围组织的炎症；另一方面可以促进胃、肠黏膜的再生，加快修复，使溃疡面早期愈合。具有缓解疼痛明显，溃疡愈合快，且有预防溃疡复发之特点"（吴道荣语）。

三七具有利胆、退黄、降酶、降絮、提高白蛋白、降低球蛋白的作用，可纠正白蛋白、球蛋白比例低下，甚或倒置，为治疗病毒性肝炎、乙型肝炎、肝肿大、肝硬化的理想药物。

善治女子癥瘕，月事不通，月经过多，男子前列腺炎、肥大等症。用三七粉醋调成膏外敷以治疤痕疙瘩甚效。

三七常用的配伍(药对)应用

三七/人参:气血同补,用于气血虚兼出血、瘀血等症更合拍。

三七/丹参:祛瘀生血之力更宏,寒热皆宜,止痛定悸,可治心绞痛。

三七/琥珀:治肾盂肾炎。

三七/大黄:"通瘀如扫,止血如神。"治急性中风大便秘结者最宜。

三七/白及:加强止血之功,适用于咯血、胃溃疡、吐血等症。

三七/川贝:化痰祛瘀,适用于痰瘀互结之证。

三七/鸡内金:化瘀消积,治慢性肝炎,肝硬化。

三七/西洋参:可治冠心病、前列腺肥大。

三七/川芎、地龙:治顽固性头痛。

三七/水蛭、地龙:活血化瘀,化痰通络,消肿定痛,破结通经。此为朱良春先生的"通降散",可广泛应用于心脑血管病。

八、平肝收涩药

代赭石——镇逆气,降痰涎,通燥结

代赭石苦,寒,色赤。归肝、胃、心经。自仲圣倡旋覆代赭汤以来,对于代赭石,虽历代医家有所应用,但善用者,当首推近代名医张锡纯先生。他说代赭石"能生血兼能凉血,其质重坠,又善镇逆气,降痰涎,止呕吐,通燥结,其性和平,用之得当,能建奇效。"他在《医学衷中参西录》中,发挥得淋漓尽致,独树一帜,现归纳如下,以资参考。

降逆止呕和胃胆 如镇逆汤治因胃气上逆,胆火上冲之呕吐;参赭培气汤治噎膈反胃。

降痰开结通燥结 如赭遂攻结汤治食结于肠间,不能下行,大便多日不通;镇逆承气汤治寒温阳明腑实,大便燥结不通者。

宁心安神治失眠 张锡纯谓:"赭石能导阳归阴,潜镇安神。"如安魂

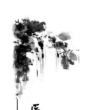

汤治心中气血虚损,兼心下停有痰饮,致惊悸不眠;龙蚝理痰汤治因思虑生痰,因痰生热,神志不宁者。

平肝潜阳疗癫痫 如荡痰汤治癫狂失心,脉滑实者;加味磁朱丸治痫风;镇风汤治小儿惊风;镇肝息风汤治中风,半身不遂,高血压等证。

镇冲开膈治喘息 如参赭镇气汤治阴阳两虚,喘逆迫促,有将脱之势。亦治肾虚不摄,冲气上干,致胃气不降作满闷;滋培汤治虚劳喘逆,饮食减少或兼咳嗽,并治一切阴虚羸弱诸症;荡胸汤治寒温结胸、胸膈痰饮之证。

凉血止血又生血 张锡纯先生说:"治吐衄之证,当以降胃为主,而降胃之药,实以赭石为最效。"如寒降汤治因热而胃气不降之吐衄;温降汤治因凉而胃气不降之吐衄;清降汤治阴分亏损之吐衄;秘红丹治肝郁多怒,胃郁气逆而致的吐衄。本品主含三氧化二铁,能促使红细胞及血红蛋白的生成,又因此服后大便可能发黑,不必惊慌。

龙骨、牡蛎和萸肉——三药配伍应用体会

善用龙骨、牡蛎和萸肉者,当首推近代名医张锡纯先生。归纳张先生用此三药,主要是取其"大能收敛元气,振作精神,固涩滑脱,收涩之中兼具条畅之性,敛正气而不敛邪气。"故"凡心中怔忡,多汗淋漓,吐血衄血,二便下血,遗精白浊,大便滑泻,小便失禁,女子崩带,皆能治之。"(《医学衷中参西录》)兹举例说明之。

止汗救脱 张氏说:"萸肉救脱之功,较参、术、芪更胜。盖萸肉之性,不独补肝也,凡人身之阴阳气血将散者,皆能敛之,故救脱之药,当以萸肉为第一。"因为"凡人元气之脱,皆脱在肝,故人虚极者,其肝风必先动,肝风动,即元气欲脱之兆也。萸肉既能敛肝,又善补肝,是以肝虚极而元气将脱者,服之最效。"龙骨"质量黏涩,具有翕收之力,以敛欲涣之元阳,则功效立见。"牡蛎"能固精气,且其性善收敛,有保合之力。"故笔者治汗出虚脱之证,均遵其理,重用萸肉,佐以龙骨、牡蛎、党参、山药、白芍、甘草,名曰加味来复救脱汤(参见效方实践篇·治阴阳气血虚损方),随证增减,每有捷效。

案例1 朱某某,男,33岁。患者平时腰膝酸软,疲劳乏力,易自汗

出,近来诸症加重,去医院治疗,半月未效,汗出更甚,诊见面色无华,时值深秋,尚裹以棉衣,少动即大汗淋漓,脉微细若绝,四肢逆冷,望舌淡胖,苔白滑。询之则知但恶寒,不发热,口不渴,胃纳极差,尿少便溏。脉证相参,此乃亡阳之兆也。亟宜壮阳固元,敛汗救脱。拟来复汤合四逆汤加味:煅龙骨、煅牡蛎、附子、萸肉、党参、山药各30克,干姜、白芍、炙草各15克。先煎龙骨、牡蛎、附子、萸肉,后纳诸药,煎汤一大碗,频频饮之,日夜相继。次日汗敛,脉亦渐起,四肢转温,患者2天未进食,此时知饥欲纳,乃进热粥半碗,以助胃气。嘱原方再服2剂,诸症好转。后小其剂,略为出入加减,共调治半月。再服金匮肾气丸500克,以资巩固,至今10年,身体健康。

止血塞流　张氏说:"龙骨、牡蛎、萸肉性皆收涩,又兼具开通之力,故能补肺络与胃中血管,以成止血之功,而又不至遽止之患,致留瘀血为恙也。"笔者体会,龙骨、牡蛎和萸肉是止血塞流的特效药,不论是何种出血,均可根据其出血部位、发病原因和寒热虚实辨证加味,一般均能达到止血的目的,并且有不致遽止而留瘀血之妙。

案例2　朱某某,男,20岁。1975年8月某日,患者在田间劳动,鼻衄突发,流血不止,急送某院,用中西医药内服外塞,4昼夜未能得效。诊见其面色苍白,目闭气微,舌淡少苔,脉芤而左关弦细数,重按无力。细询之,知其素健,鼻无外伤史,性格刚急,缘"双夏"劳累,体力消耗较大,汗出而伤津;复因发病之日,天气闷热,性情急躁,肝气有余可知。拟补络补管汤合保元寒降汤滋阴潜阳,敛肝降逆。方用煅龙骨、煅牡蛎、代赭石、萸肉、太子参、生地炭、仙鹤草、山药各30g,白芍、甘草各15g。先煎龙骨、牡蛎、赭、萸肉,再下诸药,另煎三七6克兑服,频频灌之。至天明血止,乃去塞鼻之物。又服3剂,2天服完。继拟养血补虚,少佐化瘀生新之剂(10剂)以善其后。半年后追访,病未复发,且同年11月,经体检合格加入中国人民解放军。

宁心安神　张氏说:"龙骨入肝以安魂,牡蛎入肺以定魄。魂魄者,心神之左辅右弼也。且两药同用,大能收敛心气之耗散,并三焦之气化亦可因之团聚。"盖心藏神,主血脉,为五脏六腑之大主。阴血亏损,心失所养,则神不安,常可导致心悸、胸痹、心痛等症,龙骨、牡蛎和萸肉,大能补肝安魂,敛肺定魄,以安心神之不宁,收心气之耗散。故可广泛应用于心悸、失眠以及多种心血管疾病。

案例3　王某某,女,44岁。自述近年来胸闷时痛,心悸怔忡,动则更甚,失眠多梦,眩晕常发,甚时如坐车船,曾去杭州等地诊治,按"冠心病"治疗,服药半年而疗效不显,且有渐趋严重之势。望其两唇轻度发绀,舌红少苔,似有紫气,诊其脉弦细而数,两尺不足。血压160/96mmHg。证属阴虚阳亢,心肾不交,水火失济,且久病入络,兼有瘀滞。治宜滋阴潜阳,交通心肾,化瘀宁心。拟定心汤合交泰丸加减:生龙骨、生牡蛎、怀牛膝、紫丹参、生地各20克,萸肉、茯苓、太子参、麦门冬各15克,甘草、交泰丸(包煎)各6克。连服10剂,嘱每晚服龙眼肉30克,诸症大有好转。牛膝减半,去交泰丸,加山楂肉30克,又服20剂,隔日1剂,诸症更趋好转,血压稳定于正常范围。继而早服归脾丸,晚服补心丸各250克(每服10克),以善其后。

固肾摄精　张氏说"萸肉味酸性温,大能收敛元气,振作精神,固涩滑脱。""龙骨能收敛元气,镇安精神,固敛滑脱。""牡蛎固精气。"盖肾藏精,主生殖,为先天之本。精宜固秘,不宜泄露。设若一有耗伤,则诸病均可由之而生。龙骨、牡蛎、萸肉大能封藏固摄,以治精气之耗泄。

案例4　柯某某,男,28岁。患者未婚之前常梦遗,既婚之后则早泄,继之竟阳痿滑精。结婚6年,未有子女(其妻健康),心甚忧急而来求治。望其面色无华,精神萎靡,舌淡胖,苔薄白,腰酸膝冷,脉沉虚弱。此病久不愈,阴精内竭,耗损及阳,以致下元虚惫,精关不固。治宜壮阳补肾,敛阴固精,嘱其夫妻分床,静养为要,方拟既济汤合五子固精汤加减:龙骨、牡蛎、萸肉各20g,熟地、山药、金樱子各30g,菟丝子、石莲子、韭菜子、枸杞子各15g,附子、肉桂各3g。加减共服60余剂,阳痿逐渐好转,精关亦渐固密,继早服金匮肾气丸,晚服金锁固精丸各500克,每次6克。约1年后,其妻怀孕。现有子女一对,均健。

缩泉止尿　张氏说:"脾也者,原位于中焦,为水饮上达下输之枢机,枢机不旺,则不待上达而即下输,此小便之所以不禁也。"故主用醒脾升陷汤,用黄芪、白术、甘草以升补脾气;黄芪同桑寄生、续断又可升补肝气,更用龙骨、牡蛎、萸肉、萆薢以固涩小肠。

案例5　马某某,男,76岁。患者年逾古稀,身体尚健,唯近年来,常欲小便,时有不禁之象,既溲不畅而有余沥,且尿时大便不能自控,曾多次求治,诊断为老年性前列腺肥大症,治效不显而来我处求治。切其脉两寸虚弱,两关濡缓,两尺延长,舌胖苔白,腰膝酸软,胸闷不畅,以太息为舒。知其胸中大气下陷,中气虚弱,肾虚不摄故也。治宜补气举陷,温肾固摄。拟醒脾升陷汤合缩泉丸加减:龙骨、牡蛎、缩泉丸(布包)、黄芪各15g,萸肉、川断、桑寄生、焦白术各12g,升麻、柴胡、肉桂(后下)各6g。服药7剂,诸症大有好转。又7剂,诸症若失,如同常人。(原载《浙江中医杂志》1989年第11期)

五味子——五味具备,五脏皆滋

五味子性温,五味具备,酸、咸居多。归心、肺、肾三经。《神农本草经》中列为上品,并谓“主益气,咳逆上气,劳伤羸瘦,补不足,强阴,益男子精”。《本草备要》曰:“性温,五味具备,酸咸为多,故专收敛肺气,而滋肾水,益气生津,补虚明目,强阴涩精,退热敛汗,止呕住泻,宁嗽定喘,除烦渴。”故其功效奇异,应用广泛,五脏皆滋。

柔肝益阴　五味子味酸入肝,能滋肝肾之阴,具有益阴柔肝、降酶之功。用于慢性肝炎转氨酶升高,而见胁肋隐痛,舌红少苔,肝阴不足者,五味子研细,每服3～5g,一日3次,或配合对症汤剂,疗效更佳。一般1个月为一疗程,服至转氨酶正常后,不要立即停药,只少仍要继续服一疗程,以防反跳。但急性期邪热未清,仍有黄疸时,不宜服用,且五味子入汤剂效果不理想。“其至酸之味,又善入肝,肝开窍于目,故五味子能敛瞳子散大。”(《医学衷中参西录》)又称:“泪为肝液,五味子酸能入肝,故可收敛固涩止泪。……但只适用于肝肾亏虚,肝气耗散所致者,凡肝家有动气,肺家有实热者均不宜用,脾虚寒湿者,亦不宜服。”(黄九龄,《中医杂志》1988年第77期)

养心安神　五味子味苦入心,具有养心安神敛汗之功,为治疗心病的妙药,可广泛应用于因心血不足,心阴虚损而引起的心跳、心慌、失眠、健忘,心动过速,早搏,心悸、怔忡,自汗之证;配生地、百合、甘麦大枣汤,治心脏神经官能症;配茯苓、龙骨、牡蛎,安神宁心止汗。

滋补脾胃 五味子甘入中宫益脾胃,具有滋补脾胃之功,凡脾胃虚弱,出现神疲乏力、饮食减少、舌干少苔、脉虚弱的疲劳综合征、慢性浅表性胃炎、萎缩性胃炎、胃脘嘈杂症、久泻不止等症,均可治之。如配太子参、山药、石斛、乌药、麦芽等治疲劳综合征,配沙参、黄精、山药、枸杞子等,治胃脘嘈杂、萎缩性胃炎;配补骨脂、吴茱萸、肉豆蔻、即四神丸,以治脾肾虚寒的五更泻。

敛肺止咳 五味子味辛入肺,有收敛肺气,生津止渴之效,凡对阴虚肺燥,肺气不足所致的干咳少痰,咽痒喉干,久咳虚喘,肺结核,肺气肿,肺心病,用之殊有佳效。

补肾固精 五味子味咸入肾"补肾固精,收纳肾气""专补肾,兼补五脏",以治梦遗、滑精、尿频、消渴、糖尿病、更年期综合征;如配黄芪、生地、天花粉、麦门冬,以治口渴多饮之消渴症;配桑螵蛸、龙骨,以治精滑不固等。

本品酸涩收敛,凡表邪未解,内有实热、咳嗽初起、麻疹初发、急性肝炎、黄疸未退、脾虚寒湿、舌苔腻滑者,均不宜用。张锡纯说:"入煎剂宜捣碎用,以其仁之味辛与皮之酸味相济,自不至酸过甚,服之作胀满也。"

五味子常用的配伍(药对)应用

五味子/干姜、细辛:温肺散寒,化饮止咳。

五味子/人参、麦门冬:即生脉散,治热伤气阴,口渴多汗,心悸脉虚。

五味子/生地、百合:治神经官能症。

五味子/龙骨、牡蛎:安神宁心止汗。

五味子/沙参、黄精:治萎缩性胃炎。

五味子/黄芪、山药:治消渴。

五味子/桑螵蛸、龙骨:治精滑不固。

五味子/仙鹤草、桑叶:治盗汗。

五味子/补骨脂、吴萸、肉豆蔻:即四神丸、治五更泻。

五倍子——敛肺涩肠,止血止汗,解毒疗疮

五倍子酸咸而涩,性寒。归肺、胃、大肠、肾经。具有敛肺降火、止咳平喘、和胃疗溃、安络止血、固卫止汗、摄精止遗、涩肠止泻、消蛋白尿、收

提脱坠、解毒疗疮等多种功效。既可内服,又能外用,其效不凡。正如《本草纲目》所云:"敛肺降火,化痰饮,止咳嗽,消渴,盗汗,呕吐,失血,久痢……治眼赤湿烂,消肿毒,喉痹,敛溃金疮,收脱肛、子肠坠下。"又云:"其味酸咸,能敛肺止血,化痰止渴收汗;其气寒,能散热毒疮肿;其性收,能除泻痢湿烂。"因其含大量鞣质,有很强的收涩作用,故新感咳嗽,痢疾初起,大便秘结者,则不宜使用。

敛肺降火,止咳平喘 以治肺虚久咳、慢性支气管炎、过敏性哮喘、肺气肿、肺心病。此等病的主要症状为长期咳嗽,气喘多痰,反复发作,不能根治,在辨证的前提下,加用五倍子能提高效率。

和胃疗溃,安络止血 以治急慢性胃炎、糜烂性胃炎、消化性溃疡、出血、十二指肠溃疡、食管炎、食管静脉曲张破裂出血等。在辨证施治的基础上加五倍子往往可提高疗效,或用乌倍及散按法治之,效果更佳。

摄精止遗,消蛋白尿 遗精,滑精,尿蛋白,实为肾气不足,失于闭藏,封固无权,精元下注,肾病及脾,损耗中气,脾失统摄,精气流失所致,在辨证的基础上加五倍子能提高疗效,并用五倍子煎汤熏洗阴茎可治早泄,龙倍散敷脐更妙。

涩肠止泻,收提脱坠 慢性泻痢宜敛之、止之,五倍子不仅收敛,且有抗菌之效,故于慢性泻痢,非特异结肠炎的治疗甚合。脱肛、阴挺者可用升陷汤加五倍子内服,外可用五倍子50g,煎水趁热先熏后洗,再用五倍子研极细末5g,(或用龙倍散)散于消毒纱布上托起,轻之揉纳送回,一日1次,以愈为度。

解毒消肿,生肌疗疮 凡痈毒局部红肿热痛,初起无脓头者,取五倍子粉,用蜂蜜、米醋调和成膏,贴敷患处,1~2日即可消退;若已溃者,贴时留出溃口,以便引流,口疮、复发性口腔溃疡,取五倍子粉用干棉签敷于疮面上,一日3~4次。婴儿湿疹亦可敷之,牙痛用五倍子煎汁噙漱,不要咽下,片刻吐出,其痛立止。

龙倍散:煅龙骨、五倍子,去杂质各等份,研极细和匀,储瓶备用。用时加适量水调膏,填敷神阙,上盖塑料薄膜,用镇痛膏固定,隔天换药一次,可治久咳、久泻、久痢、自汗、盗汗、遗精、滑精、崩漏、带下、小儿遗尿等症。若治脱肛,阴挺,则先用1%明矾水洗后,涂以香油,再撒以龙倍散

于消毒纱布上托起,轻轻揉纳送回,一日1次,以愈为度。

乌倍及散:乌贼骨、五倍子、白及、各等份研极细,储瓶备用。在辨证的汤剂药汁中,加入该药6~10g,拌匀后,空腹温服,一日3次,服后在床上翻身数次,使药液充分接触胃黏膜,使药物直接作用于溃疡出血部位,迅速达到疗溃止血的目的(无药汁时,可用藕粉为基汁)以治消化道溃疡出血。

乌梅——敛肝生津养胃,敛肺涩肠安蛔

乌梅味酸涩,性平。归肝、脾、肺、大肠经。具有敛肝益精、养胃生津、养心安神、敛肾摄精、敛肺止咳、涩肠止泻、止痢安蛔、润肤止痒、抗过敏等功效。

敛肺涩肠,止久嗽泻痢 乌梅敛肺,止咳平喘,有去痰,"止久嗽"之功效,适应于肺气肿,肺心病,慢性支气管炎,咳喘反复发作者。久咳伤肺,肺虚及肾,肺气之降失职,肾虚纳气则无权。在温肾纳气,补肺涤痰,止咳平喘,辨证的基础上加用本品,大能提高疗效。乌梅有"涩肠、止泻痢之功效"(《本草纲目》)"今治血痢必用"(《本草逢原》)。对脾虚久泻,大肠滑泻,血痢不止,甚至脱肛者,均可应用本品,如溃疡性结肠炎、慢性非特异性结肠炎、慢性痢疾等。

敛肝补虚,抑肝气之亢 清代名医刘鸿恩先生著《医门八法》,治病以善用乌梅为其长,发现了乌梅敛肝的奇特功效。并强调"治肝之法,宜敛不宜散,宜补不宜攻。"凡遇阴虚血少,肝燥克脾之证,"用乌梅以敛之补之最宜",并推而广之,凡系肝经病证,用之皆效。如气泄(迁怒则泄),疝气,胁痛,胃脘痛,诸般虚证,乃至妇科崩中、恶阻等。叶天士云:"梅占先春,花发最早,得少阳生气,非酸敛之收药"也。故常有报道,用本品以治慢性乙型肝炎、肝郁化火之多汗、血虚不能养心的怔忡等,此外有报道重用乌梅50g,可治甲亢。

敛脾生津,养胃阴降糖 乌梅味酸涩,且有收涩脾精,止漏浊;滋阴生津,养胃阴之功。"禀木气最全,为敛肝养胃,生津开胃之佳品。"故可改善"三多"症状,以治糖尿病(常配僵蚕、牛蒡子、荔枝核各等份,为细末,每服5g,一日3次)。萎缩性胃炎、胃酸缺失症、嘈杂症(常配木瓜、白芍、

甘草），刘鸿恩先生创"乌梅四物汤（四物汤去川芎加乌梅）认为此方"诚为滋阴之至剂，亦可为治消渴之至剂"也。

养心润肤，以安神止痒　乌梅"能敛浮热……除热烦满，安心"的功效（《本草经疏》）。故可用于心肾不交、神经衰弱、癔症脏燥等疾病引起的夜寐不安、多梦易醒、焦虑症、神经官能症、失眠等睡眠障碍症，笔者临床常配两夏龙琥安神汤（效方实践篇·治失眠方）加减治之，效果当属满意。乌梅不但有养阴润肤以止痒，并且有抗过敏的作用，对血虚风燥所致的皮肤瘙痒症、荨麻疹、隐疹、顽癣、神经性皮炎等均可应用之。施今墨先生创过敏煎（乌梅、防风、银柴胡、甘草）就是为治疗隐疹而设，即取乌梅之润肤止痒和抗过敏双重功效。笔者临床常用升降散配乌梅、徐长卿、地肤子、蛇床子等，以治各种皮肤瘙痒症，效果满意。

敛肾精微，消蛋白血尿　《本草求真》云："乌梅酸涩而温，入肺则收，入肠则涩……无不因其收涩之性，而使下脱上逆皆治。"《本草求原》谓："治溲血、下血、诸血证。"乌梅具有收敛脾肾之精微，止漏浊脂的功效，故笔者在治疗慢性肾小球肾炎之蛋白尿、血尿经久不消者常配土茯苓、仙鹤草、六月雪、白茅根、僵蚕、蝉蜕、牛蒡子等，功效满意。

去死肌恶肉，消息肉瘢痕　《本经逢原》云："乌梅酸收……恶疮胬肉，烧炭研敷面，恶胬自消，此即《本经》去死肌恶肉之验。"随着医学检查手段的提高，各部位息肉的发现率亦大大增加，如胆息肉、肠息肉、宫颈息肉、鼻息肉、声带息肉等，治疗比较棘手，除手术外，效果不甚理想，且容易复发。笔者用乌梅去核，净肉炒炭，配炒僵蚕等量研细，每服5g，一日2～3次，开水送服，或用蜂蜜做丸，更易为患者接受，效果当属满意。

因烧伤、外伤、疮疡，以及手术在愈合期出现的瘢痕疙瘩，可用乌梅润透去核、焙干研细，加三七粉1/2量混匀备用。用时取橡皮膏，依瘢痕形状大小剪孔贴患处，使瘢痕外露，醋调药粉如软膏状，敷上约5mm厚，外再以4层纱布盖严包扎，待干时以醋滴纱布上润之，3日换药一次，至平复。

乌梅常用的配伍（对药）应用

乌梅/黄连：酸苦涌泻清心火，治不寐、口糜、泻痢。

乌梅/木瓜：养胃阴治萎缩性胃炎、胃酸缺乏症。

乌梅/僵蚕：消各种息肉。

乌梅/蝉蜕：一收一散，敛气血精微，而散诸邪，可治肾炎血尿、蛋白尿经久不消。

乌梅/三七：去瘢痕。

乌梅/徐长卿：和肠止泻。

乌梅/土茯苓：消尿蛋白。

乌梅/防风、甘草：抗过敏、止痒。

乌梅/儿茶、血余炭：敛肠止泻、治放疗后引起的放射性肠炎。

乌梅/当归、生地、白芍：滋阴补虚，治消渴。

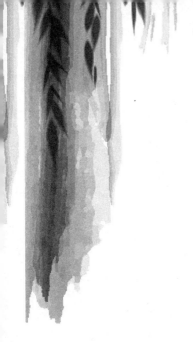

第四篇

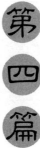

薪火传承篇

前无作者，虽美不能彰也；
后无述者，虽盛不能传也。

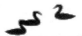

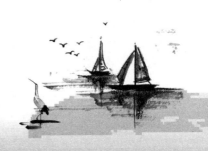

一、胡仲翊先生学术思想和临床经验简介

生平简历与治学态度

先君胡公仲翊先生(1896～1966)，名家骧，浙江桐庐人。祖籍宁波，后迁桐庐，至先君已十世矣。先生出身书香门第，秉承家训，弱冠名籍已甚，早年毕业于杭州安定中学，本欲赴日本留学，奈时值先祖奏平公仙逝，只得放弃赴日。先任教于紫宵观小学，后任桐庐县民众教育馆馆长、桐庐地方银行主任。平素好读书，诸子百家，天文地理，多所涉猎，喜收集金石书画，擅长书法，桐庐县商场市招，咸得先生墨迹为荣。

不幸中年丧妻，后又失女，均为庸医所误，遂立志习医。后投学于恽铁樵先生创办的中医函授学校，专心研究岐黄之学，以救人济世。行医之后，诊不收费，自己生活甚俭，能急人所急，常济贫扶危，赠衣送钱，美德彰著，很多老年人至今尚称颂不已。先君常谓我等曰："医乃仁心之术，立人之道，济病人之苦，非获利之为也。"以"业医原为救人济世"为座右铭，并亦以此勉励我等。

新中国成立后积极响应党和政府的号召，联合县内王维乃、孙翊舟、周灿霖、周凤来诸同道毅然组织成立城关中医联合诊所(现桐庐中医院前身)。先君平生谦虚谨慎，好学不倦，除悉心钻研《内经》《难经》《伤寒》《金匮》等经典医著外，对各家学术，汲取精华，兼收并蓄，毫无偏见，既不泥古，亦不薄今，甚至西医药知识亦旁习之。见他人所长，常虚心请教以资取长补短。每见有好的验方，专家经验，甚至于民间单方，均录之于读书笔记，且常运用于临床。常对我等曰："见识宜广，学无止境。"故诊务虽忙，甚至卧病于床，犹手不释卷。审证用药，殚心竭虑，务求至当，常对我等曰："临证要牢记孙真人的'行欲方而智欲园，心欲小而胆欲大'的至理名言，对于每一味药，既要看到它的利，更要看到它的弊。"处方用药，

内伤杂病,以轻灵见长,平稳无疵,全面兼顾;但对于外感热病,危重患者,亦不排除重症用重药,有的放矢,击中要害。临床40余年,理论造诣颇深,临证经验丰富。善内科、外科、妇科、儿科,对时令病颇有研究,晚年求治者尤以妇、婴为多,遂以擅长妇科儿科著称。

先生数十年如一日,勤勤恳恳,以全部精力献给了中医事业,党和人民视其为爱国民主人士,给予政府特殊补贴。惜忙于诊务,无暇著述,虽保存了一批医案,但又遭"文化大革命"之毁,现仅留得散在医案数百例而已。现从保存的病例、医案、笔记以及平时的口授教导等有关素材,对其学术经验,整理介绍之。

对外感病诊治的独到见解

主张寒温统一 ——五期辨证

中医外感病是泛指感受六淫之邪,疫疠之气所引起的以发热为主症的急性病,包括《伤寒论》和《温病学》所论述的各种传染性及非传染性发热病。先君尝谓:"很显然,温病学说是《伤寒论》的发展和补充,寒与温的最大区别仅在于侵犯人体的外邪性质与转归不同而已。伤寒是感受寒邪,易伤人阳气,故开始用辛温,最后须回阳;温病是感受温邪,易伤人阴液,故开始用辛凉,最后得救阴。至于表邪不解,向里传变,均可化热,都用清热;大便秘结,都得通腑。所以它们的论述虽各有异,但其内涵甚为密切,所属脏腑关系则完全一致,相互补充,相得益彰,分之则偏,合之则全。"通过长期实践,观察体验,总结出一个统一的辨证论治纲领——外感病诊治的五个阶段,我们遵循先生之法,用于临床,确有执简驭繁、便于辨证用药之优点(后笔者归纳为五期辨证法)。

1. 恶寒表证期

案例1　陈某,女,40岁。春节临近,渡船拥挤,患者不慎落入水中,幸水位不深,但感觉寒甚,马上回家换衣卧床,自服生姜汤,以为可安,不料至后半夜,恶寒甚,身痛难忍,只得加棉被两条,用热水袋两只取暖,到早晨即来院治疗。恶寒发热38.9℃,头痛项强,无汗身疼,咳嗽痰白,舌苔薄白,脉浮紧。证属寒邪束表,治宜发汗解表。僵蝉三拗宣肺汤加味:麻黄、桂枝、蝉蜕、羌活各6g,杏仁、僵蚕、炒牛蒡、葛根、豆豉各9g,炙甘草 3g,葱白 3 茎。3 剂。嘱药宜热服,服后温覆休息,令微汗出,保暖避风,勿使复感,忌荤腥、甜、腻之物,多喝开水。服药后汗出漐漐,恶寒顿减,体温下降,尽剂而愈。

按 肺主气,司呼吸,属卫,外合皮毛,具宣发之性。寒邪束表,肺卫郁闭而不得宣发,则发为恶寒发热、头痛身疼、无汗咳嗽等症。方中麻黄汤发汗解表,加羌活、葱豉、葛根以加强解表散寒之力,又可缓解头项之痛;佐僵蚕、蝉蜕、牛蒡以解表止咳。药后温覆微汗出,恶寒即缓,发热即退,正所谓"体若燔炭,汗出而散"也。

案例 2 刘某,男,53 岁。国庆节过后,天气微凉,不慎冒风感寒,咽干喉痒,咳嗽频作,无痰不畅,夜晚尤甚,影响睡眠,届时逾周。咳剧时,胸膺隐痛,牵引两胁,大便干燥难解,只得自行戒烟,但亦未能缓解,舌苔薄白,脉浮弦。证属燥邪伤肺,肺气失宣,燥邪伤津,肠失传导。治宜疏风润燥,理肺止咳,润肠通腑。僵蝉三拗宣肺汤加味:僵蚕、炒牛蒡、杏仁、桃仁、炙紫菀、当归、桑叶、浙贝各 9g,炙麻黄、蝉蜕各 6g,炙甘草 3g。5 剂。嘱忌荤腥酒辣、烟、香燥之物。药后咳嗽稍爽,胸痛亦缓,大便已畅,诸症好转。原方又服 5 剂而安。

按 燥有凉温之分,初秋尚温,燥兼风热,谓之温燥;深秋偏凉,燥兼风寒,谓之凉燥。张景岳说:"肺苦于燥,肺燥则痒,痒则咳不能已也。"故方中僵蚕、蝉蜕、牛蒡、三拗利咽喉,宣肺气而止咳嗽,杏仁配桑叶、浙贝,仿桑杏汤意,加桃仁、当归、紫菀辛润下气通腑,因肺与大肠相表里,通腑亦即以润肺也。又咳引胸痛,是肺气被郁,气络失和;甚于夜晚,是有瘀血,则用当归、桃仁最切合病机,"血和则肺亦顺也"。

2. 表里同病期

案例 3 夏某,女,38 岁。患者有不典型上腹疼痛史 3 年有余,每因饮食不慎,或情志抑郁而作。这次因吃肉粽而起,致使上腹胀痛,连及两胁,反射至肩背,恶心呕吐,口苦咽干,发热以午后为甚,便秘尿黄,舌质红,苔薄腻,脉弦数。此为湿热蕴结,胆胃郁滞化火。治宜清热祛湿,利胆和胃。柴胡青蒿和解汤加减:柴胡、黄芩、半夏、川楝子、延胡索各 6g,青蒿、竹茹、郁金、炒白芍、枳壳各 9g,熟军 4.5g,甘草 3g。5 剂。嘱暂吃流汁易消化之物,忌脂肪、蛋类、酒、辣等物。药后腑气通,胀痛止,诸症

缓解,后服利胆和胃之剂善后。

按 "六腑以通为用,以降为顺"。湿热瘀阻,气机郁滞,胆胃失于通降,治疗上应围绕一个"通"字,湿热者清而通之,郁滞者疏而通之,里实者泻而通之。方中柴胡、黄芩、青蒿清泄少阳胆火,半夏、竹茹和胃降逆,枳壳、大黄理气通腑,金铃子散、郁金疏肝利胆,活血止痛,芍药甘草缓急止痛,"通则不痛",则诸症缓解。

案例4 曾某,男,34岁。时值中秋节,天气尚热,但昨日午后,突然恶寒怕冷,虽覆棉被2条,仍觉寒栗鼓颌,持续约1小时后,恶寒骤停,继则壮热,体若燔炭,烦渴引饮,面色潮红,头痛较甚,恶心欲呕,晚饭前汗出遍体,发热渐退,体温复常,诸症若失。今来诊时,神疲乏力,咽干喉燥,便秘尿黄,舌质红,苔黄腻,脉弦数。此为疟疾,治宜和解表里,祛邪截疟。拟柴胡青蒿和解汤合达原饮加减:柴胡、黄芩、半夏、常山、草果、槟榔、栀子各6g,青蒿、天花粉各9g,生石膏、马鞭草、碧玉散各15g。3剂。一日1剂,水煎2次,相隔8小时服1次,唯次日头汁必须在发作前2小时温服。并采桃叶嫩头7个,放于贴身内衣口袋。间日未发作,尽剂而愈。

按 疟疾以寒战壮热,间息而作为主症,多因夏秋感受疟邪所致。疟邪瘴毒侵入人体后,伏于半表半里,横连募原,正邪相争而作。故方用柴胡、黄芩、青蒿、半夏、甘草和解表里,槟榔、草果透达募原,青蒿、常山、马鞭草为治疟之妙品,栀子、花粉、石膏、碧玉散解毒生津。见先君以此方加减治疟无数,其效可靠。

3. 入里化热期

案例5 尹某,女,26岁。发热逾周,用抗生素无效,经化验未明确诊断,以发热待查留观。会诊时见患者高热(T 39.2℃),汗出不畅,伴头痛目赤,咽喉红肿疼痛,烦躁欲饮,大便秘结,3日未解,尿黄、舌红苔黄,脉数。外邪已化热入里,侵犯阳明中焦气分,与肠中糟粕搏结而使腑气不通。治当辛凉透邪,清气通下,以防其邪进一步内侵,变症蜂起。银翘白虎汤加减:生石膏30g,知母、栀子、僵蚕各9g,银花、连翘、野荞麦、凉膈散(包)各15g,蝉蜕、黄芩各6g,甘草3g。3剂(2天内服完),是夜高热渐退(T38.7℃),次日早餐前,腑气已通,大便得下,体温即趋近常

(T37.3℃),后以竹叶石膏汤加减善后而愈。

按 外邪入里化热,故用白虎汤大清阳明气分之热,银花、连翘、栀子、黄芩清热解毒以助之,僵蚕、蝉蜕、青蒿、野荞麦辛凉透邪,利咽清热以辅之,更用凉膈散凉膈而通腑气,使邪热上散中清下泄,分而解之。

案例6 王某,男,28岁。时值夏收夏种后期,昨日突发高热,恶寒无汗,恶心欲呕,胸闷脘痞,四肢乏力,头痛,全身酸痛,小腿尤甚,咽红目赤,颌下淋巴结肿大,舌红苔薄黄,脉数,是值钩端螺旋体病流行,该病应首先考虑。治宜清暑祛湿,防疫解毒。银翘白虎清热汤加减:银花、连翘、青蒿、板蓝根、白重楼、二蚕砂(包)、六一散(包)各15g,生石膏30g,知母、黄芩、藿香各9g,3剂。药后发热渐退,诸痛趋缓,诸症好转,前方小其剂,去藿香、蚕砂,加竹叶、麦芽,继清余邪。

按 钩端螺旋体病早期有三大症状;突然恶寒发热、全身酸痛和软弱无力;有三大体征;目赤、腿痛和淋巴结肿大。夏暑季节为发病高峰,属自然疫水接触致病,属暑温、湿温范畴。故方中用大剂量银花、连翘、生石膏、知母、重楼、黄芩、板蓝根清热解毒,青蒿、藿香清暑透邪,蚕砂、六一散祛暑除湿化浊,蚕砂又能缓解腓肠肌疼痛性痉挛。该病目前已很少见。

4. 入营动血动风期

案例7 郑某,男,18岁。高热3天,已用抗生素等西药,仍持续不退,见咳嗽气急,痰中带血,时有少量鼻衄,红疹隐隐,口渴引饮,头痛项强,四肢微微抽搐,时而嗜睡,时而烦躁不安,腹胀拒按,大便秘结,自发热后未如厕,小便短赤,舌红苔黄,脉滑数。证属温邪内犯,损伤营血。治当清营泻热,凉血解毒,化痰息风。牛角地黄清营汤加减:水牛角(先煎)、大叶青、生地、丹参、玄参、银花、连翘各15g,羚羊角片2.1g(另煎兑服),钩藤、焦山栀、丹皮、知母各9g,生石膏30g,鲜竹沥30ml(兑服),生军6g。3剂(日夜相继,2天内服完)。药后发热渐退,第2天中午大便得畅,诸症好转,体温趋常。小其剂,去牛角、羚羊角、钩藤、竹沥、大青叶、生军,加竹叶、青蒿、谷麦芽,又3剂而安。

按 温邪(特别是兼感疫疠之气)侵犯人体后,传变迅速,极易化热入里,内犯营血,动血动风。治疗必须主以清热解毒,凉血息风,及时采用通腑泻下,因"温病下不嫌早",通其郁闭,和其气机,护其阴津,用药宜专,用量宜重,"意在早灭星星之火,避免燎原之虞"。故方中重用银翘白虎汤清热解毒,大黄通腑泻下;用生地、丹参、玄参,一方面协助犀角(方中牛角配大青叶代之)、丹皮、焦山栀凉血散血,另一方面助大黄增液行舟,使泻下而不伤阴;更用羚羊角、钩藤凉肝息风,竹沥化痰清心。使在里之热毒得以下泄外达,故收覆杯之效。

牛角地黄清营汤虽专为热邪进入营血而设,但本方亦可用于内伤杂病,诸如阴虚血热、血小板减少等症。2007年7月曾治一血小板减少而口腔出血患者,开始因药物过敏(药物不明)而舌面出血,用西药抗过敏、止血治疗,未效,且症状反甚,后到我处就诊。见其舌胖大,塞满整个口腔,其质紫暗如猪肝,张口难闭,鲜血外溢,甚是痛苦,查血小板低下,大便偏燥,脉细数。拟凉血升板,引血下行。牛角地黄清营汤加减:水牛角(先煎)、生地、玄参、仙鹤草、旱莲草各30 g,焦山栀、紫草、商陆各15 g,丹皮12 g,熟军10 g,黄连、甘草各5 g。7剂。服药后,大便隔日一次,舌体回缩,已不出血。熟军减半,去川连,加大枣30g,又7剂,以资巩固。继以益气养阴升板之剂善后而愈。

5. 阴阳损伤期

案例8 汪某,女,39岁。旬日前,因感冒咳嗽,经服西药治疗得缓解,但此后低热持续不退,神疲乏力,常觉胸闷心悸,易烦躁上火,自汗出,寐不安,手足心热,月经赶前,量多色鲜期长,大便干燥难行,舌红少苔,脉细数。证属风热病毒,侵犯心营,耗气伤阴,阴虚则内热。治宜滋阴清热,宁心安神。滋阴清热保津汤加减:生地、沙参、玄参、丹参、地骨皮各12g,麦门冬、白芍、青蒿各9g,川连、五味子、炙甘草各3g。5剂。药后诸症好转,低热亦清,舌红渐退,已生薄苔,继前法去黄连、青蒿,加山药、麦芽各15g,又5剂而安。

按 外邪入侵,虽经治疗,但其邪去而未尽,可循脉累及于心,胸闷心悸,神疲乏力,诸症叠见。方中生脉饮、增液汤,益气养阴润燥,丹参化瘀强心,黄连清心解毒,青蒿、地骨皮清低热,五味子、白芍与甘草同用,甘酸化阴,气生阴复热清,则诸症自愈。

案例9 诸某,男,58岁。患者平素常腰膝酸软,易疲劳乏力,自汗出,动则更甚,近日又患感冒,恶风畏寒,不发热,口不渴,四肢凉,胃纳差,尿少便溏,舌淡胖,苔薄白,脉微细无力,脉证相参,证属素体阳气虚衰,复感风寒。治宜益气温阳,少佐疏解。益气壮阳祛寒汤加减:黄芪12g,党参、焦白术、山药各9g,炒白芍6g,桂枝、附子、防风、炙甘草各3g,北细辛1.2g,生姜3片,大枣4枚。3剂。药后外邪已解,阳气回复,四肢转温,汗出亦止,诸症好转,去附子、细辛,加淫羊藿、菟丝子各12g,又5剂以巩固之。

按 阳气虚弱之人,卫外不固,极易感冒汗自出,"阳虚则生寒",而见畏寒肢冷,疲倦乏力,动则汗出,尿少便溏等症。方中党参、山药、玉屏风补气固卫升阳;桂枝汤调和营卫,疏解外邪以止汗;更用大辛大热、补火助阳的附子、细辛温肾散寒。故药后阳气回复,诸症缓解。去附子、细辛加药性柔和的补肾温阳的淫羊藿、菟丝子,则可常服亦无妨。

表透贯穿始终——擅用僵蝉

先君说:"外感病,不外乎六淫之邪,疠疫之气从外侵袭,侵犯太阳卫表,由表入里,故治疗只宜表透,勿使邪毒内犯,促其外达。"并在长期实践中体验到僵蚕与蝉蜕相互配用,兼擅表透与解毒之功,为治外感不可多得之对药。在辨证论治的前提下,表透贯穿始终。根据病程的传变,不同阶段,采用不同配伍,以到达表透的目的。如邪在卫表,寒配三拗,热配银翘;入里化热,无形之热配白虎,有形之积配承气;邪犯营血,动血配犀角地黄,动风配羚羊钩藤。此完全符合叶天士"在卫汗之可也,到气才可清气,入营犹可透热转气,入血就恐耗血动血,直须凉血散血"之原则。不过先君的治法运用,尚具一格,邪将传未传之机,每加入预防之味。如未大热大汗而用石膏,未达津伤口渴而加人参、石斛,腑气不通即配瓜蒌、增液汤等。先君常教导我等说:"治热病,最宜防耗伤津气,留得一分津气,便有一分生机。故治疗热病,亦要预防为主。"此即姜春华教授倡导的"截断"之意也,亦是《内经》治未病思想的体现。

谨防死灰复燃——祛邪务尽

先君说:"治疗热病,祛邪务尽,邪在卫表,表透彻底,前人有"有一分恶寒,即有一分表证"之说,即只要一分恶寒(风),就要表透一分外邪。湿热、伏气,邪毒氤氲,时轻时重,如同抽丝剥蕉,层出不穷,不得早用滋

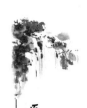
腻之品,以免闭门留寇。正气未到溃败,同时兼有邪实,脉象沉实有力,仲圣尚有"急下存阴"之训。高热经治,虽大热已退,然余邪未清,可仿竹叶石膏汤法以继清余热,以免死灰复燃。"

适时顾及脾胃——护阳存阴

先君常教导说:"一部《伤寒论》,护阳气,存阴液,顾及脾胃,贯彻始终。从桂枝汤吃热粥,到白虎汤用粳米,从小柴胡用参草姜枣,到十枣汤用大枣,无不充分体现了仲景护阳存阴保胃气的治疗思想。至于温病学说,则更侧重保津救阴,因温邪易伤人阴津故也。"脾胃为后天之本,水谷之海,气血生化之源。"有胃气则生"这在先君的论述、治疗中亦可得到充分体现。如在治表证时,常加神曲、姜、枣以和胃透表;用白虎汤时,加山药调和脾胃;用葛根芩连汤时,加楂肉健胃治痢;大病后及时加用四君、炒谷麦芽醒脾开胃助胃气等等。但同时也要指出的是,先君亦常以"及时祛邪,即所以扶正,是最好的护阳存阴保胃气"之语强调之。

妇科证治经验简介

妇科当以养血为主、调气为先

先君行医40余年,精于医理,勤于临床,治学严谨,注重实践,擅长妇科,重视妇人"以血为本"的生理特点和妇人多忧郁的病理特点。盖肝主疏泄,主藏血而司血海,为冲脉之本,体阴而用阳。虽云"肺主气,肾纳气""心主血,脾统血",实离不开肝主疏泄以调整全身气机的作用,和肝藏血以调节全身血量的功能。这对女子来说,尤为突出,故有"女子以肝为先天"之说。所以治疗妇科疾病,当以养血为主、调气为先,而调气尤重在调肝。现举案例数则,以资说明:

1. 经前乳胀

案例1　王某,29岁。近半年来,月经常逾期,每值经前一周,乳房开始胀痛,甚则乳头亦然,不得接触,胸闷,善太息,情志少欢,易烦躁,经潮,即诸症自平。刻下经期将至,症情渐现,舌有紫点,苔薄白,脉弦缓。证属肝气郁结,疏泄不及。治宜疏肝解郁,和血调冲。柴胡疏肝散加味:当归、白芍、香附各9g,柴胡、川芎、枳壳、丝瓜络、郁金各6g,青皮、红花、甘草各3g,生麦芽15g。5剂。药后乳房胀痛即减,情志亦觉舒畅,月经按期而行,量较前增加。嘱本方于经前乳胀即开始服用,至月经来潮。连服3个周期,月经按期而行、通畅,乳胀渐瘥。

按 经期前乳胀症,每当行经前期血海满盈,冲任旺盛,但由于情志抑郁,肝失条达冲和之性,不能疏通经血下行,反而循经上逆滞于胸中,故发生乳胀。先君常用柴胡疏肝散加减,以调气和血。若伴有乳房肿块者,可以加白芥子、丝瓜络、路路通;疼痛甚者,酌加川楝子、延胡索、郁金等。且常嘱患者心情保持舒畅,特别是行经期间避免生气。

2. 痛经

案例2 何某,22岁,未婚。患者14岁初潮时即遇淋雨,是此每行经必腹痛甚,1~2天后才稍有缓解。刻下经期将至,面色少华,舌质淡红,苔薄白,脉沉紧,少腹觉凉,得温则舒,以往经色偏淡,有时夹瘀,量少不畅。证属寒湿凝滞,客于胞中,血被寒凝,行而不畅,不通则痛。治宜温肝散寒,化瘀止痛。少腹逐瘀汤加减:当归、炒白芍、川楝子、延胡索、五灵脂(包)、香附各9g,川芎、乌药各6g,肉桂、小茴香各1.2g,干姜、高良姜、炙甘草各3g。5剂。药后疼痛大为减轻,不需卧床,亦能忍受。嘱每于经前3天来诊,均以此方略为加减,数月而安。平时少吃生冷,经期则忌食,避免受寒、淋雨、涉水。

按 痛经是妇科常见病之一,多由行经期间为六淫侵袭,七情所伤,以及气血不足,肝肾亏虚,胞脉失养所致。故《景岳全书·妇人规》说:"经行腹痛证,有虚实。实者,或因寒凝,或因气滞,或因热滞;虚者,有因血虚,有因气虚。"本例初潮即遇雨淋,致使血遇寒则凝,血行不畅所致。先君常以少腹逐瘀汤、金铃子散、良附丸、芍药甘草汤等方加减,疗效尚属满意。

3. 闭经

案例3 魏某,38岁。两年前行经期间,与人争吵后,月经即闭止,是此月经常赶后,量亦逐渐减少。这次闭经3个月,少腹作胀,似胁有气窜走胸腹,两乳胀痛,体型渐胖,带下绵绵,舌有紫气,苔薄黄腻,脉沉弦。证属气滞血瘀,兼有痰湿。治拟舒肝行滞,活血通经。血府逐瘀汤加减:柴胡、川芎、桃仁各6g,当归、炒白芍、枳壳、怀牛膝、泽兰、香附、苍术各9g,益母草15g,红花、甘草各3g。5剂。药后胀痛好转,似有行经之兆,继服5剂,月经始行,但量少不畅,3天净。平时服逍遥丸舒肝解郁,少厚味甜食,下月经前以上方加减,调治3个周期,始正常。

按 闭经成因很多,但不外虚实两端。虚者,大多由于脾胃虚弱,化源不足,或因久病气血耗损,或先天不足,房劳过度,多产坠胎,以致冲任亏损,血海空虚;实者,主要是气滞血瘀,痰湿壅遏冲任,闭塞胞宫所致。

历代医籍对闭经的病因病机的论述,很重视精神因素。如《内经》云:"二阳之病发心脾,有不得隐曲,女子不月。"《济阴纲目》亦云:"人有隐情曲意,则气郁而不畅,不畅则心气不开,脾气不化,水谷日少,不能变化气血以入二阳,血海无余,所以不月也。"清楚地阐明了情志不遂,导致脏腑功能紊乱,是引起闭经的重要原因之一。所以使肝气条达舒展,是治疗闭经的重要一环。故方中用柴胡疏肝散疏肝理气,桃红四物汤加益母草、牛膝、泽兰、活血化瘀通经,加苍术健脾化湿,配香附、枳壳仿苍附导痰丸意,化湿行气解郁。

4. 血崩

案例4 邱某,42岁。患者平时喜食辛辣,膏粱厚味,且贪杯,月经向来赶前,色鲜质稠,量偏多,这次行经第三天,因参加喜宴,饮酒过度,是夜经量骤增,其势若崩,清晨即来急诊。见其面红颧赤,五心烦热,口苦咽干,尿赤便结,舌红苔黄,脉弦数。治宜清肝凉血,固冲止崩,仿清海丸加减:生地、玄参、仙鹤草、旱莲草、藕节炭各15g,炒白芍、地骨皮、桑叶各12g,丹皮、焦山栀各9g,熟军炭、甘草各3g。3剂。服药1剂,经量即减,3剂尽,血崩基本控制。舌质尚红,炉烟虽熄,恐灰中有火,继投养阴清热滋水之剂,以资巩固。嘱忌辛辣、烈酒、少厚味。后每行经期服凉肝安冲之剂以调治。观察3个周期,经来近常。

按 成无已说:"冲之得热,血必妄行。"本例仿傅氏清海丸。"补阴而无浮动之虞,缩血而无寒凉之苦","潜移默夺,子宫清凉而血海自固"。其中桑叶一味具"滋燥、凉血、止血之功"(《本草从新》),为"治肝热妄行之崩漏"之首选。(《医林荟萃》)

5. 带下

案例5 陈某,35岁。平时带下量多,其气秽臭,常伴阴痒,前日行经一周未完全净而同房,致使小腹疼胀,阴户内时有抽疼,腰酸坠痛,带下色黄呈脓性,有时夹血丝,秽臭更炽,口苦咽干,小便短赤,大便秘结,舌红苔黄腻,脉弦数实。证属湿浊热毒,蓄积于下焦,客于胞中与血相搏所致。治宜泻肝清热,利湿止带。龙胆泻肝汤加减:龙胆草、甘草各3g,蒲公英、红藤、败酱草、土茯苓各15g,银花、苦参、赤芍、川楝子各9g,丹皮、生军各6g。5剂。药后大便通畅,尿亦转淡黄,疼痛缓解,诸症好转。原方去龙胆草、苦参、生军,又5剂而安。

按 本例患者,湿、热、毒俱盛,非重剂清解邪毒,不足以为功。故选龙胆泻肝汤、红藤煎、大黄牡丹汤诸方合用,效果显著。先君需用龙胆草时,必与等量甘草同用,以防其苦寒反而化火也。本例相当于现代医学的急性盆腔炎,此证较为顽固,容易反复,亦易转为慢性,治疗非朝夕可以痊愈,当抓住病机,结合临床加减治之。辛辣、厚味、烈酒亦当禁忌。

6. 恶阻

案例6 黄某,26岁。结婚3月,以往月经基本正常,这次逾期2周未行,厌食喜酸,呕恶较剧,食入即吐,倦怠嗜睡,胃脘胀满,两胁隐痛,尿黄便秘,舌红苔薄黄,脉弦滑。脉证相参,证属早孕恶阻。乃肝胆失司,木火同扰,横逆犯胃所致。治拟抑肝和胃,降逆止呕。黄连温胆汤合旋覆代赭汤加减:旋覆花(包)代赭石、太子参、茯苓、姜竹茹各9g,半夏、藿香、苏梗、乌梅各6g,陈皮、黄连各3g,砂仁(研冲)1.2g。3剂。药后呕恶好转,食后不吐。胃纳转馨,精神渐振。继益气养血,和胃安胎。

按 孕后阴血不足,冲气转盛,冲脉隶属阳明,其气循经上逆,则脾胃气机升降失司而致恶阻。正如《妇科辑要》所说:“精血养胎,无以摄纳肝阳,而肝阳易升,肝之经脉挟胃,肝阳过升,则饮食自不能下胃。”故方用旋覆代赭汤抑肝降逆止呕,黄连温胆汤清胆和胃止呕,藿香、苏梗、砂仁则为治恶阻之要药。为防止服药呕吐,可在服药前先用酱油一滴于舌上,或用生姜先擦舌面,服药先喝一口,入胃后不吐,可再喝一口,待药起效后方可正常服用。

7. 先兆子痫

案例7 周某,37岁。身体素健,脾气急躁,妊娠7月,因些小事与婆婆口角,气极,觉胸闷泛恶,头晕欲仆,面红耳鸣,指麻微颤,舌红苔薄,脉弦滑有力,血压170/100mmHg。证属肝阳亢盛,木火内扰,此先兆子痫

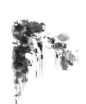

也。急宜平肝息风,育阴潜阳,佐以安胎。且以好言相劝,以慰其心。羚角钩藤汤加减:羚羊角2.1g(另煎兑服),生石决明24g(先煎),生地、白芍、茯神、桑寄生各15g,钩藤、天麻、僵蚕、桑叶、菊花、竹茹各9g,蝉蜕6g。3剂。药后血压降至140/85mmHg,诸症好转。去羚羊角、石决明、竹茹,加玄参15g,生甘草3g,又5剂而安。

按 本例相当于现代医学的妊娠高血压症。"诸风掉眩,皆属于肝",阴虚火炽,肝阳上亢,血虚生风,风火相炽,筋络失养,则手足麻木而抽颤。方中羚羊角、石决明平肝潜阳,协同钩藤、桑叶、菊花、僵蚕、蝉蜕、天麻清热息风,生地、白芍、桑寄生养血柔肝安胎,茯神宁心安神,竹茹祛痰通络,泻肝胆之热。

8. 胎漏和胎动不安

案例8 郑某,28岁。早孕2个月,腰痛下坠,阴道少量流血,色淡红,头晕肢倦,时有泛恶,小便频数,曾人流一次,坠胎一次,舌淡红,苔薄白,脉缓滑,重按无力。证属肾气虚弱,胎元不固。治宜补肝固肾,益气安胎。寿胎丸加味:熟地、菟丝子、仙鹤草各15g,桑寄生、续断、黄芪、党参、白术各12g,阿胶珠、枸杞子、萸肉各9g,炙甘草3g。5剂。并再三嘱咐绝对卧床休息,安心静养为要。药后血止,腰痛好转,诸症缓减,后以此方加减调理、观察。嘱卧床静养,禁房事,忌辛辣,防感冒。后足月顺产一男婴,母子健康。

按 胎漏和胎动不安,现代医学通称为"先兆流产"。《女科正宗》认为"胎动与胎漏,皆下血,胎动则腹痛,胎漏无腹痛。"但临床两者往往互见,治疗也不必细分。总由肝肾不足,气血虚弱,血热损胎,七情失宜,房劳不节,或外伤跌仆所致。方中萸肉、枸杞子、阿胶、仙鹤草补肝养血止血,熟地、菟丝子补益肾精以固冲,桑寄生、续断固肾强腰以系胎,黄芪、党参、白术、甘草益气健脾以培后天之本。卧床静养等医嘱,甚为重要,当切记。

崩漏当辨阴阳气血、寒热虚实

先君说:"崩漏一证,病因多端,病机复杂,每气血同病,阴阳失调,本虚标实,寒热错杂,累及多脏,但总不离冲任损伤,经血失约,非时而下。简言之,惟虚实两字而已。"然虚有气、血、阴、阳之分,实有热、瘀、郁、湿之别,这在先君的医案中可以得到充分的体验。至于崩漏的治疗,先君常教诲说:"应当遵从'急则治其标,缓则固其本'的原则,'先止其血,以塞其流',然后按'止血、消瘀、宁血、补血四大法则调理之'。所以见血当治血,留得一分阴血,便有一分生机。但'离经之血,虽清血、鲜血,亦是瘀血'。故在止血塞流的同时,当佐以化瘀之味,有瘀血而一味固涩,则闭门留寇,遗患无穷,瘀血不去,新血不生,血不归经。然无瘀而化瘀,正气更伤,临证务必仔细辨识,免犯虚虚实实之戒。"现选摘病例数则,以资佐证。

1. 气虚——益气健脾摄血法

案例1　赵某,44岁,月经素来赶前,色淡质稀,淋漓期长,头昏肢软,食欲不振,面黄少华,倦怠懒言,动则汗出,胸闷太息,小腹坠胀,舌淡红,苔薄白,脉缓细,两寸尤弱。证属肺脾气虚,大气下陷,统摄无权之漏下。治宜益气举陷,健脾摄血。补中益气汤加减:黄芪、党参、焦白术、山药、乌贼骨、炒茜草、鹿衔草各9g,仙鹤草、棕榈炭各15g,炒柴胡、升麻炭、炙甘草各3g。5剂。药后血量渐少,尽剂而愈。嘱后每行经第4天服此方调治,平时服补中益气丸,匆过劳。

按　崩漏一症为妇科重症,在崩漏范围内,气虚主要指脾气虚。盖脾统血,为后天之本,气血生化之源。脾气虚弱,统摄无权,血不循经,则胞中之血遂走而崩漏作矣。方中党参、白术、黄芪、甘草、山药、健脾益气,升麻、柴胡举陷升提,余药固涩止血而不留瘀。

2. 血虚——养血补肝固冲法

案例2　王某,40岁。月经每每赶后,这次延迟旬日来潮,色淡红,淋漓不净,头昏目眩,面黄无华,心悸少寐,曾多次人流,出血量多,皮肤干燥,且常有紫癜出现,舌质淡红,脉濡细。证属营虚血少,肝血不足,血海空虚,冲任不固。治宜益气养血,补肝固冲。当归补血汤合胶艾四物汤加减:黄芪、仙鹤草各20g,当归身、川芎、山茱萸、艾叶各6g,阿胶珠、熟地、炒白芍、枸杞子各12g,炙甘草3g,大枣4枚。5剂。药后血止,继以归脾丸善后。

按　血虚,主要指肝脏所藏之血亏虚,女子以肝为先天,司血海而主疏泄。若素体血虚,产多乳众,郁怒伤肝,均可耗损肝血,致使血海空虚,

冲任失养而崩漏作矣。方用当归补血汤大补气血,胶艾四物汤及余药均补血养血止血,且无留瘀之患。

3. 阴虚——滋阴填精潜藏法

案例3 潘某,46岁。月经素来超前,经来量多如崩,这次已5日不减,色红质稠,两颧潮红,时有汗出,头昏目眩,五心烦热,失眠多梦,腰痛膝软,大便燥结,小便短赤,舌红少苔,脉细数。证属更年期肾阴不足,水不涵木,肝阳偏亢,热扰冲任,迫血妄行而致崩。治宜滋阴潜阳,填精安冲:生地、桑叶、仙鹤草、炙龟板、龙骨、牡蛎各15g,玄参、枸杞子、地榆各9g,萸肉、丹皮各6g,熟军炭3g。5剂。先煎龙骨、牡蛎、龟板,后纳诸药,频饮温服,尽剂而安。嘱常服杞菊地黄丸以善后,忌酒、辣、厚味。

按 阴精亏虚,则胞宫失养,肾阴不能养肝,水不涵木,则阳亢不能潜藏;阴虚则生热,虚火妄动,迫血妄行而崩作矣。《内经》曰"阴虚阳搏谓之崩"此之谓也。方中生地、萸肉、枸杞子、仙鹤草滋肾补肝,玄参、丹皮、地榆、桑叶、熟军炭凉血止血,龙、蛎、龟板潜阳安冲。

4. 阳虚——温阳补肾塞流法

案例4 史某,19岁。患者16岁春月初潮,量多时若崩,继则淋漓期长,色淡质稀,这次已半月未净,昨日体育课后,血量陡增,面色萎黄,头昏心悸,动则更甚,四肢不温,恶风畏寒,食欲不振,便溏尿频,腰膝酸软,舌淡胖,苔薄白,脉细弱无力。证属脾肾阳虚,命门火衰,冲任不固之崩漏。治宜温肾助阳,健脾益气,固冲塞流:熟地、黄芪各15g,党参、菟丝子、山药、鹿角胶各12g,焦白术、萸肉、桑螵蛸、乌贼骨各9g,炮姜、炙甘草各3g。5剂。另用别直参5g,附子3g另煎频服。服药当天血量遂减,尽剂而止,诸症好转,继服益气健脾补肾之剂善后。嘱每行经期来诊调理,平时服金匮肾气丸,忌生冷、过劳。

按 脾肾阳虚,命门火衰,不能蒸腾肾阴化生肾气,则冲任虚寒,固摄无权,只开不阖,则崩漏失血。方中附子、熟地、鹿角胶、菟丝子、温肾助阳;别直参、党参、黄芪、白术、甘草益气健脾;萸肉、桑、海螵蛸,炮姜固冲塞流,标本兼治,其效也速。

5. 血热——凉血泻火清宫法

案例5 包某,31岁。月经素来超前,量亦偏多,喜辛辣厚味,这次行经2天,天气炎热,心烦不得眠,又为小儿淘气,怒气顿作,月经大增,色鲜质稠夹瘀块,伴胸闷烦躁,口干欲饮,大便秘结三日未更衣,小便短赤微痛,舌质红,苔薄黄,脉弦数。证属血分蕴热,肝火内炽,迫血妄行之血崩。治宜凉血泻火,清源安冲,宁静血海。仿清海丸加减急进:生地、玄参、炒白芍、地榆、地骨皮、旱莲草、桑叶各15g,丹皮、焦山栀、槐米各9g,熟军炭、绿萼梅各4.5g。5剂。血海得宁,经量显著减少,诸症好转,但仍需清熄余焰,原法加减。先后调治三个周期,经来基本正常。忌酒辣厚味。

按 素体气盛阳亢;或火邪入营,血热沸溢;或过食辛辣,胃中积热;或情绪过激,肝火内炽;或天气炎热;均可使血海不宁而迫血妄行,《内经》所谓"天暑地热,则经血沸腾"即指此也。本法仿《傅青主女科》"补阴而无浮动之虞,缩血而无寒凉之苦"之清海丸加减,使"子宫清凉而血海自固"。

6. 血瘀——活血散瘀畅流法

案例6 冯某,48岁。停经已半年之久,以为已绝经,前日突然腹痛甚,继月经来潮,量甚多,色紫暗,夹瘀块,小腹按之急痛,瘀块排出则舒畅,痛减,舌边瘀紫,脉象沉弦。证属瘀血阻滞胞络,血不循常道而行。治宜活血畅流,散瘀调冲。桃红四物汤加减:生地、当归、赤芍、益母草、丹参各12g,乌贼骨、茜草、血余炭各9g,桃仁、川芎各6g,红花3g,失笑散18g(包)。3剂。药后排出瘀块甚多,腹痛顿减,血亦渐少,继以养血调治而安。

按 瘀血的产生,原因多端。或由体虚受邪,寒郁热瘀;或因流产(包括人流、药流)后,败瘀未净;或由产后、经期淋红行房,胞络冲任损伤,等等。治疗时当分清寒热虚实而对症下药,且不可专用止血固涩,尤其不能滥用炭类药物,以免瘀血不能尽去,反而贻害,不可不慎。

7. 郁热——调气解郁宁血法

案例7 郭某,35岁。患者性格内向,平时忧愁少欢,月经先后无定期,量时少时多。这次提前一周来潮,开始淋漓不畅,胸乳痛胀,时欲太息,昨日因故心愿未遂,烦怒顿起,经量陡增,色深红而凝块,口苦烦渴,舌暗红,苔薄黄腻,脉弦数。证属肝郁化热,扰动血海。治宜清肝解郁,调气宁血，且嘱除去烦恼，静养为要。丹栀逍遥散加减：生地、白芍各15g，白术、茯苓、蒲黄（包）各9g，丹皮、焦山栀各6g，柴胡、薄荷、甘草各3g。5剂。服药血量大减，诸症好转，继加减调治而安。

按 肝藏血，主疏泄，肝气不舒，久郁化火，扰动血海，冲任失守，血内溢而崩漏作，治此类证，除对症下药外，心理疏导殊为重要。

8. 湿热——除湿清热解毒法

案例8 尹某，34岁。这次行经已逾旬日未净，色暗红，质黏稠，小腹隐痛，反射至腰骶骨。平时带下较多，色黄秽臭，时有阴痒，小便频热，大便常溏粘不爽，舌红苔黄腻，脉滑数。证属湿热下注，蕴蒸胞宫，伤及血分。治宜清热利湿，凉血解毒。二妙散加味；苍术、黄柏、秦皮、白头翁、焦山栀各9g，白花蛇舌草、红藤、败酱草、薏苡仁、土茯苓、碧玉散（包）各15g，川连3g。5剂。药后止血，诸症好转，带下夹血，邪毒未清，继以前方加减调治。饮食宜清淡，忌酒辣、甜腻及厚味。

按 湿热蕴蒸胞宫，伤及气分则为带下，伤及血分则为崩漏，治宜清热祛湿，少吃膏粱厚味甜辣。

《伤寒论》中的和法在妇科中的运用

和法为治疗八法中的一法，它贯穿了整部《伤寒论》。现在就先君运用调和营卫的桂枝汤、和解少阳的小柴胡汤以及调和肠胃的半夏泻心汤及它们的类方，在妇科疾病中的运用，作一简单介绍。

1. 桂枝汤及其类方在妇科病中的运用

桂枝汤是《伤寒论》中第一方，由"桂枝、芍药、生姜各3两，炙甘草2两，大枣12枚"组成。其临床应用极为广泛，"外感风寒初起用之，内伤气血不和亦用也，妊娠用之，产后亦用之"（范文虎语）。现将先君用桂枝汤及其类方治疗妇科病的验案选介如下。

（1）月经稀发案

陈某，22岁。1960年11月2日日诊。17岁初潮，常错后，去年夏天又因行经时冒雨，当即闭止，此后则更加稀发，量少色黯短期，少腹隐痛，本次2个月未潮，伴腰酸乏力，面黄少华，舌质偏淡，苔薄白，脉缓弱。证属肾虚血亏，寒伤冲任。治宜补肾养血，温经调冲。桂枝汤合四物汤加减：桂枝、炒白芍、川芎各9g，熟地、当归、菟丝子、淫羊藿各15g，炙甘草

4.5g,生姜5片,大枣7枚。5剂。服药后,觉少腹有气窜动,按脉缓滑,此为月经欲行之兆,原方加黄芪15g,桃仁9g。又3剂而潮,量较前稍增,夹少量瘀块,4天净。嘱每月于经前3天来诊,均以此方加减调理。并嘱月经逾期及既行之时,切忌瓜果生冷,禁洗头。平时可服些血肉有情之物,食补与药物调理相结合。如此调理3个月后,月经基本按时来潮。

按 患者初潮偏迟,肾气不足,阳虚血亏可知。加之行经冒雨,则更伤冲任,血为寒凝,经脉不通,故见月经错后稀发,量少色黯,腹痛期短。治宜补肾养血,温经调冲。方中桂枝汤解肌和营卫,化气和阴阳,且能温经散寒;四物汤养血活血调经;菟丝子、淫羊藿、熟地暖宫温肾填冲任;加黄芪、桃仁益气活血,以加强行血之力。营卫调、阴阳和,寒散宫暖血脉通畅,则经水自下。医嘱中经前及行经期忌生冷瓜果,严禁洗头,这点很重要。据笔者观察,如果不禁忌则易发生月经不调、痛经,甚至不孕,易患子宫肌瘤、卵巢囊肿等妇科疾病(案中药物剂量,按一钱为3g折算)。

(2)经行头痛案

范某某,31岁。1954年1月20日诊。5年来每于经前开始头痛,尤以行经第一天为甚,以前均服"头痛粉"可以缓解。近年来头痛加剧,服"头痛粉"后,止痛时间越来越短,以致渐渐失效。昨夜开始头痛如劈,难以忍受,已服2包亦未能缓解,今晨月经来潮,色淡夹瘀,量少不畅,脉沉缓涩,舌质淡胖,边有齿形,舌面有瘀点。询之疼痛起于5年前,产后冒风,嗣后每行经则头痛,必卧床1~2天。证属产后冒风,邪乘虚而入,血为寒凝,瘀血内阻,络脉壅滞,清窍不通,不通则痛。治宜祛风散寒,温经通络。拟桂枝汤加减:桂枝、白芷、生姜各9g,炒白芍、当归、川芎、蔓荆子、怀牛膝各15g,吴茱萸、细辛、甘草各3g,大枣4枚。3剂。药后月经量增,头痛缓解。嘱每月于行经前3天来诊,均以此方加减,每月5剂,头痛渐减,半年而愈。且再三叮嘱,行经时忌生冷,禁冒风、淋雨、洗头。

按 经行头痛,不外虚实两端。实者多痛于经前或经期,且多呈刺痛或胀痛;虚者多痛于经后或将净之时,其势较缓,或伴头晕。前者多寒多瘀,或肝火上扰;后者多气血不足,或阴虚阳亢。本例显为寒凝血瘀,络脉不通,不通则痛。治宜温经散寒祛风,化瘀通络止痛。方中桂枝汤合细辛、白芷、吴茱萸祛风散寒温经以止痛,配川芎、当归、牛膝活血祛风以

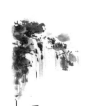

止痛。尤其是川芎一味,"秉升散之性,能上行头目,为治头痛之要药。"用蔓荆子者,一方面其本身有请头目而止痛的作用,另一方可协助芍药、甘草、大枣以监制温辛诸药,以避免辛散太过。诸药共同起协调作用,使气血调和,清窍得养,则痛自止。

(3)经行眩晕案

吴某某,40岁。1961年6月11日诊。患者自幼体弱,常患咳嗽之疾。婚后生活条件有所改善,身体亦渐健康。唯近年来,每行经期间,常觉头晕目眩,视物昏花,胸胁胀满,短气似喘,形寒肢冷,尿少浮肿,深恐旧疾复作,特来求治。时值行经第2天,经色偏淡质稀,舌质淡胖、苔薄白腻,脉沉缓弦滑。证属脾虚失运,痰湿内生,以致清阳不升,水饮阻于中,乘行经身体相对虚弱之时则显现。治宜温阳健脾,化痰降浊。遵"病痰饮者,当以温药和之"之旨,拟苓桂术甘汤加味:党参、茯苓、焦白术、泽兰各15g,桂枝、半夏、干姜各9g,益母草30g,甘草4.5g。5剂。药后诸症好转。后以此方略为加减,每于行经期服5剂,连服3个周期,诸症缓解。

按 经行眩晕,虚者居多,所谓"无虚不作眩"。但亦多挟痰挟瘀,故亦有"无瘀不作眩"和"无痰不作眩"之说。本例显属饮邪阻于中,清阳不升而眩晕作。《金匮要略》云:"心下有痰饮,胸胁支满,目眩,苓桂术甘汤主之""短气有微饮,当从小便去之,苓桂术甘汤主之。"方中党参补气健脾,振奋清阳,配白术、茯苓、甘草为四君子汤,健脾除湿而布运水津;半夏、干姜化饮降逆温中;泽兰、益母草化瘀利水调经;尤以桂枝一味,温经散寒通阳,最能推动三焦气化流行,既助党参布张阳气,又助苓术化浊散饮,更佐泽兰、益母草利水调经。故阳气升,浊阴降,则眩晕自愈。

(4)经行腹痛案

王某,24岁。1957年3月28日诊。患者自二八初潮后,每行经必腹痛甚,伴四肢厥冷,汗出漐漐,腰酸背凉腹冷,不论冬夏,必用热水袋暖腹则舒,卧床一天,待排除瘀血块后,疼痛才能缓解。本次昨夜来潮,腹痛难以忍受,观其舌质淡胖、边有紫斑,舌苔薄白,脉象沉涩。证属宫寒血凝,瘀阻经络,不通则痛。治宜温经暖宫,活血通络,化瘀调冲。拟当归四逆加吴茱萸生姜汤合金铃子散加减:当归、白芍各15g,桂枝、白芷、川楝子、延胡索、生姜各9g,吴茱萸、细辛、炙甘草各3g。5剂。药后排出紫黑瘀块若干,疼痛顿时缓解。嘱下次经前3天,服上方5剂。持续服用3个周期,少吃生冷瓜果,禁洗头。后疼痛消失,经前仅感少腹微胀,次年顺产一男孩。

按　行经腹痛,大抵出现在经前多为实,得热痛减多为寒,瘀块紫暗、下则痛缓多为瘀。方中当归、芍药、延胡索和血化瘀止痛;桂枝、吴萸、细辛、白芷、生姜温经散寒止痛;金铃子散、芍药甘草汤理气缓急止痛。故本方止痛效果甚佳。笔者受此启发,拟金胡萸卿芍甘汤(川楝子、延胡索、吴茱萸、徐长卿、芍药、甘草)加减以治疗多种胁腹疼痛,效果尚属满意。

(5)妊娠恶阻案

郑某,26岁。1962年5月13日诊。停经两月,恶心厌食,胸闷不适,时欲呕恶,食入尤甚,呕吐白色泡沫痰涎,困倦乏力,卧床懒动,动辄眩晕,渐渐恶风,时有汗出,舌苔白腻,脉象缓滑。证属妊娠恶阻。治宜调和营卫,和胃止呕。拟桂枝汤合二陈汤加减:桂枝、白芍、藿香、苏梗、茯苓、半夏、竹茹各9g,陈皮6g,甘草3g,生姜5片,大枣4枚。3剂。每日1剂,水煎两汁混合,分5~6次温服。药后诸症好转,起坐行动已不晕,恶风消失,汗出亦止,略能进食。又3剂,基本如常。

按　妊娠恶阻,主要是冲气上逆,胃失和降所致。治疗原则健脾和胃,降逆止呕。方中二陈汤、竹茹理气和中,化痰止呕;藿香、苏梗、生姜行气宽胸止呕,又能助桂枝汤散寒解表;因本例有恶风、汗出之症,故用桂枝汤调和营卫。诸药合用,营卫调,胃气和,逆气降,则呕吐自止。

(6)妊娠咳嗽案

俞某,24岁。1959年3月4日诊。自去年12月初,偶感风寒,咳嗽喉痒,时剧时缓,此时已妊娠4月,认为怀孕尽量少服药,故未认真治疗,又值元旦、春节,一拖再拖。3天前,洗澡时又感风寒,以致咳嗽加剧,咳痰不爽,胸胁闷胀,剧时两胁作痛,甚至小便失禁,自汗出,乃来就诊。诊见咳嗽频频,伴有微喘气急,痰稀白不畅,尚恶风寒,头痛,纳呆,舌苔薄,脉浮滑。证属风寒袭肺,痰湿内蕴。治宜疏风解表,化痰降逆,佐以安胎。拟桂枝加厚朴杏子汤加减:桂枝、白芍、厚朴、杏仁、蝉蜕各6g,白术、藿香、苏梗、僵蚕、牛蒡子、浙贝各9g,甘草3g,苎麻根15g。5剂。药后外邪已解,咳嗽亦爽,诸症好转,宜防久咳伤胎,继以祛余邪,扶正安胎,以善其后。

按 妊娠期中,久咳不已,称为"妊娠咳嗽",或称"子嗽"。一般由痰热上扰,肺失清肃所致。但亦有外感风寒,未能及时疏解,挟痰挟湿,内蕴于肺,肺失肃降而致咳嗽者,临证当辨别之。治疗则以化痰止咳,宣肃肺气为主,但要顾及安胎。本例属外感所致,方中桂枝汤疏风解表,厚朴、杏仁止咳平喘;僵蚕、蝉蜕、牛蒡、浙贝,一方面协桂枝汤解外邪,一方面助厚朴、杏仁止咳喘;白术、藿香、苏梗、苎麻根健脾醒胃安胎。

（7）妊娠自汗案

张某,25岁。1958年2月18日诊,素体虚弱,这次月经逾期已半月未潮,四肢酸软乏力,恶心欲吐,口淡无味,不思饮食,嗜睡,常身汗出,动则更甚,形寒微热,舌质淡红,舌苔薄白,脉缓滑。证属妊娠早期,气血虚弱,风邪乘袭,营卫不调。治宜调和营卫,益气养胎。桂枝新加汤合玉屏风散加减:党参、黄芪各15g,白术、白芍各9g,桂枝、防风各6g,砂仁、甘草各3g,生姜3片,大枣4枚。5剂。药后诸症好转,汗出大减,去防风,加藿香、苏梗各6g,又3剂而安。

按 患者素体虚弱,妊娠后更需气血养胎。气虚则卫阳不固,血虚则营阴不守,风邪乘虚而入,致使营卫不调,故形寒微热,汗自出。方中参、术、芪益气健脾,培后天之本以生血养胎;桂枝汤调和营卫以止汗;玉屏风散益气固表以止汗;砂仁、生姜、藿香、苏梗和胃止呕以安胎。

（8）妊娠小便不通案

王某某,30岁。1960年4月21日诊。妊娠7个月开始,小便频数欠畅,下肢浮肿,午后尤甚,昨夜起小便不通,胀痛难忍。诊时见其坐立不安,精神疲倦,短气懒言,舌质淡、苔薄白,脉缓滑、寸弱尺长。证属气虚无力举胎,胎重下坠,压迫膀胱,溺不得出,故小便不通也。治宜益气举陷,化气利水。五苓散合升陷汤加减:党参、黄芪各15g,白术、猪苓、茯苓、泽泻各9g,桂枝、桔梗各6g,升麻3g。3剂。服药后小便即通,3剂尽诸症好转。

按 妊娠小便不通,古称转胞,,一般出现在妊娠后期。主要是孕妇素体较弱,中气不足之故。胎居母腹,全赖气以载之,若中气不足,气虚下陷,随着胎儿的增大,不能上举其胎,胎重下坠,压迫膀胱,致使气化不行,导致小便不得出。方中党参、白术、黄芪益气健脾,升麻、桔梗助其升举大气;"四苓"利尿;更有桂枝一味,既能助党参、白术、黄芪、升麻、桔梗补气升陷以举胎,又能助"四苓"通阳化气以利水。胎举水利,故诸症除。

（9）产后发热案

赵某某,23岁。1957年4月29日诊。患者3天前足月顺产一女婴。近日气候闷热,气压较低,湿度较大,午睡时不慎冒风,头痛发热,恶风汗出,全身不适,小腹胀痛,恶露紫暗,乳汁量少不畅,舌苔薄腻,脉濡缓,体温38.9℃。证属产后气血两虚,卫阳不固,外邪乘虚侵袭,以致营卫失和。治宜疏风化湿,调和营卫,化瘀通乳,拟桂枝汤加味:桂枝、白芍、当归、藿香、佩兰、泽兰、青蒿、黄芩各9g,通草6g甘草3g,生姜3片,大枣3枚。3剂。服药1剂,身热即退,诸症好转,尽剂而愈。

按　产后多虚,正气不足,腠理不密,营卫失调,易因多种原因导致产后发热。本例属外感,故用桂枝汤调和营卫,疏风解表;加藿香、佩兰、青蒿、黄芩芳香祛湿清热;当归、泽兰养血化瘀止痛,通草清热通乳。营卫调,外邪祛,恶露畅,乳汁通,故热退而愈。

（10）产后关节痛案

孙某,25岁。1958年1月11日诊。产后逾月,不慎受风,四肢关节疼痛,肩肘尤甚,手指麻凉欠温,项强头痛,腰背畏风,头昏乏力,面色少华,舌质偏淡,苔薄白腻,脉缓弱。证属产后血虚,筋脉失养,复感外邪所致。治宜益气养血,祛风通络。拟黄芪桂枝五物汤加减:黄芪、葛根、鸡血藤、威灵仙、蚕砂各15g,桂枝、白芍、秦艽、当归、羌活、生姜各9g,大枣5枚。3剂。药后关节疼痛缓减,诸症好转,唯乳汁近来不足,继前方去蚕砂、羌活,加山海螺30g,地龙12g。又5剂而安。

按　产后气血两虚,复感外邪,风寒乘虚侵袭,留居经络、关节,筋脉失养,故关节疼痛,项强畏风。治宜益气以生血养血,祛风以温通经络。方中黄芪、当归、白芍、鸡血藤、大枣益气养血,以舒养筋脉;桂枝、生姜、秦艽、蚕砂、羌活、葛根、威灵仙祛风舒筋通络以止疼痛。加山海螺、地龙益气通络以增加乳汁(原载《浙江中医杂志》2006年第10期)。

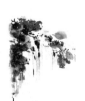

2. 小柴胡汤的及其类方在妇科病中的运用

小柴胡汤为和解少阳的主方,由"柴胡半斤、半夏半升、黄芩、人参、炙甘草、生姜各3两、大枣12枚"组成。少阳为三阳之枢,外邪一旦侵犯少阳,徘徊于半表半里之间,外与太阳争而为寒,内与阳明争而为热,故呈往来寒热、发热起伏、口苦咽干、胸胁苦满、心烦喜呕等症,"但见一证便是,不必悉具。"只要出现一二主证,即可作出诊治。现就先君用小柴胡及其类方治疗妇科病的验案选介如下。

（1）行经感冒案

申屠某,25岁。1961年3月25日诊。半年前时值经期,不慎冒雨而感冒,经治好转,但嗣后每当月经来潮,必伴恶寒发热,鼻塞流涕,咳嗽少痰,头痛心烦,口燥咽干,饮食减少,经行不畅,有时乳胀,虽服多种治感冒药,也未能有效,必随经净后,自行逐步缓解。刻下已行经3天,诸症显现,脉弦缓滑,苔薄白。证属行经感冒,太少二阳合病之候。治宜和解少阳,疏风解表。柴胡桂枝汤加减:柴胡、黄芩、半夏、桂枝、川芎各6g,当归、白芍、僵蚕、蝉蜕各9g,甘草3g,生姜5片,大枣4枚。3剂。药尽经净,诸症亦愈,嘱下次行经第一天,即服本方3剂。连续治疗两个月经周期而愈。

按 恶寒,发热,鼻塞流涕,头痛,脉缓,为太阳中风证;心烦,咽干,饮食减少,乳房胀痛,脉弦,为少阳病。所以用桂枝汤调和营卫,配僵蚕、蝉蜕以加强疏风解表之力;用小柴胡汤和解少阳。因行经不畅,故加佛手散以活血化瘀调经。

（2）经行发热案

裘某某,28岁。1960年6月11日诊。3个月来,每值行经期,先恶寒,后发热,始于中午,下午逐渐增高,体温最高可达40℃,午夜后又逐渐下降,至天明则为低热,伴行经不畅,小腹发胀,喜呕心烦,口苦咽干,欲饮喜凉,倦怠纳呆,便干尿黄,舌红、苔薄腻黄,脉滑数带弦。证属少阳之气不和,邪气乘经行之时血室空虚而入。治宜和解少阳,使邪气循经而散。拟小柴胡汤加减:柴胡、黄芩、半夏各9g,丹参、当归、青蒿各15g,熟大黄、炙甘草各4.5g,生姜5片,大枣4枚。3剂。药后汗出热退,月经通畅,诸症好转。嘱于下月行经前2天,服此方5剂。后未再发。

按 少阳为三阳之枢,外邪一旦侵犯少阳,徘徊于半表半里之间,外与太阳争而为寒,内与阳明争而为热,故呈往来寒热、发热起伏等症。所以用小柴胡汤和解少阳,因体不虚而行经不畅,大便偏干,用丹参易人参,加当归、熟大黄,再加青蒿以助柴胡清热透邪。

（3）经行泄泻案

邱某某,35岁。1956年5月9日诊。每值经行,大便泄泻,少则2～3次,多则4～5次,嗳气肠鸣,腹胀隐痛,痛剧则欲临圊,小便短少,这次行经已2天,色黯不畅,夹有瘀块,胁下满,乳房胀,身微热,口苦咽干,舌苔薄白,脉缓弦滑。证属少阳之气不和,肝实脾虚。治宜和解少阳,泻肝扶脾。拟小柴胡汤合痛泻要方加减:柴胡、黄芩、当归、川芎各9g,党参、山药、焦白术、炒白芍各15g,防风、陈皮、甘草各4.5g,益母草30g。3剂。嘱忌食生冷瓜果。药后经行畅,胀满减,大便尚溏,去当归,又3剂。经净泻愈。后以此方略为加减,每于行经第一天即服,连续服用3个月经周期而愈。

按 经行泄泻,虚者为多。但临床所见,由于少阳之气不和,肝木犯脾者复亦不少。方中柴、芩和解少阳,宣畅气机;党参、白术、甘草、山药益气健脾止泻;当归、白芍、川芎养血疏肝,化瘀调冲;防风散肝舒脾,陈皮理气醒脾,益母草活血化瘀利水。行经期忌食生冷瓜果亦很重要。

（4）经行情志异常案

王某某,39岁。1956年4月20日诊。平素善愁易怒,郁郁寡欢,每于经行之时,乱梦纷纷,常从噩梦中惊醒,神志恍惚,胸胁胀满,心悸不宁,大便秘结,小便短少,行经不畅夹瘀色黯,舌苔薄,脉弦数。证属肝气郁结,血虚不养肝,以致魂不守舍。治宜疏肝解郁,和解泻热,重镇安神,养血调经。柴胡加龙骨牡蛎汤加减:柴胡、黄芩、半夏、党参各9g,丹参、龙骨、牡蛎、茯苓、大枣、淮小麦各15g,甘草、制大黄各6g。5剂。药后诸症好转,后以此方加减。调治半年而愈。

按 肝藏魂,性喜条达而恶抑郁,若情志内伤,以致郁而不达,经行之时,血注冲任,阴血相对不足,血不养肝,致魂不守舍而发经行情志异常。方中小柴胡汤疏肝解郁,和解泻热;加龙骨、牡蛎重以镇怯,安神而止烦惊;大黄泻热和胃,化瘀通便;茯苓宁心利小便,得半夏化痰定惊;丹参活血化瘀,养血安神;甘麦大枣汤甘缓滋补,柔肝缓急,养心安神。

（5）产后发热案

沈某某,26岁。1962年7月2日诊。患者4天前足月自娩一男孩,为第一胎,一般情况尚可。昨日午夜突然发热,患者自测体温39.4℃,故今晨一早即来就诊。症见胁痛胸闷,连及肩背,酸胀难忍,口苦泛恶,恶露未净,腹不胀痛,乳汁畅通,舌红、苔薄腻,脉弦数。细询之,原患有胆石症,产后多食厚味、鸡蛋,以致旧疾复发,复因产后血室空虚,邪乘虚而入,居于肝胆之经,少阳之气不和。治宜和解少阳,利胆清热。小柴胡汤加减:柴胡、黄芩、半夏、青蒿、当归各9g,丹参、白芍、红藤各15g,蔻仁、甘草各3g。3剂。饮食暂宜清淡。服药1剂,得微汗而热减痛缓,尽剂而愈。

按 胆囊之疾,原要忌食高脂肪、高蛋白,但一般产后,为了增加乳汁,难免比平时多吃,故容易引起旧疾复发。又因产后血室空虚,邪气容易乘虚而入,盘踞于肝胆之经,以致少阳之气不和,方用柴胡、黄芩、半夏、青蒿和解少阳,利胆清热;丹参、当归、白芍、甘草、红藤养血活血止痛;豆蔻仁行气和胃止呕,又可消蛋白之积。

（6）热入血室案

何某某,25岁。1958年11月21日诊。患感冒咳嗽已数日,开始恶寒发热,时值月经来潮而忽然中止,继则往来寒热,入暮发热尤甚,胸胁胀痛,口苦咽干,烦躁不安,至天明汗出热退,午后又复恶寒,发热,如此已3日矣。病势愈来愈急,时而言语不休,时而不认亲疏,胸闷胁痛,连及小腹,按之急结,以手护腹,4日未更衣,舌质暗红、苔薄黄,脉沉弦实。此即《伤寒论》之"热入血室"。遵仲景法,仿陶华意,循钱璜药。予小柴胡汤合桃仁承气汤加减:柴胡、黄芩、半夏、桃仁、大黄各9g,丹参30g,当归、川牛膝各15g,桂枝、甘草各4.5g。3剂。服后,大便泻下畅通,顿时痛定神清,是夜未发热,睡眠安静。继以柴芩四物加党参、丹参,养血化瘀和解以善后。

按 热入血室,四见于《伤寒论》。通过原文复习和临床实践,有以下几点体会:①本病的发生与外感及月经有关;②本病在下焦血分,故病者一般白天神志清楚,入夜则错乱;③本病治疗可用小柴胡汤加减,"无犯胃气及上中二焦"而可"随其实而泻之"；④此虽非临床常见的急危重症,但稍有不慎,亦足以致命。(原载《浙江中医杂志》2007年第10期)。

3. 半夏泻心汤及其类方在妇科病中的运用

半夏泻心汤是由"半夏半升,黄芩、干姜、人参、甘草各3两,黄连1两,大枣12枚"组成,是一张调和脾胃的代表方剂。古称脾胃之部位在心下,故冠以"泻心"之名。"心下痞",即指胃脘部胀满不痛(或微痛)的病症。其他尚有干呕或呕吐,肠鸣或下利等胃气不和之证。现就先君用本方治疗妇科病的验案选介如下。

（1）经行下痢案

胡某,40岁。夏秋季节某日因饮食不洁而患痢疾,经用西药治疗而缓解,但嗣后每因饮食不慎,即可发作。患病半年后则发展为每次月经来潮,胃脘痞塞,呕恶纳呆,大便频数,肠鸣辘辘,临圊腹痛,里急后重,带有黏液,或夹赤色,舌红,苔薄腻,脉滑数。证属休息痢,只是在特定时间月经期发作。治宜温中清肠,辛开苦降,调气化滞,行血调经。拟半夏泻心汤加减:半夏、当归、白芍、党参各9g,黄芩、枳壳、桃仁各6g,广木香、黄连、干姜、甘草各3g。5剂。药后经净,下利亦缓。嘱以后月经前2天来诊,注意饮食,平时服乌梅丸,每次3g,每日3次,以治久痢。如此调治3个月而愈。

按　痢疾的治疗,务必"祛邪务尽"。邪毒留伏肠间,每易反复发作,而形成"休息痢"。本例慢性痢疾,只是反复于月经期间,根据其有心下痞、呕恶、泻痢的主证,选用辛开苦降的半夏泻心汤加减治疗。方中半夏,干姜辛温开结散寒以治呕恶;黄芩、黄连苦寒清热解毒以治下痢;当归、白芍、桃仁活血调经,且"血行则便脓自愈";枳壳、木香"调气则后重自除";党参、甘草甘温益气以补其虚。全方辛开苦降,寒热并用,益气和中。乌梅丸则主治久痢。用药对症,数年之疾亦奏全功。

（2）妊娠恶阻案

陈某,28岁。素有肠鸣泄泻之疾,饮食稍有不慎即作,伴肛门热痛,有时便带黏液。这次停经两月有余,脘胀不适,心下痞满,恶心厌食,时欲呕恶,食入尤甚,呕吐黄白相间的痰涎,有时为苦水,困倦乏力,嗜睡懒动,心烦叹息,舌苔薄黄而腻,脉滑数。证属妊娠恶阻。治宜辛开苦降,平冲降逆,和胃止呕,清利湿热而厚肠胃。拟生姜泻心汤加减:党参、焦白术、藿香、竹茹各9g,半夏、苏叶、黄芩各6g,黄连、甘草各3g,砂仁1g(冲),生姜5片,大枣4枚。5剂。嘱服药前,先用筷子蘸酱油于舌尖上,然后服药一口,移时不吐,再服一口,如此可避免服药呕吐。药后诸症好转,后出入调理而安。

按 妊娠恶阻,主要是冲气上逆,胃失和降所致,故"平冲降逆,和胃止呕"为其治疗原则。但因患者原有肠鸣泄泻之宿疾,故借用生姜泻心汤进行治疗,以遵"谨守病机,各司其属"的宗旨。方中半夏、藿香、苏梗、砂仁、竹茹、生姜平冲和胃,行气宽胸,降逆止呕;黄芩、黄连清利湿热,厚肠胃而止泻;党参、白术、甘草、大枣益气健脾助运安胃。诸药合用,冲气平,胃气和,逆气降,肠胃厚,则诸症自愈。

儿科证治经验简介

婴儿不能陈述病苦,所以儿科古称哑科,虽有家长代诉,但往往不够全面而准确,全赖医者之细心详察。先君在审证察色方面一丝不苟,在四诊的具体应用上有其临床心得。既反对"小儿气血未充,脉无可诊",又认为单凭脉诊不足以全面识病,对病儿的形体、面色、精神、指纹、舌苔、哭声、咳声、饮食、二便以及婴儿囟门等,都非常注意辨识。现就先君对儿科常见病临证之验案选录于下,以望同道临床时有所借鉴。

1. 感冒

案例1 陆某,男,3岁。昨日中午曾吃粽子半只,今下午开始不适,是夜突发高烧,伴咳嗽,恶风汗出,鼻塞流涕,今晨体温38.8℃,舌苔薄白、根部垢厚,脉象浮缓,指纹浮红在风关。证属风邪外袭,宿滞内蓄。治宜疏风解表,佐以消导。桂枝汤加味:桂枝、蝉蜕各3g,炒白芍、焦白术、苏叶、僵蚕、炒牛蒡各6g,焦建曲、生麦芽各9g,甘草2.4g,生姜3片,大枣4枚。3剂。药后热退,诸症亦愈。

按 盖因小儿体禀稚阴稚阳,肺脾常有不足,卫表每见不固,故多外感六淫,内伤饮食。证见发热,汗出恶风,苔薄脉浮缓。可从太阳表虚辨治,方予桂枝汤调和营卫,扶表祛邪;苏叶、僵蚕、蝉蜕、牛蒡,以助其解表止咳;白术、建曲、麦芽,以健脾助运,又糯米得麦芽则消化成饴糖,亦含建中之意也。

案例2 王某,女,7岁。患病3日,发热不退,咳嗽多痰,鼻流黄涕,口渴喜饮,唇红咽红,尿黄便干,舌苔薄白,脉象浮数,指纹浮略紫。证属风温袭表,郁于腠理。治宜宣散表邪,佐以清热。银翘散加减:银花、连翘、炒大力、豆豉、浙贝各9g,生石膏、全瓜蒌各12g,僵蚕6g,蝉蜕、薄荷、甘草各3g,葱白3支。3剂。药后热退咳缓,诸症好转。

按 风温上受,首先犯肺。小儿为纯阳之体,一经感冒,易从热化,故方用白僵蚕、蝉蜕、牛蒡、葱、豆豉、薄荷疏风解表、宣肺止咳;配以银花、连翘、石膏清热透邪,更用瓜蒌、浙贝化痰止咳通腑,清内潜之热邪,以防内外之邪相结合而成燎原之势,这是治疗发热性疾病应该注意的。吴鞠通谓"治上焦如羽,非轻不举"。方中僵蚕、蝉蜕、薄荷、牛蒡、葱、豆豉、连翘诸药气味轻薄,清灵活泼,皆为宣肺透邪,宣畅肺闭之佳品。其中连翘一味,叶天士谓其"辛凉,翘出众草,能升能清,最利幼科,能解小儿之经郁热。"

案例3 徐某,男,6岁。感冒缠绵不休,愈后未几又复感风寒,形瘦神萎,自汗畏风,咳嗽声怯,痰白稀薄,纳食不馨,便溏日数行,有时完谷不化,舌淡胖,苔薄白,指纹淡滞,脉浮细无力。证属肺脾两虚,肺气虚弱,则腠理不密,卫外不固,外邪极易乘虚而入;脾气虚弱,则消化无能,水谷不能化为精微而生痰液。治宜益气解表,健脾助运。玉屏风散加味:炙黄芪、炒白术、山药、炒谷芽各9g,防风、苏叶、蝉蜕各3g,生姜3片,大枣4枚。3剂。药后感冒渐愈,咳、汗均减,诸症好转。遵效不更方,再进5剂。纳谷渐增,大便正常,形神转佳。继用黄芪、炒白术、炒薏苡仁、山药各100g,炒粳米300g,防风、鸡内金各30g。研细,每次15g,加开水调成糊状,加糖适量调味,一日2次。尽剂,患儿日益健康。

按 肺气虚弱,极易感冒,但虽有表邪,不宜过散,过散则表愈虚。同时亦不宜过补,过补则留邪,反致纠缠不解。临床用玉屏风散加味调治,最为适宜。

2. 咳喘

案例1 郑某,女,4岁。患儿两日来始则恶寒发热,鼻塞流涕,咳嗽气粗,继则哮喘发作,痰声辘辘,烦躁不安,唇舌红,苔薄白,脉浮数,指纹

紫暗。证属风热犯肺,肺失宣和,痰气交阻。治宜宣肺疏表,利气化痰:全瓜蒌、炒牛蒡各9g,桑叶、僵蚕、浙贝、杏仁、豆豉各6g,栀子、蝉蜕、苏叶、葶苈子、甘草各3g。3剂。药后咳痰均减,气息亦缓,诸症好转。原方去栀子、豆豉,加茯苓、谷芽、麦芽各6g,又3剂而安。

按 肺主气,司呼吸,属卫,外合皮毛,喜疏宣,而恶郁闭,喜肃降,而恶上逆。两者功能并行不悖,共为肺气之机。若其气郁闭不得宣发,则发为恶寒发热;肺失肃降,痰阻气道,其气上壅,则发为咳逆上气。方中桑叶、苏叶、僵蚕、蝉蜕、牛蒡、杏仁疏宣肺气,解表止咳;栀子、豆豉、浙贝、瓜蒌、葶苈子化痰利膈,肃肺平喘;甘草调和诸药。方虽平淡,每获效机。

案例2 王某,男,3岁。感邪已有数日,经治虽有好转,但昨夜突发高烧,口渴欲饮,咳嗽气急,喉间痰鸣,张口抬肩,鼻翼翕动,口唇发绀,尿黄便结,3日未解大便,舌红苔黄,指纹紫,过气关,脉洪数。证属风热外袭,失于表透,痰热内闭,肺失宣肃。急拟泻肺祛痰,通腑泄热,麻杏石甘汤合葶苈大枣泻肺汤加味:全瓜蒌12g,生石膏15g,炙紫菀、炒牛蒡各9g,杏仁、浙贝、僵蚕各6g,蝉蜕、炙麻黄、葶苈子、炙甘草各3g,大枣4枚。3剂。药后身热得汗而解,腑气亦通,咳喘渐平,痰鸣减轻,诸症好转。去麻黄、葶苈子、大枣,加竹叶、北沙参、炒麦芽、炒谷芽,又3剂而安。

按 治疗外感风热,表邪束肺,应以宣为主,宣则腠理疏泄,邪从汗解,肺气相应通畅。若失于表透,痰热易于内闭,特别是在腑气不通之时,所以方中瓜蒌、浙贝、杏仁、葶苈子、紫菀等味,均有化痰通腑,止咳平喘之功。盖六腑以通为用,以降为顺,肺气亦以降为和也。通则痰浊下行,肺气亦随之宣畅,因肺与大肠相表里,通腑亦即所以泻肺也。唯小儿病理变化易虚易实,通腑尤须注意不伤其正,和脾胃为要。

案例3 樊某,男,5岁。咳喘常作,入冬尤易作且甚,昨夜稍感又发,喉间痰鸣如水鸡声,痰涎多泡而稀白,面色苍白,咳喘无汗,肢冷形寒,舌淡胖,苔薄白,脉濡弱。证属寒痰阻肺,气机升降失常,痰随气逆,发为哮喘。治宜温肺散寒,化痰平喘,小青龙汤加减:麻黄、桂枝、干姜、五味子、葶苈子、半夏各3g,杏仁、炒白芍、白芥子各6g,细辛、甘草各1.5g,大枣4

枚。3剂。药后痰涎减少,咳喘稍平,诸症好转,又5剂基本缓解。后用苓桂术甘汤加减调治,日趋康健。

按 素有痰湿内蕴,逢风寒外来,引动内蕴之痰湿,而发为哮喘。此时非温不能散其寒,非宣不能开其壅,非降不能平其喘。小青龙汤麻桂合用,解表散寒;麻杏温开肺气而平喘;桂枝温阳化气,配干姜、细辛、半夏、更能温化寒痰内饮;伍白芍、五味子,则散中兼收,既能调和诸药辛温燥烈之偏,又能敛哮喘肺逆之气;加白芥、葶苈子以加强降逆,化痰平喘之功;甘草、大枣调和诸药以护肺。共奏温肺散寒,化痰平喘之效。

3. 百日咳

案例 包某,男,8岁。咳嗽逾旬,近日加剧,入夜尤甚,咳剧时面红耳赤,涕泪交作,伴有吸气样鸡鸣声,必吐出痰液后,才能稍有缓解,移时又作,如此反复,每晚达10余次,口干眼红,苔薄黄,脉细数。时值百日咳流行,此为顿咳无疑。治宜泻肺降逆,涤痰止咳。炙桑皮、牛蒡子、炙百部、浙贝、威灵仙各9g,僵蚕、黄芩、地龙、杏仁各6g,蝉蜕、天竺黄各4.5g。5剂。药后痰咳大有好转,去威灵仙、黄芩、天竺黄,加北沙参、山药、谷芽、麦芽,又5剂而安。

按 百日咳按疾病的过程,可分为初咳、痉咳和恢复三期,但等到可确诊时,往往已到痉咳期。故方中用僵蚕、蝉蜕、地龙、威灵仙解痉镇咳,桑皮、黄芩、牛蒡泻肺降逆,杏仁、浙贝、百部、竺黄化痰止咳,共成化痰降逆、解痉止咳之效。本病推广预防接种后,其发病率越来越低,20世纪70年代后,临床很少见到。

4. 麻疹

案例1 朱某,男,4岁。发热微恶风,鼻流清涕,咳嗽较甚,少痰气急,其声嘶哑,眼泪汪汪,眼睑微肿,结膜充血,羞明畏光,不思饮食,倦怠思睡,口微渴,小便短赤,舌苔薄白,脉浮数,指纹浮紫,在气关,手足欠温,耳垂较凉,耳根下可见红疹数点,此为麻疹将出。治宜宣肺透疹,因势利导。银翘散合升麻葛根汤加减:银花、连翘、葛根、豆豉、西河柳、牛蒡子各9g,僵蚕、杏仁各6g,麻黄、蝉蜕、升麻、甘草各3g。3剂。嘱卧床休息,避风寒,饮食宜清淡。药尽疹透,诸症好转,按序渐退。继清余毒,醒脾胃,调理而安。

按 麻疹一般发热至皮疹出现,疹点出透,至依次收没,约10天。顺证可按三个阶段,即疹前期,见形期和收没期进行论治,逆证则按不同的并发症(主要是麻疹肺炎、喉炎、脑炎及合并心力衰竭)辨证。但总以宣透为要,宣透可托毒外出以防内陷,宣通肺气以防肺闭,因麻疹最怕内陷与肺闭。故方中用银花、连翘、升麻、葛根、西河柳,清热解毒透疹;僵蚕、蝉蜕、牛蒡、豆豉、三拗,宣肺辛散透疹。对于诊断明确的,不要随便使用退烧药,以免影响麻疹的外透,因"麻为火候,非热不透。"当然高热或过高热,亦可引起逆证,应退热与透疹并举,全面考虑。

案例2 卢某,女,3岁。高热(39℃以上)已4天,耳下、颈部、胸背已可散见疹点,但疹出不透,咳嗽声嘶,喉间痰鸣,气急鼻扇,面红目赤,烦躁不安,无汗而渴,两足欠温,尿黄便干,舌红苔黄,脉浮数。证属麻疹虽出,但未顺利透发,麻毒内陷,肺气郁闭,形成麻疹并发肺炎。治宜宣肺透疹为要,佐以清热解毒,麻杏石甘汤合银翘散加减:麻黄、蝉蜕、升麻各3g,僵蚕、杏仁各6g,银花、连翘、牛蒡子、全瓜蒌、竹茹各9g,生石膏15g,甘草2.4g。3剂。药后疹透,热渐退,咳喘较平,大便畅,诸症好转。继清余毒,调治而安。

按 治麻疹肺炎,应该透疹和控制肺炎同时兼顾,肺炎好了,疹自外透,所以方用麻杏石甘加银花、连翘、瓜蒌、竹茹泻肺化痰清热;僵蚕、蝉蜕、牛蒡、升麻,疏风透疹解毒,又麻为阳毒,每易上蒸咽喉,故银花、连翘、僵蚕、蝉蜕、牛蒡等均有利咽解毒之作用。使麻疹顺利透出,则肺炎亦因之得以好转。

5. 猩红热

案例 徐某,男,9岁。高热3天,头痛,咳嗽,口渴欲饮,咽喉疼痛,有白腐渗出物,软腭充血,可见点状红疹,颌下淋巴结肿大,颜面潮红,耳后、颈部、躯干、四肢痧疹依次透发,几乎一天内波及全身,融合成片,其色猩红如涂丹,口鼻周围呈现苍白圈,舌质红绛生刺,状如杨梅,无苔少津,脉数实,此乃猩红热,俗称"烂喉痧",为时行疫毒外侵所致。治宜清热凉营,泻火解毒。清营汤加减:生地、玄参、大叶青各15g,银花、连翘、紫草各12g,丹皮、栀子、知母各9g,生石膏30g,黄连4.5g,甘草3g。3剂。另用鲜土牛膝根捣汁嗽喉,锡类散吹喉,六神丸6粒口含服,一日3次。

服药1剂,发热稍退,诸症好转。3剂尽,痧疹按序消退,皮肤开始脱屑,体温正常,痧毒已解,后以沙参麦冬汤加减调治善后。

按 猩红热为疫疠秽邪,从口鼻侵入,郁而化火,熏蒸肺胃,上攻咽喉,红肿腐烂。肺主皮毛,胃主肌肉,邪留肌肤,内传营血,发为丹痧。治宜清热凉营,泻火解毒,故用清营汤加减。方中生地、玄参、丹皮、栀子、黄连凉血泻火;银、翘、白虎清热解毒;生地、玄参、白虎尚有养阴生津的作用;用紫草、大青叶,凉血解毒以代犀角(目前以水牛角代)。

6. 水痘

案例 王某,男,8岁。发热咳嗽,鼻塞流涕已2天,家长以为一般感冒,未引起重视。后因患儿觉身痒不适,解衣才发觉躯干部出现红色斑疹和疱疹,水疱皮薄明亮,触之碍手,伴咽痛,纳呆,苔薄白,脉浮数。此为水痘,宜疏风清热,除湿透疹。银翘散合薏苡竹叶汤加减:银花、连翘各12g,僵蚕、牛蒡子、豆卷、竹叶各9g,薏苡仁、芦根、六一散各15g,蝉蜕、桔梗各4.5g。3剂。嘱忌荤腥,严格隔离为要。药后热退,水痘干枯结痂,上方加减,又3剂而安。

按 水痘是外感水痘时邪——带状疱疹病毒,内蕴湿热,内外熏蒸,郁结肌表所致。是一种出疹性的急性传染病,传染性极强,故必须采取有效的隔离措施,以免造成流行。

7. 流行性腮腺炎

案例 骆某,男,10岁。昨日起恶寒发热,头痛恶心,咽喉不适,今晨即见右耳下腮腺部肿痛,边缘不清,其色不变,有压痛,碍于张嘴咀嚼,伴烦渴,咽喉疼痛,舌边尖红,苔薄黄,脉浮数。此为痄腮,乃邪毒炽盛,蕴结少阳胆经所致。治宜清热解毒,散结消肿。普济消毒饮加减:银花、连翘、板蓝根、夏枯草各12g,生石膏30g,知母、僵蚕、牛蒡子各9g,蝉蜕、黄芩各4.5g,柴胡、甘草各3g。5剂。另用青黛9g,醋调外敷患部,一日3次。忌荤腥酸辣,若另一侧亦肿痛,可继服,不必更方。尽剂肿痛基本缓解,原方去柴胡、黄芩、知母,加天花粉,全瓜蒌各9g,又3剂而安。

按 普济消毒饮为治腮腺炎的有效方剂,但常有人厌黄芩、黄连苦寒沉降,亦有人顾忌升麻、柴胡过于升散,不敢轻用。其实,既然痄腮为邪毒壅阻少阳胆经,结于腮部,郁而不散而成,则柴胡、黄芩相伍,大清少

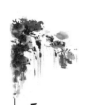

阳胆经之热,岂可弃而不用? 当然邪毒不是太重时,升麻、黄连可不用,但毒重时必用无妨。

8. 惊痫

案例 孙某,男,6岁。3年前在床上玩耍时,不慎跌下,头部落地,久哭不宁,且呕吐2次,经治好转,但是此之后,夜不安寐,常从梦中惊呼哭醒,神呆面青,筋惕肉瞤,甚至出现昏不知人,两目上视,口吐白沫,四肢微抽,虽经中西医药多方治疗,但无效验,近年来发作渐频,持续时间延长,症状有增无减。来诊时患儿精神不振,面色萎黄带青,头昏乏力,纳呆易惊,舌淡胖,苔薄腻,脉濡缓带弦。治宜健脾化痰,安神定惊,息风止痉。茯苓、龙骨、牡蛎各15g,太子参、山药、钩藤、麦芽、僵蚕各9g,蝉蜕、地龙各6g,甘草3g,灯心草0.9g,蜈蚣1条。7剂。药后一周,仅小发作一次,纳增神振,效不更方,原方继服3周,诸症继续好转,痫症未作。后改用散剂(茯苓、山药、北沙参各30g,僵蚕、浙贝、鸡内金、麦芽各20g,全蝎、月石各6g,研细过筛,装瓶备用)每次2g,每日3次,开水送服,以资巩固。

按 《景岳全书·癫狂痴呆》认为小儿惊痫"有从胎气而得者,有从生后受惊而得者。盖小儿神气尚弱,惊则肝胆夺气而神不守舍。舍空则正气不能主而痰邪足以乱之。"故方中重用茯苓化痰安神宁心为君,配龙骨、牡蛎、灯心草镇惊宁神,安魂定魄;配僵蚕、蝉蜕、地龙、钩藤、全蝎、蜈蚣平肝息风镇痉;配浙贝、月石豁痰清心以治其标;配太子参、北沙参、山药、鸡内金、麦芽益气健脾助运以培本。标本兼施,因果同治,故其效满意。

9. 夜啼

案例 冯婴,出生3月。因隔壁新开店大放鞭炮而遭受惊吓,是夜哭闹不止,必其母抱着稍安,如此一周,虽经治疗,未能好转。诊时见患儿山根筋青,指纹沉青外勾,常吐乳,时泻青色黏便,入夜微发热。病由惊吓而起,气乱而神无所依,治宜安神镇惊:茯苓、龙骨、山楂、建曲、炒麦芽各9g,僵蚕、半夏、夏枯草各6g,蝉蜕、甘草各3g,灯心草0.9g,老蝉1对。3剂。药后当夜稍安,尽剂而愈。

按 小儿夜啼,其因有三:一是惊吓气乱,神无所依;二是外感寒热,热扰神明;三是饮食不节,胃中不适。并且此三者往往相杂而至,相互影响。本案惊吓而起,故以安神镇惊为主。方中茯苓安神宁心化痰为君;配龙骨、灯心草、僵蚕、蝉蜕以加强镇惊之力;配两夏以加强化痰安神之功;惊吓之时,必影响肠胃功能,胃中停积食亦为夜啼原因之一,所以加焦三仙化食助运以和胃;蝉日唱而夜静,故加老蝉以专治夜啼。

10. 遗尿

案例　单某,男,12岁。从小经常尿床,随着年龄的增大,其次数略减,但每周亦尚有1~2次,常困睡不醒,在梦中尿急而遗,醒后方觉。见神疲乏力,面色苍黄,肢凉怕冷,困睡难醒,易汗出,食欲不振,平时小便清长,大便稀溏,舌淡胖,苔薄白,脉沉细弱。此为禀赋不足,下元虚寒。治宜温补肾阳,健脾固涩。菟丝子散合缩泉丸加减:菟丝子、山药、补骨脂、黄芪各12g,桑螵蛸、肉苁蓉、益智仁、鸡内金、郁金各6g,五味子、乌药、附子、石菖蒲各3g。7剂。服药1周,仅尿床一次,诸症均有好转,去附子、五味子、郁金、菖蒲,加党参、白术、炒谷芽,又2周而愈。

按　遗尿虽为小疾,但日久肾气受损,也能影响生长发育,家长因此常洗被晒被,也很烦恼。本例下焦虚寒,禀赋不足所致。故方中用菟丝子、苁蓉、附子、补骨、益智温补肾阳,温暖下元;五味、桑螵蛸益肾固涩;山药、鸡内金、黄芪、乌药健脾助运,温胕化气;困睡不醒,伴有痰浊,故加用菖蒲,郁金化痰开窍。白天勿使游玩过度,逐渐养成自行排尿的习惯等方面亦很重要。

小结

综上所述,确能体现出先君一生的学术经验,是有其独到之处。对于我们来说,在数十年前,亲聆先生的谆谆教导,记忆犹新,不但要始终学习他的谦虚谨慎,一丝不苟的治学态度,还要起到承前启后的作用,使中医事业更加发扬光大。

先君治外感热病,不啻伤寒、温病之争,主张寒温统一,运用各家学说之长,融会贯通,始终贯彻辨证论治的精神。临床虽常用经方,但不受经方药味之拘束,为求实效,常经方时方合用,甚至采纳一些民间单方。根据外感病,邪由表而入,治则亦必由表而出的原理,务以驱邪为急务,宣透为要,利在速战,故药量适当宜重、宜专,以免形成燎原之势。

先君治内伤杂病，注重调节脏腑的气机，顾护胃气，滋养气血。对妇人的治疗，尤注重调肝，无论调经、种子，或是胎产杂病，必重视肝脏的脏气，用药以平和为本，通瘀取和化，行气取疏达。对于儿科的治疗，最为赝服丹溪的"阳常有余，阴常不足"之说，认为深合小儿纯阳之体。况小儿病因，不出三条：外感六淫，内伤饮食和易受惊吓。且小儿一般多里热，外邪一旦侵犯，易从热化，故临床多用清热保津之法，助运镇惊以佐之。

本文介绍先君的医学成就，限于水平，对先君的经验领会不深，不过撮举数端以见其例而已。

二、金雪明治疗外感病学术思想初探

我师金雪明副主任医师，从事临床40余年，现虽已退休，但仍日忙于诊务，夜手不释卷，对各家学术之精华，兼收并蓄，融会贯通，学验俱丰，尤其是对外感病研究有素，有志采集历代明贤有关伤寒、温病的著述，取其精华，间附己见，合成一体，形成自己的理论体系和学术风格，著成《简明中医外感病证治》一书，现就我们学习本书的体会，以探讨先生的学术思想，现阐述如下。

融寒温于一体，完成前人未竟之业

伤寒与温病学派之争，其来已久。自刘河间倡"热病只能作热治，不能作寒医"之论始，便揭开了寒、温之争的序幕，特别是温病学派形成以后，这种争鸣就愈加激烈，至今未息。但从理论到实践均雄辩地证明了《温病学》"是《伤寒论》辨证论治具体运用的发展和补充，《伤寒论》得温病学说的结合，才更丰富和扩大了热病辨证论治的内容。是对《伤寒论》治法的创新和完善，从而使中医外感病学更加全面而完整"；所以，近百年来，有很多有识之士，极力倡言寒温统一，近代诸如秦伯未、章次公、蒲辅周、董建华、万友生……诸先辈，均无寒温的门户之见，并用不同的方法,试图进行寒温统一。如董建华先生提出"三期21症",辨证论治的初步设想。万友生先生提出"内六淫和外六淫"的辨证方法。特别是秦伯末先生在《温病一得》中,将热病分为'四个时期',即恶风期、化热期、入营期和伤阴期,试图进行寒温统一。他大声疾呼,"必须清除成见,有责任把它们统一起来,成为完整的中医外感病学。"可惜由于"文化大革命"的干扰,先生未能完成心愿而离世。现将秦老在去世前两年,即1968年4月,与王凤岐先生的一段谈话,摘录于下,以表达秦老对寒温统一寄予厚望的心愿。秦老说:"现在我有两个心愿没有完成:一是把金元四大家的学术思想进行很好的研究;二是把伤寒与温病统一起来,成为中医的外感病学。温病与伤寒自古以来,有过很多争论,也有分歧,但我认为温病是伤寒的发展,通过对其理论的研究和临床实践的运用,应当把两者统一起来。……有些观点我在《温病一得》中已经提出,但未能再深化,目前心绪缭乱,疾病缠身,体力不支,无力完成统一伤寒与温病的心愿。只好寄托于后学者了。"为此,吾师金雪明先生,在秦老的学术思想影响与启发下,从设想、初稿至今,30寒暑,10易其稿,著成《简明中医外感病证治》一书,这就是统一寒温的一次成功尝试!我们相信秦老、董老诸先辈在天之灵,亦会含笑称许的。

创六淫新概念,否认火为六淫之一

有关六淫之谓,历来均以风、寒、暑、湿、燥、火命名,但吾师认为"火"不是外因,它是由其他诸邪转化而来,即所谓"六气皆能化火"。火与水、饮、痰、瘀一样,既是病理产物,又是第二致病因素,但决不能作为外因之一。而"疠疫之气"确是一种能直接引起疾病的外邪,并且在夹杂疠气时,则其化火的可能性亦就大为增加。故"火"当以"疠气"替代为妥。

又"暑",只是在特定的夏季之热的称谓而已,没有"热"的范围广泛。并且热尚可包括"温",温与热,只是程度不同而已,温为热之渐,热为温之甚。所以"暑"又当以"热"替代为妥。故六淫之谓,当以风、热、湿、燥、寒、疠,更为确切。

主五期辨证法，承仲景天士赋新篇

自张仲景著《伤寒论》以"六经"进行辨证论治体系以来，历代医家均有阐发。至元末王安道比刘完素更直接地提出"伤寒是伤寒，温病是温病"的主张，认为伤寒、温病各"有病因，有病名，有病形"，要"辨其因，正其名，察其形"，认为"温热无寒在表，治疗当清里热为主。"对后世温病学说的形成，具有不可忽视的影响。

清初叶天士吸取了前人的邪自口鼻而入之说，创立了"卫气营血"的辨证论治体系，初步建立了温病学说。后吴鞠通深入揣摩叶氏《临证指南医案》之精髓，分析其处方用药之规律，把叶桂的经验条理化，系统化，著成《温病条辨》一书，并以三焦为纲，病名为目，提出"三焦辨证"论治体系，从而真正的完善了温病学说。

但是，不论是"六经"，还是"卫气营血"，或是"三焦"，只是从不同角度进行论述，它们之中任何一种辨证方法，均不能包括整个外感病的发生、发展的全过程，合之则全，分之则偏。所以吾师金雪明先生，在两大学派的学术思想指导下，通过反复实践，深刻体验，总结出一个统一的外感病辨证纲领——五期辨证法。即恶寒表证期、表里同病期、入里化热期、入营动血动风期和阴阳损伤期。尽管外感病千变万化，但一般不外这五个时期，它不但可以包括外感病的全过程，乃至与八纲辨证，脏腑辨证相结合，所以它更切合于临床，亦有利于寒温统一。

（浙江省桐庐县中医医院胡金泳、浙江省嵊泗县人民医院叶坚，《中医杂志》2005年4月第46卷增刊）

三、热病辨证五"法"

热病，"是泛指感受六淫之邪——风、热（包括温、暑）、湿、燥、寒、疠所引起的以发热为主症的急性病，包括了《伤寒论》和《温病学》所论述的各种传染性及非传染性急性病。故又称外感热病。"[1]

自《素问·热论》提出"今夫热病者,皆伤寒之类也""人之伤于寒也,则为病热",开创了热病辨证理论的先河以来,《难经》根据这一精神具体提出了"伤寒有五:有中风、有伤寒、有湿温、有热病、有温病。"嗣后东汉张仲景的《伤寒论》,清代叶天士的《外感温热篇》,吴鞠通的《温病条辨》以及现代金雪明的《简明中医外感病证论》,都是研究外感病辨证论治的专著。它们标志着外感病理论的五个不同发展阶段,都是划时代的代表作。

《热论》六经分证开创了热病辨证理论的先河

热病理论的提出,始于《素问·热论》,该篇虽文字不长,但内容丰富,涉及面广。对热病的概念、病因、主要症候、传变规律及治疗大法等方面,均作了比较系统地论述。为热病辨证理论开创了先河,亦为后来张仲景著《伤寒论》六经辨证奠定了基础,是中医学外感热病史上的里程碑。

"然而它本身也还存在着许多的缺陷。首先表现在,辨证论治理论体系的不完善。因为辨证论治应包括'辨证'与'论治'两大部分,必须体现理、法、方、药的一致性、连贯性和完整性,而《热论》显然还未达到这种要求,特别是论治部分更为欠缺,仅仅提出了'治之各通其藏脉'及汗、泄两种治疗原则,既无方,又无药。其次,辨证未免机械,理论也交笼统,不但认为外感热病由表入里的传变是逐日内传……而且指出热病病势的衰退和向愈,也是逐日递减……这种逐日内传和逐日递减的辨证理论显然是机械的,不符合临床实际的。另外,《热论》虽在名称上运用了'三阴三阳'的六经分证法,而实质是有阳无阴,有热无寒,有实无虚,不能全面反映外感热病的发生发展规律。"[②]

张仲景六经辨证奠定了热病辨证论治的基础

东汉医学大家张仲景,感伤于疫病的流行所造成百姓大量死亡惨景,"乃勤求古训,博采众方,"著成《伤寒杂病论》一书。《伤寒论》的问世,标志着祖国医学对外感热病的辨证理论进入了一个新纪元,是医学史、热病史上的又一丰碑!

《伤寒论》在《素问·热论》六经分证的基础上，大加发挥，创造性地运用了"六经辨证"，体现了表里、寒热、虚实、阴阳的规律性，具备了汗、吐、下、和、温、清、消、补的治疗方法，既有法，又有方，更有药，可谓理法方药齐备，为外感热病的辨证论治奠定了基础。千百年来，医家奉之为圭臬。《伤寒论》被公认为是中医学的经典著作。

但是，从《伤寒论》内容而言，"毕竟是详于寒而略于温。这或许有两种可能：一是另有论温专书，但由于种种原因，未能流传下来；二是由于历史条件（及地域）的限制，对温尚未充分认识。"③对于暑、湿、疠等邪所引起的外感病尚未论述，"单纯运用六经辨证的方法及方药进行治疗，就不能完全适应临床实践的需要，暴露了《伤寒论》的欠缺。如对热病初期表证阶段的辨治，仅着重论述了辛温解表法，却忽略了辛凉解表法……又如，对热病极期的辨证治疗，仅以阳明经、腑证之白虎、承气类方治疗，也是不能满足热病极期错综复杂的病情变化的，尤其是热入营血、热入心包、热极生风等症候出现，若单纯使用《伤寒论》的辨治方法，是难以对付的。再如，对热病后期的辨证治疗，《伤寒论》比较重视伤阳、亡阳的一面，审证详细，治法精当，可是对伤阴、亡阴的一面，却注意不够，审证既不详，措施也不周密。因此，《伤寒论》虽然为外感热病奠定了坚实的理论基础，但它的理论还有待补充，发展和提高。"④

叶天士卫气营血辨证发展了热病辨证论治的理论

"清代叶桂的《温热论》，是继张仲景《伤寒论》之后的又一光辉医学著作。它的问世，标志着外感病辨证论治的理论进入了一个崭新的阶段，开创了新的局面。叶天士根据《内经》有关卫气营血的生理功能，和《伤寒论》六经辨证中有关卫气营血的病理变化的论述，在刘河间、吴又可、缪仲淳、盛启东等前辈医学名家治疗热病的学术思想影响下，结合自己丰富的临床实践，认识到温热病的发生发展，主要是卫气营血的病机变化，创立了卫气营血的辨证论治理论体系。"⑤

"《外感温热篇》云：'温邪上受，首先犯肺，逆传心包。肺主气属卫，心主血属营。辨营卫气血虽与伤寒同，若论治法则与伤寒大异也。'说明《温热论》已从《伤寒论》的邪从卫表皮毛而入，增加一条重要的途径——

口鼻而入。在论述温热病的传变规律时,除了由表入里的顺传外,还增加一个逆传心包。在论述温热病的治疗时,更明确指出'若论治法则与伤寒大异也'。无论解表、清气、和解、化湿、通下、清营、凉血、开窍、息风、救阴等治法,均有补《伤寒论》之未备和不足之处。"⑥

"《温热论》指出:'大凡看法,卫之后方言气,营之后方言血。在卫汗之可也,到气才可清气,入营犹可透热转气……入血就恐耗血动血,直须凉血散血。'它高度概括了温热病由浅入深,由轻而重的四个发展阶段,四大症候类型的一般证治规律。叶氏所创立的卫气营血辨证论治理论,不仅跳出了伤寒的圈子,而且对中医学热病辨证论治理论的发展,做出了不可磨灭的重大贡献。"⑦

"然而,它仍然不是指导热病临床辨证施治的完善无缺的理论,卫气营血辨证既不能完全取代六经辨证,也不能解决临床实践中热病辨治的所有问题。所以尚需补充和发展。"⑧

吴鞠通三焦辨证补充了热病辨证论治的内容

吴鞠通在前人的基础上,特别受到刘河间"三焦分治"及叶天士"温邪上受,首先犯肺,逆传心包"等理论的启发,结合自己的临床经验,撰成了《温病条辨》一书,创立了三焦辨证的理论和方法。……在治疗上提出了脍炙人口的"治上焦如羽,非轻不举;治中焦如衡,非平不安;治下焦如权,非重不沉的治疗大法。"从而对热病的辨证论治又有了新的补充和发展。

金雪明五期辨证统一了热病辨证论治的体系

"事物总是在继承的基础上向前发展的。从《素问·热论》的六经分证,到张仲景《伤寒论》的六经辨证,再到叶桂《温热论》的卫气营血辨证和吴鞠通《温病条例》的三焦辨证,都是继承、发展和补充的关系。所以,他们的论述,势必各有侧重,从不同的角度进行了发挥与补充。合之则全,分之则偏。因为任何一种辨证法,均不能概括外感病发生、发展的全过程。"⑨为此,我师金雪明先生在"寒温两大学派的指导下,通过反复实践,深刻体验,总结出一个统一的辨证纲领——五期辨证法。即恶寒表

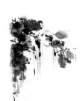

证期、表里同病期、入里化热期、入营动血动风期和阴阳损伤期。这是外感病诊断和治疗的五个阶段，也是五个关键。尽管外感病千变万化，但一般不外这五个时期。观察病情的发展变化，必须掌握这五个关键。治疗的方法和方剂，也应根据这五个阶段随机应变。它不但可以包括前述的三大辨证法的全部内容，并且可以概括外感病的全过程，乃至与八纲辨证、脏腑辨证相结合。所以它更切合于临床，亦有利于寒温的统一。"⑩

具体内容及辨证论治，参见"外感病的五期辨证法"。

（浙江省桐庐县中医院胡金泳，《中国中医急症》，杂志2006年第6期）

注：①、③、⑨、⑩摘自金雪明、胡之璟。《简明中医外感病证治》
②、④～⑧摘自陈大舜，《热病三"论"》

四、金雪明辨治眩晕证经验介绍

家父金雪明副主任医师，业医40余载，临床经验丰富，擅长治疗内科、儿科、妇科疾病，常有独到之处。今就其辨治眩晕的经验作如下介绍。

1. 病因病机认识

眩晕一证，常伴耳鸣、恶心、呕吐等症状，轻则闭目静卧稍安，重则如坐车船，天旋地转，不能站立，甚至昏倒。正如《医林绳墨·眩晕》所描述的："其症发于仓卒之间，首如物蒙，心如物扰，招摇不定，眼目昏花，如立舟船之上，起则欲倒，恶心冲上，呃逆奔上，得吐少苏，此真眩晕也。"本证为临床常见症候之一，可发生于多种疾病之中，包括现代医学所称的耳源性眩晕（梅尼埃病）、系统性眩晕、颈性眩晕、椎基底动脉供血不足性眩晕。

家父认为本病发生的病因病机，历代医籍论述颇多，认识亦不一致，病机错综复杂，但归纳起来，不外虚实两端，虚为病之本，实为病之标。然虚有气、血、阴、阳之分，实有风、火、痰、瘀之别，它们可以独见，亦可并见。临床所见往往是虚实错杂，互为因果，彼此影响，甚至相互转化。因此临床应详加辨析,抓住病理机制的关键所在,为临床施治打下基础。

2. 辨证论治特色

家父认为眩晕的辨证论治首先应分清其标本缓急,一般而言,缓者多偏虚,可用益气、补血、健脾、养肝、补肾以治其本;急者多偏实,可用息风、清火、潜阳、化痰、祛瘀以治其标。今分述如下。

气血亏虚 脾主运化,为生化之源,脾胃虚弱,不能健运水谷以生气血;或思虑劳倦,则伤心脾,以致气血两虚;或久病不愈,耗伤气血;或失血之后,虚而不复;气虚不足,大气下陷,清阳不升,脑为之不满;血虚则脑失所养,血虚生风,皆可发生眩晕。症见眩晕耳鸣,动则加剧,闭目稍安,劳累反复,胸闷叹息,神疲懒言,饮食减少,便溏腹坠,面色少华,或伴心悸,甚至昏倒,舌淡苔薄,脉细弱缓、两寸尤虚,血压偏低。治宜益气补血,升清荣脑。补气养血荣脑汤(黄芪、仙鹤草各30g,党参、白术、当归、熟地各15g,升麻、柴胡、桔梗、甘草各6g)加减。

案例 李某,男,46岁,农民。1998年3月20日诊。患者紧闭双眼,手执竹杖,扶墙进入诊室。自述头昏,眼不能睁,睁则天旋地转,恶心欲呕。3个月来,时轻时重,常伴耳鸣,劳力后更甚,不能坚持劳动,多处治疗,未能根治,甚为苦恼。见其形体瘦长,语言低微,面色萎黄,精神不振,舌质偏淡略胖,苔薄白,自觉胸闷,善太息,脉濡缓无力、右寸尤弱,血压85/55mmHg。证属气血亏虚,大气下陷,不能上承于脑,脑失所养,故眩晕作。治宜益气举陷,养血荣脑。补气养血荣脑汤原方去熟地,加茯苓15g。3剂。药后目已能睁,诸症好转,血压96/60mmHg。效不更方,又5剂而安。后以黄芪生脉饮3盒以巩固之。追访2年无反复。

按 本例眩晕,主要是气虚且陷,脑失所养所致,正如《灵枢·口问》篇所说:"故上气不足,脑为之不满,耳为之苦鸣,头为之苦倾,目为之眩。"方中黄芪补气而升举胸中大气,配当归以补血;四君子汤助黄芪益气健脾,脾健则气血生化有源;升麻、柴胡协黄芪升举下陷之清阳;桔梗载诸药上行;更用仙鹤草,俗称脱力草,补血益气,为治眩晕之要药。

阴虚肾亏 年老肾亏、久病伤肾、房劳过度等,均可导致肾精亏耗,肾阴不足,一方面不能生髓养脑,另一方面肝失涵养而虚阳浮越于上,则眩晕作。头重脚轻,如坐舟船之上,视物昏花,耳鸣心烦,少寐多梦,神疲

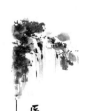

健忘,腰膝酸软,手足心热,口干但不多饮,舌红少苔,脉细数、关弦尺弱,治宜滋阴柔肝、补肾养脑。滋阴补肾平眩汤(熟地、泽泻、枸杞子、旱莲草、女贞子、淫羊藿各30g,萸肉15g,菊花10g)加减。

案例 叶某,女,48岁。1999年5月21日初诊。患头晕目眩,耳内蝉鸣有年,轻则如坐船上,重则只能平卧床上,闭目静养。曾多方治疗,未能痊愈。或半月一发,或2个月一发,或因感冒诱发,或因生气而发,这次是因月经过多所致(平时先期量多)。眩晕耳鸣,卧床不起,二目不能展视,动则恶心呕吐,天旋地转,腰膝酸软,心烦而悸,手心热,舌质偏红,脉细数、重按无力,月经量多,其色鲜红。证属阴血暗耗,肝肾亏损,脑失所养而致。治宜滋补肝肾,养血调冲。方选滋阴补肾平眩汤原方去菊花,熟地改用生地炭,加仙鹤草30g,海螵蛸15g,炒茜草、蒲黄(包)各10g。5剂。药后经量渐减而净,诸症好转,尽剂已能睁目起床。后以此方加减调理而安。

按 该患者长期月经赶前、量多,阴血暗耗,肝肾亏损,肾精不足,髓海空虚,故眩晕耳鸣俱作。正如《灵枢·海论》篇说:"脑为髓之海","髓海不足,则脑转耳鸣,腰酸眩冒,目无所见,懈怠安卧。"故方中生地、枸杞子、萸肉、女贞子大补肝肾之阴,生精养脑;旱莲草滋阴补肾,仙鹤草益气补血,二药既可治眩晕,又可协海螵蛸、茜草、蒲黄止血调冲,且无留瘀之患;以生地易熟地,且用炭者,因其既可滋阴凉血,又可止血;阴分亏虚,仍用泽泻者,因其利水而不伤阴,且为治眩晕要药;至于用甘温之淫羊藿者,因其性温而不燥,其效补而不峻,助阳而不伤阴,也即张景岳所说的"善补阴者,必于阳中求阴,则阴得阳升而源泉不竭"之义。标本兼治,故取效也速。

阳虚湿阻 脾肾阳虚,阳虚湿阻,气机运化不畅,升降出入失常,使诸阳之首,清空之地,受诸邪干扰,则头目眩晕,耳若蝉鸣,腰膝酸软,精神萎靡,形寒怯冷,四肢不温,面色无华,甚则虚浮,舌质偏淡、边有齿形,舌苔白,脉沉细无力。治宜温肾助阳,健脾化湿。益气温阳止眩汤(人参、桂枝、茯苓、半夏各15g、白术、泽泻各30g,干姜10g,甘草3g)主之。

案例 王某,男,54岁,干部。2000年12月15日初诊。近年来常觉头昏,不敢独自出门,上、下班均需人伴扶之。时值年底,工作甚为繁忙,是日起床时,突觉天旋地转,恶心欲呕,嗳气频频,不能站立,只得闭目平卧,遂邀诊治。观其神气清朗,只是闭目静卧,头不能动,稍动即眩晕。舌质偏淡略胖,苔薄白润,微恶寒,脉缓沉滑。证属脾肾阳气偏虚,湿浊阻于中焦,升降失司,浊阴上浮,蒙蔽清阳。治宜健脾化浊,温阳散阴。拟益气温阳止眩汤原方,加黄芪30g。3剂。药后诸症好转,已能站立、睁眼,微觉乏力头昏,再加淫羊藿30g,又5剂而恢复平时状态。

按 脾主运化而升清,虚则运化不畅而清阳不升;肾主温煦而泄浊,虚则气化无力而浊阴不降,浊阴上泛,蒙蔽清阳,则眩晕作。故方中人参补气健脾,振奋清阳,配白术、茯苓、甘草,为四君子汤,健脾除湿而布运水津;泽泻利水渗湿,排泄浊阴,为治耳鸣、眩晕之要药;半夏、干姜化饮降逆温中;更用桂枝一味(重用)温经散寒,最能推动三焦气化流行,既助人参布张阳气,又能化浊散阴;加黄芪、淫羊藿者,则更助诸药益气助阳之力,故效甚捷。

风火阳亢 素体阳盛,肝阳上亢,或长期恼怒忧郁,怒动肝火,气郁化火,肝阴暗耗,风阳升动;或肾阴亏损,水不涵木,肝不潜藏,上扰清空,均可发为眩晕。症见头痛耳鸣,急躁易怒,面时潮红,少寐多梦,便秘尿赤,每因烦劳或恼怒而作,口苦,舌红,苔黄,脉弦数,血压偏高。治宜苦寒直折,泻火息风,平肝潜阳。清肝息风镇眩汤(石决明、怀牛膝各30g,钩藤、白芍各15g,天麻、栀子、黄芩各10g,龙胆草、甘草各6g)主之。

案例 罗某,男,48岁。工人。1998年9月2日初诊。平素性情急躁,每为一些琐事大发雷霆,嗜酒如命,故常头眩而痛,时作时缓。昨日又因与邻居为小事而争吵,气极之余,独自饮闷酒且超常量,突然神昏仆地,微抽搐,急送医院救治,经对症治疗而苏醒。今邀我会诊,见其面色潮红,舌红少津、苔薄黄,脉弦滑有力。血压190/110mmHg。自述头晕目眩,不能睁眼,耳鸣,烦渴,恶心欲呕,四肢麻木,大便干燥,小便短赤。证属肝火内炽,肝阳上亢,肝风内动,风火挟痰,上逆犯脑。治宜清肝降火,息风潜阳。清肝息风镇眩汤原方,加生地、生龙骨、生牡蛎、葛根各30g,大黄、地龙各12g。5剂。并再三叮嘱少饮酒、少食辛辣肥甘之味,多吃水果、蔬菜,加强修养,少发脾气,保持性情舒畅。药后大便通畅,诸症好转,血压降至140/90mmHg。后以此方加减调理而安。

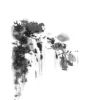

按　本例患者性情急躁,肝气有余,气有余便是火,火气上逆,形成肝阳亢盛,肝风内动。阳亢风动,伤阴耗津,烁液成痰,风火相煽,挟痰上乘脑络。如《临证指南医案·眩晕门》华岫云按所说:"经云,诸风掉眩,皆属于肝。头为诸阳之首,耳目口鼻皆系清空之窍,所患眩晕者,非外来之邪,乃肝胆之风阳上冒耳,甚则有昏厥跌仆之虞。"方中天麻、钩藤、石决明、地龙平肝息风;龙骨、牡蛎化痰潜阳,以加强平肝息风之力;生地、白芍、甘草滋阴柔肝,以防"刚脏"反激之性;龙胆草、栀子、黄芩泻肝清热,大黄通腑泻火,牛膝引血下行;至于葛根一味,既能扩张血管以降低血压,又能治眩晕、耳鸣诸症,更能解酒精之毒。

痰湿中阻　嗜酒肥甘,饥饱劳倦,伤于脾胃,健运失司,以致水谷不化精微,水湿内停,聚湿生痰。若痰湿中阻,则清阳不升,浊阴不降,蒙蔽清窍,引起眩晕,故曰:"无痰不作眩。"症见头重如裹,恶心胸闷,舌苔腻,脉濡滑。若痰湿阻络,侵犯颈部,以致颈部筋骨受损,脉络不畅,升降失常,亦可引起眩晕。症见颈项强直,肩背酸麻,拘急疼痛,连及手臂。治宜健脾燥湿,祛痰通络。可用健脾化痰定眩汤(白术、泽泻、葛根各30g,茯苓、半夏、天麻、白芍各15g,陈皮、甘草各6g)。

案例　钱某,女,45岁,裁缝师。2001年10月8日初诊。平素嗜酒肥甘,形体略显肥胖,久坐少动,低头裁缝,患眩晕时轻时重,曾服多种中西药治疗,未见著效。自述近两年来,只要赶任务,加夜班,疲劳后易头晕目眩,发作时如坐船上,需闭目静养,平时则觉头重如裹,脘痞胸闷,项强背胀,某医院X线摄片,诊断为"颈椎病",观其舌苔白厚腻,脉濡滑,证属脾虚失运,痰湿内蕴,蒙蔽清阳,阻于经络,侵犯颈部,脉络不畅所致,嘱其少食酒甘厚味,注意体位,劳逸结合,睡时枕头不可太高,且要垫住颈部。方用健脾化痰定眩汤原方,加羌活、独活各15g。7剂。药后诸症好转,继以此方加减调理而愈。

按　此患者病因有三:一为长期嗜酒肥甘之品,生湿生痰;二为饥饱失时,脾胃乃伤,运化失司,升降失常;三为体位不正,长期低头操作,积年劳倦,使颈部筋骨受损,脉络不畅,形成"颈性眩晕"。治当对因施治,对症下药,少吃辛辣、酒甘厚味,饮食要基本定时,勿失饥伤饱,注意休息,保护颈椎部。方中白术,配二陈、天麻,名半夏白术天麻汤,健脾燥湿,化痰息风而止头眩:配泽泻,名泽泻汤,健脾利水,化痰饮,专治"其人苦冒眩"。葛根缓解项背强痛,且善治眩晕,得羌活升清达阳,畅通血脉;得芍药、甘草缓解筋脉之拘急,而加强治眩晕之功效。

瘀滞窍络 瘀血致病,可遍及全身,内而脏腑,外而肌肤,瘀阻脉络,影响气血运行,不能荣脑,脑失所养,故眩晕作。证见头晕目眩,头痛如针刺,面色晦暗,眼眶多现黑晕,指麻健忘,唇甲青紫,或肌肤甲错,肢体麻木,舌质暗红,或有紫点,脉多涩,治宜疏调血气,化瘀通络。化瘀通窍宁眩汤(黄芪、泽泻各30g,白术、当归、川芎、生地、赤芍各15g,桃仁、红花、天麻、白芷各10g)主之。

案例 孙某,女,32岁,营业员,2000年6月3日初诊。一年前因下蹲取物,不慎柜台上一物突然下翻,正好击中头部,当场晕倒约1分钟,幸亏物体表面柔软,若是硬物则其后果更不堪设想。同伴将其急送医院治疗,观察3天后出院。但此后每因疲劳、睡眠不足、性情失畅、月经不调等原因而眩晕反复发作,常伴头痛,耳鸣,恶心,失眠,多梦,记忆力减退,甚至呕吐,精神恍惚,某医院诊断为"脑震荡后遗症",曾经中西医多方治疗,未能痊愈。见其舌质暗红,并有紫点,胸闷,叹息则舒,脉缓涩,血压90/60mmHg。症由外伤脑部,瘀血阻络,久病耗气所致。治拟益气化瘀,疏通脉络,化瘀通窍宁眩汤原方,加丹参30g,地龙、地鳖虫各12g。5剂。药后诸症明显好转,后以此方随月经周期加减调治,服30剂而痊愈。随访2年,未见反复。

按 此例患者有明显的脑部受伤史,根据临床症状,亦可确诊为瘀血阻络,不能荣脑所致。方中重用黄芪补气,使气旺而促使血行,祛瘀而不伤正;桃红四物、丹参、地鳖虫活血化瘀止痛;天麻、地龙通经活络息风;白术、泽泻健脾利水,专治耳鸣、眩晕;白芷通窍止痛。药证相符,故效巩固。

以上虽以六证分述,但这仅仅是为了论述的方便而已。临床所见往往是错综复杂,常混合兼见,相互影响,虚实夹杂,在一定条件下,又可相互转化。临证时应全面分析,灵活掌握,知常达变,辨证施治。所谓"谨守病机,各司其属,……必先五胜,疏其血气,令其调达,而致和平"。临证务需识此。

据临床观察,确如王少华先生所说:"眩晕成痼者,在病机上属虚中

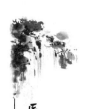

夹实,其中阳虚者病位多在脾肾,阴虚者病位多在肝肾。其在脾肾者,又往往夹痰或夹湿;其在肝肾者,又常见兼火兼瘀。"其言可信。

(浙江省桐庐县中医院胡金泳,《浙江中医杂志》2006年第4期)

五、金雪明治疗多囊卵巢综合征经验介绍

金雪明主任中医师临床近50年,学验俱丰,对内科、妇科、儿科均有研究,现将其诊治多囊卵巢综合征(PCOS)的经验简介如下,以飨同道。

金师认为,PCOS是一种常见的妇科内分泌疾病,以雄激素过多、持续无排卵和卵巢多囊改变为临床特征。其主要表现可有月经紊乱、稀发、肥胖、多毛、痤疮、黑棘皮症、不孕等。具有发病多因性,高度异质性,表现多态性,较难根治性等特点。不仅影响患者的生活质量及生殖健康,而且明显增加了高血压、高血脂、糖尿病、心脑血管意外,以及子宫内膜癌,乳腺癌等疾病的发生,并且其发病率大有上升趋向。PCOS是妇科研究的热点和难点。

1. 病因病机

本病之所以说是难点,因为现代医学至今尚未弄清其产生本病的病理机制,则对其预防与治疗带来一定难度。中医学无此病名,一般可归属于"月经失调""闭经""癥瘕""肥胖""崩漏""不孕"等范畴。《万氏妇人科》中,有与本病类似的描述:"惟彼肥硕者,膏脂充满,元室之户不开;挟痰者,痰涎壅滞,血海之波不流。故有过期而经始行,或数月经一行,及为浊、为带、为闭经、为无子病。"中医认为女性的生理特点,主要表现在经、孕、产、乳上,而其根本均在于脾肾。肾藏精,主生殖,为天癸之源,冲任之本,气血之根,具有滋养温煦胞宫之功;脾主运化,为后天之本,水谷之海,生化之源,具有统摄血液,固摄胞宫之权。所以产生本病的根本原因也在于脾肾。在疾病演变过程中,或由肾气不足,肾阳虚衰,冲任失于温煦,胞宫虚寒,可致性欲冷淡、排卵障碍、闭经、不孕等症;或由肾水不足,虚热内扰,炼液为痰,痰热阻滞,瘀血内停,痰瘀互结,或生痤疮,或使

卵巢包膜增厚,影响月经;或因脾阳不振,运化失职,一方面影响水谷精华的吸收,营血不足,则月经稀发量少,甚至闭经;另一方面水湿流往下焦,聚湿成痰,痰湿内蕴,形成肥胖,壅滞冲任、胞宫,则影响月经,导致不孕。又因"肝肾同源",肾虚肝失濡养,加之病程日久,婚后不孕,肥胖,痤疮等均可产生肝气郁结之症,从而影响肝藏血,主疏泄的功能,导致月经失调,经前乳胀,不孕等病症。

那么,本病发生率为何大有上升的趋势呢?我们通过临床长期观察研究,认为这与现在年轻人的衣、食、住、行有关。比如说现在的年轻人,冬天热空调,衣着相对单薄;夏天冷空调,更是袒胸露背,暴露神阙,室内外温差大;恣食酒辣厚味,痰湿内生;冰冻冷饮,子宫寒冷;尤其是月经期间,不忌生冷,洗头洗澡,寒气直达胞宫;上班一族,久坐少动,以车代步,下班回家,则电视、电脑、扑克、麻将,缺少运动,则形体肥胖。这些都可影响冲任胞脉的功能,卵巢包膜增厚,卵泡不能正常成熟,导致月经稀发,甚至闭经、婚后不孕等症。

2. 辨证论治

本病可根据肥胖与否,分为两类:肥胖者,多属脾肾气(阳)虚为本,痰湿内阻,气滞血瘀为标;体瘦者多属肾水内乏为本,肝气郁结,痰热互结为标,故纯虚纯实者罕见,虚实夹杂者为多。

痰湿瘀阻型　月经周期紊乱,赶后稀发,量少色淡质稀,渐至闭经,形体肥胖,神疲肢重,胸闷呕恶多痰,舌淡胖,或有紫点瘀斑,苔白腻,脉沉细。治宜健脾涤痰,化瘀调经。苍附导痰汤加减:苍术、香附、半夏、陈皮、胆南星、石菖蒲、白芥子、当归、川芎、桃仁、红花、益母草。痰瘀互阻,卵巢包膜增厚,卵泡发育障碍且排出受阻者,加穿山甲、决明子、泽泻、山楂、荷叶;雄激素水平高或胰岛素抵抗者,可加服盐酸二甲双胍(0.5g,一日3次,饭前半小时服)。控制饮食,宜清淡,少吃油脂厚味、甜食,加强体育锻炼。

肝气郁结型　月经后期,量少不畅,甚至闭止,乳房胀痛,或有溢乳,或伴有乳腺增生,口干,便秘,舌质偏红,苔腻偏黄,脉细带弦。治宜疏肝理气,佐以心理疏导,以期取得更好的疗效。柴胡疏肝汤加减:柴胡、枳壳、白芍、香附、川芎、当归、白芥子、丝瓜络、预知子、路路通、黄芩、甘草。

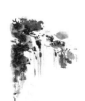

行经不畅者,加桃仁、红花、益母草;便秘者加大黄、生地;溢乳或泌乳素偏高者,加麦芽、山楂、蒲公英、郁金(首先要排除是否患有脑垂体瘤)。

脾肾阳虚型 初潮偏迟,月经稀发,甚至闭经,或经血淋漓,伴有恶寒肢冷,体倦乏力,腰膝酸软,口中不渴,纳呆便溏,夜尿频多,舌质胖,或有紫点,苔白,脉细沉,或卵巢增大,子宫偏小,婚后不孕。治拟温肾健脾。阳和汤加减:熟地、麻黄、肉桂、干姜、白芥子、鹿角胶、紫石英、黄芪、白术、菟丝子、葛根、肉苁蓉。

阴虚蕴热型 月经先后无定期,或闭止不行,或淋漓不净,量少色红质稠,痤疮,便秘,舌质红,苔黄腻,脉弦细,且多发于青春期。治宜养阴清热,滋水益肾。两地汤、大补阴丸加减:生地、玄参、地骨皮、白芍、阿胶、龟甲、知母、桑叶、墨旱莲、女贞子。瘀血内阻者,加海螵蛸、茜草、花蕊石、牡丹皮;湿热内蕴者,加黄柏、黄芩、栀子;阴虚明显者,加沙参、麦门冬、石斛;大便秘结者,加熟大黄、全瓜蒌。

3. 人工周期

近年来运用中药进行人工周期治疗本病,取得了较好的疗效。人工周期是根据中医理论的肾气–天癸–冲任–胞宫这一学说进行调治的。具体方法是:体型肥胖或经前乳房胀痛者,服五子疏肝汤(炒莱菔子、炒决明子、菟丝子、女贞子、白芥子、柴胡、枳壳、白芍、香附、丝瓜络、甘草)加减;行经期服血府逐瘀汤(当归、川芎、生地、赤芍、桃仁、红花、柴胡、枳壳、牛膝、桔梗、甘草)加减;行经第6~16天,服补肾促排卵汤(熟地、山药、枸杞、菟丝子、葛根、肉苁蓉、香附、女贞子、石楠叶)加减;如有生育要求者,于月经第14天和第16天同房。如果闭经时间较长,数月不行者,可用西药辅助治疗,3个周期为一疗程,至月经正常,或受孕为止。

临床还可以利用现代医学的辅助检查以弥补中医四诊的不足,如B超提示患者有多囊卵巢征象,则中医病机多有痰瘀互结之因。血液生殖激素检查:睾酮(T)增高,提示雄激素水平高,应考虑湿热因素;雌二醇(E2)较低者,则为肾阴不足;促黄体激素(LH)和促卵泡激素(FSH)持续增高,而E2不增高,则提示原发性卵巢功能衰退,而FSH(和LH)与E2均降低,则为继发性卵巢功能衰退;部分PCOS患者常有LH∶FSH>2,则多为肾精亏虚;泌乳素(PRL)偏高,则大都伴有肝气郁结之症。胰岛素抵抗者,多有痰湿或湿热。

（浙江省桐庐县中医院胡金泳）

六、胡之璟治疗崩漏经验介绍

胡之璟老中医从事临床40余年,幼承庭训,深得家传。既有深厚的理论基础,又有丰富的实践经验,特别对崩漏的治疗,深有体会。胡老常说:"崩漏一症,病因多端,病机复杂,每气血同病,阴阳失调,本虚标实,寒热错综,累及多脏,但总不离冲任损伤,经血失约,非时而下,简言之,惟虚实两字而已。然虚有气、血、阴、阳之分,实有热、瘀、郁、湿之别,况临床每多虚实夹杂,相互影响。至于崩漏的治疗,应当遵从'急则治其标,缓则治其本'的原则,'先止其血,以塞其流',然后按'止血、消瘀、宁血、补血'四大法则调理之。所以见血当治血,留得一分阴血,便有一分生机,但'离经之血,虽清血、鲜血,亦是瘀血'。故在止血塞流的同时,应当佐以化瘀之味。有瘀血而一味固涩,则闭门留寇,后患无穷。瘀血不去,新血不生,血不归经。然无瘀而化瘀,正气更伤。临床务必仔细辨识,免犯虚虚实实之戒。"今撷其验案数则,介绍如下。

案例1　王某,37岁。2005年8月15日诊。平素喜食酒辣,月事超前,量多期长,色鲜质稠,潮热颧红,时有头晕目眩,梦纷盗汗,赤带绵绵。这次行经2天,为琐事烦怒,突大量出血,其势若崩,伴烦躁胸闷,口干欲饮,小便热赤,大便秘结,舌红,苔薄黄,脉弦数。证属阴虚血热,肝火内灼,迫血妄行。治宜滋阴凉血,泻火清宫。生地、玄参、旱莲草、仙鹤草、龙骨、牡蛎各30g,紫草、地榆各15g,焦山栀、丹皮、大黄各10g,绿萼梅6g。3剂。先煎龙骨、牡蛎,后纳诸药,频服温饮。药后大便通畅,其火得熄,其崩亦止,诸症好转。继小其剂,加减出入,以资巩固。

按　阴虚生热,虚火妄动,营血沸溢;情绪过激,肝火内灼;膏粱厚味,胃中积热,均可使血海不宁而迫血妄行,则崩作矣。经曰:"阴虚阳搏谓之崩。"又说:"天暑地热,则经血沸溢。"明确指出崩证之因,乃阴虚血

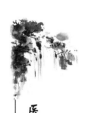
热,故治当滋阴凉血,清宫止崩。方中生地、玄参、旱莲草、紫草、地榆滋阴凉血,焦山栀、丹皮、大黄泻火宁血,龙骨、牡蛎、仙鹤草潜阳止血,绿萼梅疏肝安冲,而无香燥之弊,用药切中病机,故取效亦速。

案例2　何某,18岁。2005年11月3日诊。月经初潮2年来,常先后无定期,经量多时若崩,时而漏下不净,这次淋漓已逾旬日,质稀色淡,面色无华,胸闷头昏,肢软欠温,食欲不振,倦怠懒言,动则汗出,腰酸便溏,舌质淡红、边有齿痕,苔薄白,脉细无力。证属禀赋不足,脾肾两虚,冲任摄纳无权。治宜健脾益气、补肾固冲。固本止崩汤加减:黄芪、熟地、仙鹤草各30g,党参、白术、山药、乌贼骨各15g,茜草、萸肉、血余炭各10g,炮姜、炙甘草各5g。5剂。药后血量渐减,尽剂而愈。后以金匮肾气丸、归脾丸巩固。

按　此患者初潮偏迟,先天肾气不足;纳呆倦怠,肢软便溏,后天脾运失调。脾肾阳气虚弱,命门之火不足,不能蒸腾化生,统摄无权,冲任不固,则血不循经而崩漏作。方中党参、白术、黄芪、甘草甘温益气,振奋脾阳,生血摄血;炮姜补火生阳,阳回则气固;熟地、山药、萸肉补肾养阴以和阳;加仙鹤草、血余炭、乌贼骨、茜草补血止血而不留瘀。全方融益气、补火、养阴、补血、化瘀诸法于一炉,共奏甘温助阳、固本止崩之功。

案例3　陈某,47岁。2005年6月25日诊。患者月事4月未行,自以为可能已绝经,亦未在意。昨日因故烦怒,突然月经来潮,量多色紫夹瘀块,小腹胀痛,口苦烦渴,舌质黯红、边有紫点、苔薄腻,脉沉弦。证属肝郁化热,瘀热扰动血海,血不循常道而妄行。治宜疏肝解郁,化瘀宁血。血府逐瘀汤加减:当归、生地、白芍、益母草、花蕊石各15g,枳壳、焦山栀各10g,柴胡、川芎、三七、大黄炭各5g,失笑散(包)20g。3剂。药后心情平静,血量渐减,诸症好转,后稍加调理而安。

按　肝藏血,主疏泄,肝气不疏,久郁化火,扰动血海,冲任失宁,血内溢而崩漏作。又气为血帅,气行则血行,气滞则血瘀,瘀血阻滞胞络,血不循常道而妄行,亦可引起崩漏。故治宜疏肝解郁以定其心,化瘀宁血以安冲任。方中四逆散疏肝解郁,四物汤养血宁血,余药有清热化瘀止血而无留瘀之功。治此类证,除对症下药外,心理疏导亦很重要。

（浙江省桐庐县中医院胡金泳,《浙江中医杂志》2007年第6期）

七、胡之璟治疗小儿惊吓验案

吾师胡之璟副主任医师,幼承庭训,从医30余载,学验俱丰,擅长内科、儿科,尤精妇科。其治疗小儿由于惊吓所引起的多种疾病疗效卓著,今选其验案三则,介绍如下。

1. 夜啼

案例 沈婴,出生3月。某日邻居结婚,大放鞭炮,而遭受惊吓。是夜即啼哭不止,虽经多方治疗,竟月余不愈,弄得全家不得安宁,后来吾师处求诊。诊见山根筋青,指纹沉青外匀,常吐乳,时泻青色黏便,微发热。此由惊吓而起,治宜安神镇惊。方用:茯苓、珍珠母、山楂、建曲各10克,僵蚕、蝉蜕、半夏、夏枯草各6克,甘草3克,灯心草1克,老蝉1对。3剂,每日1剂,水煎2次,分4次温服。药后患儿当夜即较安宁,尽剂后病若失。嘱再服3剂,以资巩固。

吾师认为,小儿夜啼,其因不外三端;一是惊吓气乱,神无所依;二是外感寒热,热扰神明;三是过饥过饱,胃中不适。且此三者往往相杂而至,相互影响。本案既属第一种情况,治以安神镇惊。方中茯苓安神宁心化痰为君;配珍珠母、灯心草、僵蚕、蝉蜕以加强镇惊之力;配半夏、夏枯草以加强化痰安神之功;惊吓之时,必影响肠胃功能,胃中停积实亦为夜啼原因之一,故加楂、曲消食以助运化;蝉日唱而夜静,故加老蝉以专治夜啼。

2. 高热

案例 赵女,5岁,某日午睡中,不慎翻下床底,啼哭不止,家长为止其哭,给鸡蛋一个食之,是夜即高热烦躁。虽经中西医服药治疗,但1周来高热不退,后请吾师诊治。诊见患儿面赤神呆,山根色青,呼吸气粗,喉间痰鸣,腹部胀满,不思饮食,小便短赤,大便色青而溏黏不化,苔黄腻,体温39.6℃(肛)。查阅前医之方,大多为银翘散、白虎汤加减,西药则以抗生素为主。经云:"必伏其所主而先其所因"。此乃惊吓而起,当

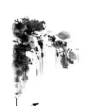

镇惊宁心,佐以疏导消积。方用:茯苓15g、僵蚕、蝉蜕、钩藤、三叶青各10g,鸡内金6g,白蔻仁、甘草各3g,灯心草、青黛各1g。2剂,每剂水煎2次,每2小时温服1次,日夜相继,1昼夜服完。是夜热渐退,至天明体温降为37.8℃,呼吸亦平,腹胀好转,苔呈薄黄。又2剂,体温正常。再小其剂,去三叶青、青黛、钩藤、灯心草,加山药、太子参各10g,3剂以善后。

吾师常告诫说,小儿惊吓后,切不可为止其哭而给食,当让其稍哭,一方面轻拍其背,安抚其神;一方面令其拉屎撒尿,则可免疾患之发生。惊吓后之高热,多因患儿受惊后体温中枢功能失调,与感染性高热不同,治亦当予以区别,不能专用清热之品,而当以镇惊宁心,使其心神得安,则高热自平。

3. 惊痫

案例　周某,男,6岁。2岁时因受雷雨惊吓而发烦躁不安,嗣后常夜梦中惊哭,影响饮食,渐至出现昏厥,口吐白沫,四肢抽搐,两目上视,是为痫证。几年来,虽经多方治疗,但无效验。诊见患儿面色萎黄带青,精神呆钝不振,纳差,乏力怕声,舌淡红,苔薄白,脉弦缓。此乃因惊而致痫,治宜安神镇惊,息风止痉。方用:茯苓、龙骨、牡蛎各20g,僵蚕、蝉蜕、钩藤、党参、山药、谷芽、麦芽各10g,灯心草1g。30剂。二诊:用药1月来,痫证仅作3次,且证状减轻,饮食渐增,夜寐亦安,原方继服1月。三诊:药后病未再作,为巩固疗效,上方改为隔日1剂,间服散剂(由茯苓、山药、北沙参、浙贝、僵蚕、蝉蜕、鸡内金、月石、全蝎、蜈蚣组成)。如此治疗3个月,乃停汤药,继服散剂半年,随访至今,已有10余年,病未再发。

吾师认为惊痫是由于受惊后,造成气机逆乱,生痰生风,蒙闭心神清窍而成。治当息风化痰,安神定志。故案中重用茯苓、龙骨、牡蛎镇惊安神;僵蚕、蝉蜕、钩藤息风止痉;党参、山药、谷芽、麦芽健脾益气助运化。中后期加用益气化痰、息风止痉之散剂,标本兼顾,故获良效。

(浙江省桐庐县桐庐卫生院朱群慧,《浙江中医杂志》1996年第3期)